U0222204

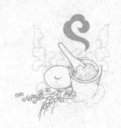

五谷杂粮最养人
蔬菜瓜果能治病

葛静 编著

以最简单、通俗、浅显的语言普及食疗知识
以最专业、细致、精益求精的方式解析食物密码
以最严谨、负责、端正的态度为你量身打造养生食谱
以最贴近生活、简单实用的技巧全面提升你的饮食健康值

天津出版传媒集团

天津科学技术出版社

图书在版编目（CIP）数据

五谷杂粮最养人 蔬菜瓜果能治病 / 葛静编著 . —天津：天津科学技术出版社，2013.8
（2023.11 重印）

ISBN 978-7-5308-8169-9

Ⅰ.①五… Ⅱ.①葛… Ⅲ.①杂粮－食物疗法②蔬菜－食物疗法③水果－食物疗法
Ⅳ.① R247.1

中国版本图书馆 CIP 数据核字（2013）第 176597 号

五谷杂粮最养人 蔬菜瓜果能治病
WUGU ZALIANG ZUIYANGREN SHUCAI GUAGUO NENG ZHIBING
策划编辑：杨 譞
责任编辑：孟祥刚
责任印制：兰 毅
出　　版：天津出版传媒集团
　　　　　天津科学技术出版社
地　　址：天津市西康路 35 号
邮　　编：300051
电　　话：（022）23332490
网　　址：www.tjkjcbs.com.cn
发　　行：新华书店经销
印　　刷：德富泰（唐山）印务有限公司

开本 720×1 020　1/16　印张 20　字数 360 000
2023 年 11 月第 1 版第 3 次印刷
定价：68.00 元

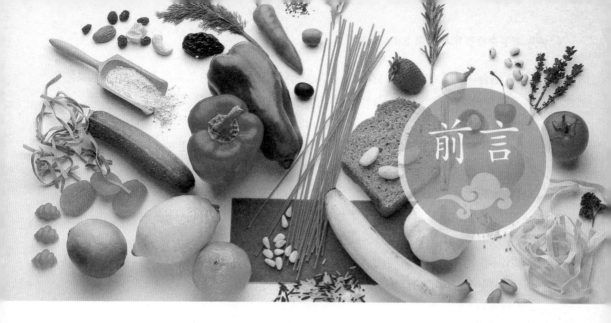

《汉书·郦食其列传》中说："民以食为天。"食物是人类生存最基本的需求，也是国家稳定和社会发展的永恒主题。在人类社会漫长的历史进程中，我们不断的探索，最终确立了几千种最为安全的动植物食物，并在吃饱的基础上，衍生出一套系统而又科学的食疗法则。

我国传统食疗不仅具有悠久的历史，其独特的理论和丰富的内容，也是中国传统医学的重要组成部分，更是中华民族文化宝库中一颗璀璨的明珠。中华民族自古就有"寓医于食"的传统，"凡膳皆药，食药同源"的食疗养生理念深深扎根在人民群众心中。历代关于食疗的著作和论述，更是浩如烟海、汗牛充栋。战国时期的名医扁鹊说："君子有病，期先食以疗之，食疗不愈，然后用药。"秦国的《吕氏春秋》中有"阳补之姜，招摇之桂"之句，姜、桂花既可作为调料，又能当药物来用；秦汉医药学专著《神农本草经》共列上、中、下三品药物计 365 种，其中食物药就有 50 余种；东汉"医圣"张仲景指出："所食之味，有与病相宜，有与身为害。若得宜则益体，害则成疾。"他的《伤寒杂病论》共载有食药同用的食疗方 40 余种，其中桂枝汤、百合鸡子汤、当归姜羊肉汤等盛传不衰；唐代"药王"孙思邈在《千金要方·食治》中对 154 种食物药进行了精辟的分析，并指出："安身之本必资于食，救急之速必凭于药。不知食宜者，不足以存生；不明药忌者，不能除病也。"到了明朝，伟大的医药学巨匠李时珍曾说："饮食者，人之命脉也。"他的《本草纲目》集前人用药之大成，去粗取精，去伪存真，收载了药物达 1892 种，仅谷、菜、果三部分就有 300 余种，虫、禽、兽计 400 余种。

时至今日，人们已越来越清楚地认识到：食物，才是最好的医药。为了帮助读者以正确的方式食用五谷杂粮及蔬菜瓜果的偏方和食疗方，真正做到"五谷为养、五果为助、五畜为益、五菜为充"，我们综合中华传统食物养生理论与现代营养知识，引入最先进的健康理念，结合中国人的日常饮食习惯，精心编写了这本《五谷杂粮最养人 蔬菜瓜果能治病》。全书共分为4章，涵盖了日常生活中常见的谷物类、蔬菜类、豆类、畜肉类、禽蛋类、虫杂类、水产品、饮品等，从全新的角度切入食疗养生，给你最科学的指导、最贴心的建议。书中没有任何高深、枯燥的医学理论，而是把大家最关注的食疗养生知识融入日常饮食之中，通过"医生叮咛""药典选录""食疗方"和"治病偏方"四个栏目分别介绍了每种食物的功效、食疗方制作方法和适合人群以及最佳食用量，内容深入浅出，简单明了。同时，我们为每种食物都配上了相应的精美图片，使你可以按图索骥。此外，书中每个治病偏方中都标明了它的出处，以便你需要时可以随时查阅。

本书不仅是一本食疗养生书，更是一本食物养生与食疗的指南书，相信你一定可以通过阅读本书更全面地了解食物的特性，吃得营养，吃出健康。

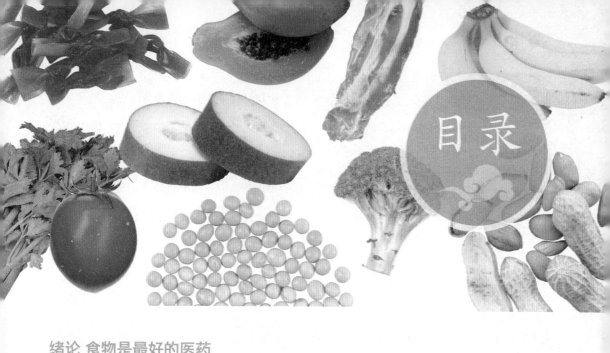

目 录

第二章 蔬菜瓜果能治病

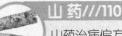

香 菇///168

黑木耳///175

银 耳///180

芦 笋///184

第三章　畜禽水产最精华

第四章 喝对饮品不得病

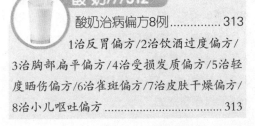

食物是最好的医药

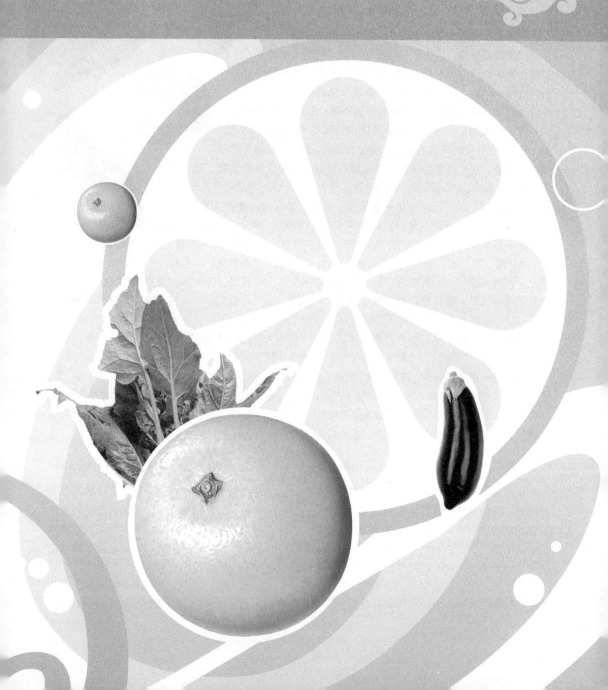

绪论 食物是最好的医药

■ 食物为什么能成为医药

一、中医理论

　　饮食与医药的关系非常密切，就像一对孪生姊妹，几乎是同时出现的。早在两三百万年以前，地球上就有了原始人类。我们的远古祖先为了生存，采集野果、挖掘植物根茎、猎杀动物，寻找食物充饥。在这个漫长的过程中，他们发现有的东西香甜可口，吃了以后不饥不渴、浑身有劲；而有的东西虽苦涩难咽，但吃了以后身体内外原有的病痛会消失殆尽。于是，前一类就成了人们口耳相传的食物，后一类就成了药物。而介于两者之间，既香甜味美，又能增强体力、消除病痛的食物，就成了食疗的主要原料。古人所谓"食药同源、药食同用"说的就是这个道理。

　　在中医理论指导下，中华民族积累了正确选择食物、合理搭配膳食、用食物进行养生防病的丰富经验，其中"以食代药""药补不如食补"都是中医食养学中的重要观点。食物与药物一样，有寒、热、温、凉"四性"，辛、甘、酸、苦、咸"五味"。根据中医理论，"五味"可入五脏，即"酸入肝，辛入肺，苦入心，咸入肾，甘入脾"（《黄帝内经》）。五脏各病均可用与其性、味相适应的食物进行治疗。而食物胜于药物的最大优点是，食物除了"寒、热、温、凉"四性外，"平性"者（即性质平和者）居多，故可长吃久食而不出现体质的偏差。

　　事实上，食物都具有作为营养物质供养机体和作为药用物质治疗疾病的双重功能，我们的祖先对此早有研究。例如，《黄帝内经》中就清楚地论述了"五谷"的作用，认为它一方面可以作为天地之精气以灌溉五脏、充养元气，所谓"五谷（黍、秫、菽、麦、稻）为养，五果（枣、李、杏、栗、桃）为助，五畜（狗、羊、牛、鸡、猪）为宜，五菜（韭、薤、葵、葱、藿）为充，气味合而服之，以补精益气"；另一方面又以其五味之不同而用于治病，如"谷味酸，先走肝；谷味苦，先走心；谷味甘，先走脾；谷味辛，先走肺；谷味咸，先走肾"等。

二、现代医学研究

　　中医食养食疗学除了研究食物的性味功效之外，还结合现代营养学内容，研究各类食物的组成成分。食物的成分包括了营养素和非营养素。食物的营养素是现代营养学家普遍关注的内容。目前较明确的有6大营养素：即蛋白质、脂肪、碳水化合物、维生素、矿物质和水。这些营养素的功用有3方面：供给机体活动所需的热量，供给人体生长和组织修补所需的材料，调节机体的生理功能。营养素对人类的生长、发育、益寿以及孕育下一代都起着重要作用。

　　食物除了有人体需要的6大类40多种营养素外，还含有非营养素，这一点已被营养科学工作者所认识和注意。食物既有营养作用，又有治疗作用。而不少食物中的非营养素成分即有治疗作用，近来的营养学家在这一领域已做了较多探索。如蒜中含有二烯丙基三硫化物（大蒜新素）以及锗、硒等元素，可抗细胞突变；萝卜中含有一种淀粉酶，能够解除亚硝胺、苯并芘的毒性，使之失去致癌作用；鲜姜中的多元酸人参萜三醇可抑制癌细胞的扩散；玉米中含有一种抗癌因子——谷胱甘肽，它在硒的参与下，可催化自由基的还原，使化学致癌物质失去其活性等。

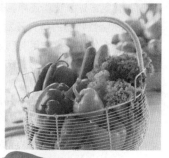

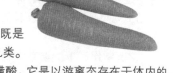

现今，人民生活水平提高了，饮食不仅限于吃饱，且追求吃得科学合理、营养平衡，以达到养生保健的目的。对食物的研究也不仅限于食物的营养成分，还扩展到食品的保健功能机制，以及如何开发保健食品等其他方面。生物活性物质是近年来营养保健食品开发利用的热点，它们的主要原料资源，按照"回归自然"的新理念，取之于食物，也包括我国卫生部公布的"既是食品又是药品"类。目前运用较多的生物活性物质主要有以下几类。

1 蛋白质氨基酸类。蛋白质氨基酸是人体必需的营养素。如牛磺酸，它是以游离态存在于体内的，可与胆汁酸形成复合物，具有降低血液中胆固醇含量、促进胆汁分泌、改善肝代谢和增强肝功能的作用，还可抑制交感神经、降低血压，起到镇静作用，预防脑溢血。

2 多烯不饱和脂肪酸类。多烯不饱和脂肪酸类的研究开发是近年生命科学研究的热点。研究认为，此类活性物质对于胎儿和婴儿神经系统发育有益，但须注意二十二碳六烯酸（DHA）与二十碳五烯酸（EPA）含量和恰当的比例（DHA ∶ EPA =1 ∶ 4 比较合适）。

3 皂苷类。皂苷类中开发利用最多的是人参皂苷，它可用于配制降血糖剂、抗肿瘤剂（包括恶性肿瘤）、抗溃疡剂及作为食品添加剂等。人参皂苷主要来源于各类人参，人参类保健品的质量标准可以用皂苷量来表示。

4 黄酮类化合物。黄酮类物质具有清除自由基、抑制血小板凝集、改善记忆力、调节血脂、改善脑功能障碍等作用，是许多中草药、蔬菜、水果等食物中的生物活性物质。

5 β–胡萝卜素。β–胡萝卜素是营养素型生物抗氧化剂，具有抗癌、遏制自由基损害、延缓衰老等多种功能，该物质广泛存在于多种蔬菜水果中。

6 维生素 E。维生素 E 与 β–胡萝卜素具有相似作用，是有效的生物抗氧化剂。此外，维生素 A、维生素 C、维生素 D 等也有抗氧化功效。

7 矿物质。碘是人体不可缺少的重要微量元素，除国家强制推行加碘盐外，各类加碘食品也不少见；硒是近年来确认的生物抗氧化剂，对控制生物过氧化、减缓自由基损害、防止克山病和癌症均有显著作用；强化铁、锌食品在儿童与孕妇中运用较多；钙、锗、铜、锰也得到了一定程度的重视。

8 双歧杆菌。双歧杆菌是 1889 年从母乳喂养的婴儿粪便中分离发现的。近年研究证明双歧杆菌是人体肠道内的优势菌群，但会随年龄增长而减少，至老年临终前完全消失。目前流行的外源性补充方式是在食品或饮料中添加促进双歧杆菌生长的低聚糖，食入后能刺激肠道内原有的双歧杆菌生长繁殖。

9 低聚糖。低聚糖具有不被人体消化酶分解、难以消化吸收、热值低的特点，可消除因过多摄入甜食而带来的副作用，还具有防病抗病作用，并且能使人体肠道内的有益菌群——双歧杆菌活化。

10 肽类。肽类包括促进钙吸收肽、易消化吸收肽、降血压肽、谷胱甘肽等。如谷胱甘肽广泛存在于动植物中，可清除体内过氧化反应生成的自由基，与过氧化酶共同作用能将体内过氧化氢或过氧化脂还原，保护生物膜，延缓机体衰老，预防动脉硬化，同时具有解毒作用。

生物活性物质的研究开发，主要从食物中提取，或配制成保健营养品，或作为食品的辅助添加剂，使食物的治疗作用有明显的针对性。这是近年来食物治疗的重要内容。

综上所述，食物作为医药，可谓当之无愧。

■ 食物医药的六大优点

（1）取材方便。瓜果蔬菜、五谷杂粮、鱼肉禽蛋、蜂乳饮品、调味佳品等都是居家必备之食品，目前在各地市场上均可采购到，且品种繁多、易于选择。

（2）制作简单。家常食物疗方的制作方法非常简单，有的可以直接食用，即使需要加工的，做法也很简单。只要是懂得一般烹饪常识的人，都能制作。而且，有许多疗方可以一次制备多份，分次使用，只需利用冰箱保持新鲜即可。

（3）价格低廉。如今，家常食物的市场供应量一般很大，而价格逐步呈下滑趋势，因此，食物疗法的成本远低于药物疗法，可以说十分经济。

（4）疗效明显。家常食物疗法尽管取材方便、制作简单、价格低廉，但与其他中药材一样，具有性味、功效，所以有明显的治疗作用。

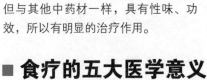

（5）食用可口。现代营养学家认为，家常食物皆含有丰富的水分、蛋白质、氨基酸、有机酸、纤维质、糖类、维生素和钙、磷等矿物质。从口感上说，大部分食物都十分鲜美可口，"良药不苦口"，所以深受人们喜爱。

（6）副作用小。安全可靠是食物疗法的另一大特点。食物是为人体提供生长发育和健康生存所需的各种营养素的可食性物质，所以不会为人体带来不良的影响和干扰，这也正是一般药物所不具备的优点。另外，食物疗法不仅很少会出现副作用，而且还具有一定的解毒作用，如红枣能解药毒，调和诸药；冬瓜可解鱼、酒毒；绿豆亦可解诸毒等。不过，如果过量食用某种食物或没有选对病情有益的食物，那也仍可能会引起人体的不适，但只要及时停止使用，不适的状况就会自动消失。

■ 食疗的五大医学意义

食物入药即为食疗，也就是利用食物中所含有的营养成分的特性加上烹调方法来协助治疗疾病的一种科学方法，它具有五个重要的医学意义。

（1）食疗是一种重要的治疗手段，通过增加或控制某种营养素的方法以达到治疗疾病的目的。例如，原发性营养缺乏病的病因和治疗与营养直接相关。蛋白质和热能缺乏可引起营养性水肿。发展中国家的一些儿童，就是因为缺乏营养，以致骨瘦如柴。而各种维生素缺乏症也是由于缺乏相应营养而导致的后果，只要通过食疗并除去一些不良因素，疾病就能痊愈。像小儿患佝偻病是因缺乏钙和维生素D，如能及时补充钙质及维生素D或充分接触阳光，很快就能得到纠正；先天性代谢病——苯丙酮尿症，若在婴儿时期即给以低苯丙氨酸的饮食，就能抑制病情的发展；其他如糖尿病、慢性肝炎、高脂血症等，临床上多强调以营养治疗为主。所以，通过合理的食疗，再结合必要的药物治疗，很多病症即可得到控制，消除症状，达到好转或痊愈的目的。

（2）食疗可作为一种治疗和诊断的辅助措施。例如：对高血压、心脏病、肾脏病伴有水肿病等患者，给以限盐饮食即可减轻或消除症状；对肾功能不全的患者，为了减轻其肾脏的负担，给以优质低蛋白质、高热能饮食，可控制病情的发展；对肝性脑病患者，为了降低其血氨的含量，把蛋白质供应降到最低标准（每日20克左右）。这都是配合临床治疗的一种辅助措施。此外，食疗也可作为协助诊断的方法，如潜血试验餐、干膳食等，可协助诊断消化道是否出血、胆囊收缩和肾浓缩功能如何；钙、磷代谢试验饮食，可协助诊断继发性甲状旁腺功能亢进。

（3）食疗可为其他疗法创造条件。外科手术前有营养不良、组织水肿、贫血的患者，势必会给手术增加困难，降低手术成功率。因手术或外伤使机体处于应激状态，组织的分解代谢加强，出现负氮平衡，营养素的消耗增加。而"要素膳"（化学配制膳）可为解决手术前后的营养不良问题发挥良好作用。

（4）食疗可补偿消耗、恢复体力。急性病或慢性病都会增加体力和组织的消耗，一方面体力需要补充，另一方面组织需要修复。如不及时补充营养物质，机体就会利用其他部分组织进行修补，实质上只是拆东墙补西墙。病后增加营养的目的是为了降低分解代谢，促进合成代谢，维持体内环境的稳定，保护承担代谢活动的肝脏，否则受损组织难以修复，伤口不易愈合。在治疗疾病的过程中，如能重视食疗，疗效就会更为显著。

（5）食疗可调整免疫功能。近10年来的研究确认，营养不足对人体免疫应答有损害，会使细胞和体液免疫功能降低。如蛋白质、热能不足将导致胸腺组织形态的显著改变，包括大小和重量的减少、淋巴细胞的减少、皮髓质分化的丧失和胸腺小体的肿大或变性，淋巴结副皮质区和脾脏小动脉周围组织也会显示出同样变化。营养不足儿童经常有补体C_3、补体C_1、补体C_5的降低。食疗后，许多免疫指标即可得到恢复，特别是细胞免疫和补体C_3。由此可见，食疗可调整免疫功能，从而改善患者的免疫状态，有利于机体的恢复。

■ 食疗的三大禁忌

一、服药饮食禁忌

服药期间对某些食物的禁忌，前人称为服药禁忌，也就是通常所说的"忌口"。在古代文献上有相关记载，如：甘草、黄连、桔梗、乌梅忌猪肉，薄荷忌鳖肉，茯苓忌醋，鳖甲忌苋菜，鸡肉忌鳝鱼，蜂蜜忌葱，天门冬忌鲤鱼，白术忌蒜、桃、李，人参忌萝卜，土茯苓忌茶等。但对于这些内容不能绝对化，应灵活掌握、科学对待，某些内容还有待临床进一步证实。

二、日常饮食搭配宜忌

1 米面豆类的搭配。我国传统的主食存在明显的南北差异，北方人食面、南方人食米饭的习惯至今还存在着。但随着营养科学与饮食文化的发展，主食已不再局限于过去的单纯概念。由于各种各样主食类食物的营养成分不尽相同，谷类和玉米的赖氨酸含量最少，而薯类和豆类的赖氨酸含量丰富；玉米中缺乏色氨酸，但豆类中含量较多；又如荞麦、燕麦等粗粮赖氨酸、钙、锌、维生素B_1与维生素B_2等营养素优于大米、小麦等细粮。因此，在家庭日常主食中，应将细粮与粗粮，粮谷与豆类、薯类、瓜类等食物进行科学搭配，使得家庭主食既丰富多彩又营养合理。按照我国传统饮食习惯及其主食营养搭配要求，通常可采用以下几种搭配方式：

（1）细杂搭配。在做米饭或面类主食时，配上一定数量的杂粮，如玉米、小米、高粱等，使以米饭或面类为主的主食其营养成分趋于全面合理。

（2）米麦搭配。在做米饭时搭配一定数量的麦类，如荞麦、燕麦、莜麦等，以使主食既有营养又色艳味香。

（3）粮薯搭配。在做米饭时搭配一定数量的薯类食物，如红薯等，既可弥补米饭中所缺乏的赖氨酸等氨基酸，又可增加食欲。

（4）粮豆搭配。在做米饭时搭配一定数量的豆类，如大豆、红豆、绿豆、豌豆、蚕豆等，用豆类中所含的丰富赖氨酸来弥补米饭中该营养素的不足。

（5）粮瓜搭配。在做米饭时搭配一定数量的瓜类食物，最常见的是南瓜配米饭。南瓜中含有丰富的胡萝卜素，可补充主食中缺少的胡萝卜素。

（6）粮果搭配。在做米饭时搭配一定数量的果类食物，如红枣、莲子、栗子或瓜子类食物，不仅会增加主食中维生素、不饱和脂肪酸的含量，还会使主食别有风味。

2 荤素搭配。动物性食物与植物性食物所含的营养成分各有不同，营养作用也各有特点。像鱼、肉、禽、蛋等动物性食物，以提供蛋白质、脂肪、矿物质和维生素A等为主；蔬菜、水果等植物性食物以提供矿物质、膳食纤维、维生素C和胡萝卜素等为主。大豆及豆制品也能提供优质蛋白质以及脂肪、膳食纤维、矿物质和B族维生素。如果少吃蔬菜水果，多吃动物性食物，势必造成机体对膳食纤维、维生素及某些矿物质元素需要量得不到生理满足，长期下去，就有可能患心脏病、癌症、脑血管病、糖尿病、动脉硬化以及肝硬变等各种"富贵病"。反之，如果多吃蔬菜水果，动物性食物摄入不足，蛋白质就得不到充分供给，其明显后果是影响生长发育和智力发展，并使精神萎靡，抗病能力下降。因而，合理营养的平衡膳食，应当是动、植物性蔬菜进行比例恰当的合理搭配，来满足人体对各种营养素的生理需求。

然而，在"有荤有素"中，并非价格越高营养价值越高。营养学家曾做过分析，大豆烧猪蹄的营养价值不亚于甲鱼，强化豆奶所含的营养成分优于牛奶。牛奶中所含有的饱和脂肪酸摄入过多，就有可能引起成年期心血管疾病；而大豆中所含的是不饱和脂肪酸，可加速分解机体组织中的胆固醇，防止心血管病的发生。因而，营养膳食讲究合理的荤素搭配，不必被食物的价格所左右。

三、孕期和产后饮食禁忌

孕期和产后，母体处于特殊生理阶段，饮食调养有着重要意义。妊娠期，母体脏腑经络之气血注于冲任经脉，以养胎元。此时母体多表现为阴虚阳亢状态，因此应忌食辛辣、腥膻食物，以免耗伤阴血而影响胎元；宜食甘平、甘凉、补益食物，如淮山药、红枣，健脾又补血。妊娠恶阻（即怀孕时恶心呕吐、饮食不进）的孕妇应忌食油腻食物，宜食健脾、和胃、理气食物，如陈皮、薏米、猴头菇。妊娠后期，由于胎儿逐渐长大，影响母体气机升降，易产生气滞现象，故应少食胀气、涩肠食物，如荞麦、高粱、红薯、芋头等。

中医学认为，"产后必虚"，产后多瘀。产妇多表现出阴血亏虚、瘀血内停等征象，且还要哺乳。因此，产后的饮食原则应以平补阴阳气血，尤以滋阴养血为主，宜食甘平、甘凉食物，如粮食、禽肉、蛋乳类，慎食或忌食辛燥、伤阴、发物、寒凉、生冷食物。

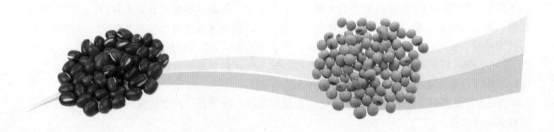

五谷杂粮最养人

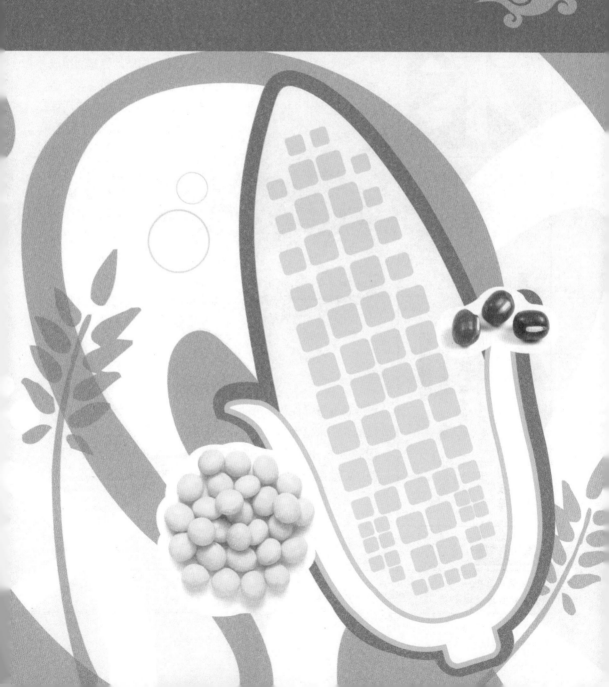

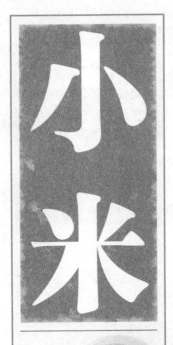

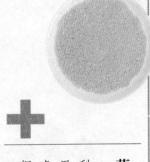

小米为禾本科植物粟的种仁，原称粟米，别名白粱粟、粢米等，我国北方通称谷子，去壳后叫小米。小米的营养价值与大米相比，膳食纤维、维生素 B_1、维生素 B_2、铁的含量都高出许多，此外还含烟酸及微量胡萝卜素。

小米熬粥时上面浮的一层细腻的黏稠物，俗称为"米油"。米油的营养极为丰富，滋补力最强，有"米油可代参汤"的说法。

传统中医认为，小米性味甘、凉；入脾、胃、肾经；具有和中、益肾、除热、解毒的功效，适宜于脾胃虚热、反胃呕吐、腹泻及产后、病后体虚者食用。

现代医学和营养学研究证明，小米蛋白质的氨基酸组成成分中，苏氨酸、蛋氨酸和色氨酸的含量高于一般谷类，适合脾胃虚弱、消化不良、病后体弱的人及儿童经常食用。

小米中蛋白质及蛋白质的氨基酸含量适中，蛋白质中的钠含量则极低，可用于调养慢性肾炎、肾病综合征。小米中的钾有利于体内多余钠的排出，能够消除浮肿。小米含钾、钙、镁丰富，可改善血管弹性和通透性，增加尿钠排出，达到降低血压的目的。小米富含蛋白质、B族维生素和植物纤维，可增进脑记忆功能，防治视力下降。小米滋阴养血的功效突出，可以使产妇虚寒的体质得到调养，帮助她们恢复体力。

药典选录

「和中益气，止痢，治消渴，利小便，陈者更良。」——《日用本草》「煮粥食益丹田，补虚损，开肠胃。」——《本草纲目》

医生叮咛

①气滞者忌食。

②不宜与杏仁同食。

小米治病偏方 10例

1 治胃炎偏方

小米、白糖各30克。小米炒黄研粉，加白糖拌匀。每日2次，每次2匙，连服1～3个月。本方健脾补气，适用于慢性胃炎、脾胃虚弱疼痛。（经验方）

2 治口渴偏方

小米100克，西洋参10克，生地30克，冰糖适量。将西洋参及生地加水煎汁，去渣留汁，加入小米用文火煮粥，将熟时加入冰糖，略煮，待糖溶化后即可。本方补气养阴、清热生津，素体阴虚者入夏常饮此粥，可防治暑伤津气、烦热口渴。（经验方）

3 治失眠偏方

小米100克，红枣5颗，茯神10克。先煎煮茯神，滤取汁液，以茯神液与红枣、小米同煮为粥。每日2次，早晚服食。本方健脾养心、安神益志，凡心脾两虚、惊悸怔忡、失眠健忘、精神不集中者皆适用。（经验方）

4 治神经衰弱偏方

小米100克，百合10克。先用小米煮稀粥，待粥成之后，加百合（干品，用冷水浸泡一夜），稍煮即成。寝前15～30分钟吃一小碗，淡、咸、甜吃均可。本方具有滋阴健脾、养心安神等功效，可治神经衰弱。（经验方）

5 治反胃偏方

小米粉100克。小米粉加水和面，做成梧桐子大小的丸子，下沸水煮熟，加少许盐调味，空腹饮汤食丸子。治反胃。（《食医心镜》）

6 治感冒偏方

小米80克，葱白3根，白酒20毫升。加水适量煮成粥，热服取汗。治风寒感冒。（经验方）

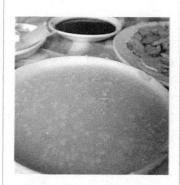

7 治腹泻偏方

1. 小米50克，山药25克，红枣5颗。上述三味洗净，红枣去核，入锅共煮成粥，一次食下，每日3次。健脾养胃、补虚止泻，主治脾胃虚弱之大便溏泻。（经验方）

2. 小米150克，车前子、白术各10克。将小米淘洗干净，加水煮熟成粥，车前子、白术共研细末，和小米粥服下，每日3次。清热利湿、健脾止泻，治腹泻有神效。（经验方）

3. 小米60克，茱萸、肉豆蔻各30克，蜂蜜适量。前三味炒焦，研细，炼蜜为丸。每日2次，每次服6克，温水送下。主治慢性肠炎引起的久泻虚痢。（经验方）

8 治霍乱偏方

小米300克。将其研成末，以开水搅成乳状服用。主治霍乱吐痢不止。（经验方）

9 治贫血偏方

小米50～100克，桂圆肉30克，红糖适量。将小米与桂圆肉同煮成粥。待粥熟，调入红糖。空腹食，每日2次。本方具有补血养心、安神益智的功效，主治贫血，适用于心脾虚损、气血不足、失眠健忘、惊悸等症。（经验方）

10 治丹毒偏方

小米粉50克。将其用水调成稀糊，外敷于患处。可治丹毒难消。（《兵部手集方》）

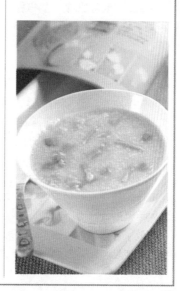

小米食疗方 4种

1 调治慢性肾炎、肾病综合征食疗方

肾病综合征是指不仅出现了单一的肾症状，还出现大量的蛋白尿，使得血液中的蛋白质减少，同时伴有严重的浮肿。成人半数以上是由于急性肾炎和慢性肾炎引起的。

采用饮食疗法治疗该症时，要限制摄入蛋白质，以减轻肾脏负担，同时还要限制摄入钠，以防止浮肿。小米中蛋白质及蛋白质的氨基酸含量适中，蛋白质钠含量则极低，可用于调养慢性肾炎、肾病综合征。另外，小米中的钾还有利于体内多余钠的排出，能够消除浮肿。《本草纲目》也曾说过："粟米味咸淡，气寒下渗，肾之谷也，肾病宜食之。"

鹌鹑蛋小米羹

【配方】小米、鸡肉各100克，鹌鹑蛋8个，鸡蛋2个，淀粉25克，胡椒粉、白糖各2克，香油3毫升，盐2克，香菜5克，高汤1000毫升。

【制法】1. 鹌鹑蛋放在盘内，蒸15分钟至熟，浸于冷水中，待冷后去壳，洗净；鸡蛋打入碗中，搅拌均匀。2. 鸡肉洗净，抹干水，切丁，加10克淀粉、胡椒粉和适量冷水拌匀；其余的淀粉与适量冷水混合，调成芡汁。3. 锅内加入高汤，下入小米和鹌鹑蛋，煮滚约3分钟后，放入鸡肉丁煮熟，加入白糖、香油和盐调味，用芡汁勾稀芡，然后下鸡蛋拌匀，盛汤碗内，撒入香菜即成。

【功效】补肾消肿，可用于调养慢性肾炎、肾病综合征。

蘑菇小米粥

【配方】小米100克，蘑菇8个，粳米50克，葱末3克，盐1克。

【制法】1. 蘑菇洗净，在开水中焯一下，捞出切片。2. 粳米、小米分别淘洗干净，用冷水浸泡半小时。3. 锅中倒入冷水，将粳米、小米放入，用旺火烧沸，再改用小火熬煮。4. 粥将稠时，加入蘑菇拌匀，下盐调味，再煮5分钟，撒上葱末，即可食用。

【功效】补肾消肿，可用于调养慢性肾炎、肾病综合征。

2 排钠、降低血压食疗方

高血压患者多吃含钾、钙、镁丰富而含钠低的食品，如小米、豆类、花生等，可改善血管弹性和通透性，增加尿钠排出，达到降低血压的目的。

绿豆海带小米粥

【配方】小米100克，绿豆50克，海带30克，红糖15克。

【制法】1. 绿豆洗净，放入冷水中浸泡3小时，沥干水分；小米淘洗干净，浸泡半小时后捞起。2. 海带洗净后浸泡2小时，冲洗干净，切成块。3. 锅中注入约1000毫升冷水，将绿豆、海带放入，用旺火烧沸后加入小米，改用小火慢慢熬煮。4. 待米烂粥熟时下入红糖，调好口味，再稍焖片刻，即可盛起食用。

【功效】降低血压。

黄豆小米粥

【配方】小米100克，黄豆50克，白糖10克。

【制法】1. 将小米、黄豆分别磨碎，小米入

盆中沉淀，滗去冷水，用开水调匀；黄豆过筛去渣。2. 锅中加入约 1500 毫升冷水，烧沸，下入黄豆，再次煮沸以后，下入小米，用小火慢慢熬煮。3. 见米烂豆熟时，加入白糖调味，搅拌均匀，即可盛起食用。

【功效】降低血压，强身健体。

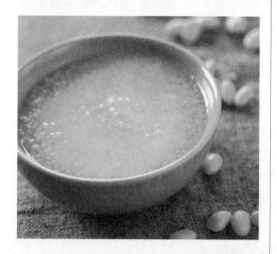

3 开胃养胃食疗方

小米蛋白质的氨基酸组成成分中，苏氨酸、蛋氨酸和色氨酸的含量高于一般谷类，而脂肪、维生素 B_1、维生素 B_2 和胡萝卜素的含量也比较高。这些物质均是人体必需的营养物质，而且容易被消化吸收，适合脾胃虚弱、消化不良、病后体弱的人及儿童经常食用，因而，小米被营养专家称为"保健米"。

鲜菇小米粥

【配方】小米 100 克，粳米 50 克，平菇 50 克，葱末 3 克，盐 2 克。

【制法】1. 平菇洗净，在开水中氽一下，捞起切片。2. 粳米、小米分别淘洗干净，用冷水浸泡半小时。3. 锅中加入约 1000 毫升冷水，将粳米、小米放入，用旺火烧沸，再改用小火熬煮，待再滚起，加入平菇拌匀，下盐调味，再煮 5 分钟，撒上葱末，即可盛起食用。

【功效】补脾和胃，用于治疗胃病。

4 防止记忆力减退食疗方

小米富含蛋白质、B 族维生素和植物纤维。B 族维生素在脑内帮助蛋白质代谢，其中维生素 B_1 可防酸性体质，保障脑的正常功能，防精神疲劳和倦怠，防多发性神经炎和急性出血脑灰质炎；维生素 B_2 是增进脑记忆功能不可缺少的物质；植物纤维可促进大脑微循环畅通，防止记忆力减退。

扁豆小米粥

【配方】小米 100 克，扁豆 30 克，党参 10 克，冰糖 15 克。

【制法】1. 党参洗净，切成片。2. 扁豆洗净，与党参片一同放入锅中，加入适量冷水煎煮约半小时，取出汁液，再加入冷水煎煮 10 分钟，取出汁液，两次的汁液放在一起，放入锅中烧沸。3. 小米淘净后略为浸泡，放入烧沸的汁液中，用小火慢煮成粥。4. 粥内加入冰糖煮溶，再稍焖片刻，即可盛起食用。

【功效】促进大脑微循环，防止记忆力减退。

小米蛋奶粥

【配方】小米 100 克，牛奶 300 毫升，鸡蛋 1 个，白糖 10 克。

【制法】1. 将小米淘洗干净，用冷水浸泡片刻。2. 锅内加入约 800 毫升冷水，放入小米，先用旺火煮至小米胀开，加牛奶继续煮至米粒松软烂熟。3. 鸡蛋磕入碗中，用筷子打散，淋入奶粥中，加白糖熬化即可。

【功效】促进大脑微循环，防止记忆力减退。

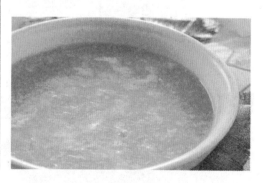

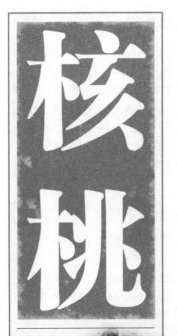

核桃

核桃为胡桃科落叶乔木核桃的果实，又名胡桃、羌桃、合桃、万岁桃等。原产在亚洲西部的波斯（即现在的伊朗），在我国种植已有2000多年的历史，生熟都可供食用，既是香脆可口、营养丰富的滋补果品，又是可使人长寿美容、补肾固精益脑的食品，历来被誉为"养人之宝"。

传统中医认为，核桃性温，味甘；入肾、肺经；具有补肾固精、温肺定喘、润肠通便、消肿散毒等功效，主治肾虚不固、腰脚酸软、阳痿遗精、小便频数、肺肾气虚、咳嗽气喘、大便燥结、痔疮便血等病症。

现代医学和营养学研究证明，核桃仁中含有赖氨酸，能够提高注意力。另外，核桃仁含有较多的磷脂，能够防治记忆力减退。核桃仁含有鞣酸等成分，镇咳平喘作用十分明显。核桃中的某种生物碱能松弛支气管平滑肌，解痉平喘。核桃仁含有59%的植物性高度不饱和脂肪油，可提高肠内容物对黏膜的润滑性而易于排便。核桃仁中所含的丙酮酸能阻止黏蛋白和钙离子、非结合型胆红素的结合，并能使其溶解、消退和排泄，预防结石症。核桃中的烟酸可扩张毛细血管，增强微循环，使气血畅达，消除黑色素生成障碍，使头发乌黑健美。核桃仁所含的不饱和脂肪酸，能排除血管壁内的"污垢杂质"，使血液净化，因此有防止动脉硬化、降低胆固醇的作用。核桃类坚果中所含的微量元素硒，可诱使肿瘤细胞"自杀"。

药典选录

"令人肥健，润肌，黑须发。"
——《开宝本草》

"食之令人肥健。"
——《本草拾遗》

医生叮咛

①核桃仁脂质含量高，多食易生痰，令人恶心、吐水、吐食。

②大便溏泄者、吐血者、出鼻血者、阴虚火旺者应禁食核桃仁。

核桃治病偏方 29例

1 治疟疾偏方

核桃仁15克，雨前茶9克，川芎1.5克，茴椒1克。上述四味入茶壶内，以沸水冲泡即可。每日1~2剂，于未发前不拘时趁热频频饮之，到临发时止。主治寒性疟疾。（《医方集听》）

2 治遗精偏方

核桃衣15克。将其加水500毫升，文火煎至300毫升，临睡前一次服下。民间常用此药治疗肾气不固的遗精、滑精。（经验方）

3 治胃痛偏方

青核桃3000克，白酒5000毫升。青核桃放酒缸中浸泡20天，待酒变成黑褐色，去渣过滤备用。胃痛时每次服用10~15毫升。主治胃寒痛。（经验方）

4 治冠心病偏方

核桃仁250克，桃仁150克，红糖100克。先将前二味加少量水煎煮至软，然后捣烂，再与红糖混合调匀成稠糊状。每日服3次，每次服50克，温开水送服。本方具有益气养血之功效，主治气血两虚为主的冠心病。（经验方）

5 治肾结石偏方

核桃仁、冰糖各120克，香油120毫升。先将核桃仁用香油炸酥后，研为细末，和冰糖混合，开水冲服。成人每日分2次服完；小儿可分4次服，连续服用。本方理气导滞、化瘀通络，主治肾结石属气滞血瘀者。（经验方）

6 治肾虚偏方

核桃仁60克，黄酒、红糖各适量。核桃仁捣碎，温以热黄酒，加红糖调服。适用于肾虚腰腿痛、小便频数者。（经验方）

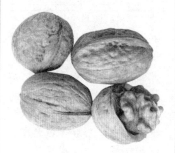

7 治咳嗽偏方

1. 干核桃50克，黄酒15毫升。核桃焙干后研末，以黄酒送服，每日2次。主治风寒咳嗽，症见咽痒咳嗽、痰稀色白、鼻塞、流清涕等。（经验方）

2. 核桃仁（汤浸去衣）30克，松子仁20克，蜂蜜15毫升。核桃仁、松子仁研烂后加蜂蜜和匀，用沸水冲服。此方有润肺止咳之功。（经验方）

8 治支气管炎偏方

1. 核桃仁30~50克，粳米50克。粳米加水500毫升煮粥，核桃仁去皮捣烂，调入稀粥内，再用文火煮数沸，见粥表面有油为度。早晚各服一次。本方具有补肾纳气之功，主治支气管炎，症见咳嗽气促、畏寒肢冷、腰膝酸软等。（经验方）

2. 核桃仁250克（研碎），南杏仁200克。上述二味加蜂蜜500毫升、白糖适量，煮熟后放入罐内，每日吃1~2汤匙。本方补肾益肺、止咳平喘，用于肾气不足型支气管炎。（经验方）

3. 核桃仁120克，川贝30克，杏仁、冰糖各60克。上述四味共捣烂成膏，每日服2次，每次服1匙，白开水送服。主治慢性支气管炎。（经验方）

4. 核桃仁20克，人参6克，姜3片。三味同煎取汁200毫升，去姜加冰糖少许，临睡时服。主治虚寒型慢性支气管炎。（经验方）

9 治腹泻偏方

1. 核桃仁20克。每日分早、晚嚼服。每次10克，连服2个月。主治慢性腹泻，症见便溏不实、神疲乏力等。（《浙江中医》1990年第1期）

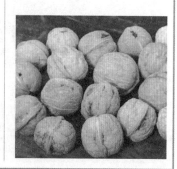

2. 核桃壳适量。将核桃壳烧存性，研细，每次服用3克，温开水送下，每日2次。主治腹泻兼肠鸣之症。（经验方）

10 治吐血偏方

核桃仁（去皮）20克，姜15克。核桃仁、姜捣烂服用，连服2～3次。主治吐血。（经验方）

11 治感冒偏方

核桃仁30克，葱白、姜各20克，茶叶10克。将前三味捣烂，同茶叶一起放入砂锅内，加水500毫升煎煮，去渣，一次服下，盖棉被卧床，注意避风。主治风寒感冒。（经验方）

12 治伤寒偏方

核桃壳、连须葱头各7个，茶9克，姜12克（捣烂）。共入大碗，沸水冲入，先向头面熏之，待温热时饮服。（经验方）

13 治哮喘偏方

1. 核桃仁50克，人参20克，姜10克。上述三味入砂锅内，加水500毫升，煎至300毫升，去渣服汁。每晚临睡前温热服。本方补肾纳气、敛肺定喘，主治咳嗽气短、自汗形寒、腰酸膝软等。（经验方）

2. 核桃仁100克，芡实100克，红枣20颗。将芡实、核桃仁打碎，红枣泡后去核，三味同入砂锅内，加水500毫升煮20分钟成粥。每日早晚服食。本方补肾纳气、敛肺止喘，主治肺肾两虚型哮喘。（经验方）

14 治神经衰弱偏方

1. 核桃仁15克，丹参10克，佛手片5克，白糖50克。将丹参、佛手煎汤，核桃仁、白糖捣烂成泥，加入丹参、佛手汤中，用文火煎煮10分钟服食。每日2次，连服数日。主治神经衰弱，症见精神抑郁、头昏脑涨、目眩失眠等。（经验方）

2. 核桃仁15克，丹参、黑芝麻各10克。三味共研成细末，分两次服，温开水送下。主治神经衰弱、失眠。（经验方）

3. 核桃仁10克，白糖20克，黄酒50毫升。前二味共捣如泥，加入黄酒，文火煮10分钟，每日食用2次。主治神经衰弱。（经验方）

15 治腰扭伤偏方

1. 核桃仁30克，补骨脂15克。二味加水适量煎汤饮服，将核桃仁细嚼吃下。每日1次，7～10日为1疗程。本方壮腰补肾，主治急性腰扭伤。（经验方）

2. 核桃仁60克，红糖30克，黄酒30毫升。核桃仁与黄酒一起煮熟，放红糖后于睡前服用。主治急性腰扭伤。（经验方）

16 治牙痛偏方

核桃仁50克，白酒100毫升。将酒煮开后，加入核桃仁，盖严，离火，待凉时取出，慢慢嚼碎吞下。主治阴虚所致的牙痛。（经验方）

17 治疔疮偏方

核桃仁、槐花（微炒）各60克，白酒100毫升。加水适量煎服，每日2次。主治疔疮肿毒，及一切痈疽发背。（经验方）

18 治湿疹偏方

核桃仁50克。将其捣碎，炒至呈黄色出油为度，研成细末，敷于患处，每日2次。本方养血祛风，主治患部剧烈瘙痒之慢性湿疹。（经验方）

19 治狐臭偏方

核桃仁50克。将其研成细末，加水调汁，用毛巾蘸汁擦拭腋下。（经验方）

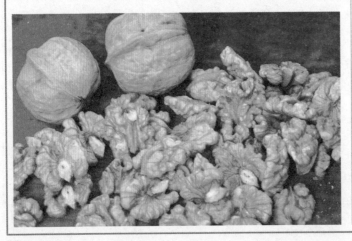

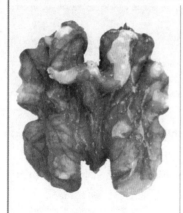

20 治口疮偏方

核桃仁 50 克，雪梨 40 克，蜂蜜 30 毫升。雪梨去皮切片，和核桃仁共煮数沸。至梨熟，调入蜂蜜，趁热服。每日 1 次，连服 3 日为 1 疗程。用于复发性口疮、咽痛咳嗽、声音嘶哑等症。（经验方）

21 治中耳炎偏方

核桃仁 500 克，冰片 15 克。将核桃仁研细煮熟，趁热用双层纱布包裹榨油，加入研为极细末的冰片粉于油中，加温拌匀，装入消毒瓶内备用。先用 3% 双氧水洗去耳内分泌物，擦干。以上药点耳 2 ～ 3 滴，每日 2 ～ 3 次，至愈为止。主治渗出性中耳炎。（《四川中医》1987 年第 4 期）

22 治小儿哮喘偏方

1. 连皮核桃仁、人参各 50 克。上二物切碎，每用 15 克，水煎取汁，频频饮服。本方益气温肺、定喘止咳，主治小儿哮喘。（经验方）

2. 核桃仁 1000 克，蜂蜜 1000 毫升。将核桃仁捣烂，入蜂蜜和匀，用瓶装好。每日 2 次，每次吃 1 匙，开水送下。适用于小儿哮喘缓解期。（经验方）

23 治小儿百日咳偏方

1. 干核桃 30 克，黄酒 5 ～ 10 毫升。干核桃微焙后研末，黄酒送服，每日 2 次。清热泻肺、止咳化痰，适用于小儿百日咳第 4 ～ 6 周，咳嗽频作。（经验方）

2. 核桃仁 80 克，梨 50 克，冰糖 30 克。共捣烂，入砂锅，加水适量，文火煎煮取汁。每日 3 次，每次服 1 汤匙。（经验方）

24 治小儿腹泻偏方

核桃仁 30 克，黑豆、莲子、山药各 15 克。上述四味研成粉末，每次按食量取粉煮成糊状食用，可加盐或糖调味。煮时也可加适量大米粉或面粉，使糊更黏稠。本方补肾、健脾、敛汗，适用于脾虚泄泻、盗汗。（经验方）

25 治小儿遗尿偏方

核桃仁 100 克，蜂蜜 50 毫升。将核桃仁放在锅内干炒发焦，取出晾干调蜂蜜吃。主治小儿久咳引起的遗尿气喘。（经验方）

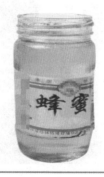

26 治妊娠呕吐偏方

核桃 10 只。将核桃打碎，连壳加水适量煎汤，去渣即可。每日 1 ～ 2 剂，不拘时代茶饮。主治妊娠早期呕吐频作、吐酸水或苦水、头涨眩晕、烦渴口苦等。（《家用药膳手册》）

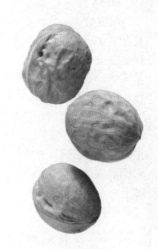

27 治痛经偏方

核桃仁 3000 克，黄酒 5000 毫升，红糖 1000 克。三味混合浸泡 24 小时后晒干备用，可常服食。适用于寒凝血瘀所致的痛经。（经验方）

28 治闭经偏方

油炒核桃仁 40 克，油炒红曲 12 克，黄酒 60 毫升。核桃仁、红曲研为细末，用黄酒送服。3 ～ 5 日为 1 疗程。（经验方）

29 治子宫脱垂偏方

生核桃皮 50 克。将其加水 500 毫升煎成 200 毫升，早晚用药液温洗患部一次，每次 20 分钟，7 天为 1 疗程。（《陕西中医》1990 年第 7 期）

核桃食疗方 8种

1 补脑健脑、防止记忆力减退食疗方

赖氨酸作为人体必需的氨基酸之一，是合成体内蛋白质不可缺少的重要物质，在蛋白质中含有 2%～10%，发挥着修复人体组织、促进生长、对细菌病毒形成抗体、合成酶和激素等作用。

核桃仁中含有赖氨酸，能够促进大脑组织细胞代谢，滋养脑细胞，增强脑功能，提高注意力。另外，核桃仁含有较多的磷质，起调节人体神经的作用，能够防治记忆力减退。

核桃虾仁粥

【配方】核桃仁、虾仁各 50 克，粳米 200 克，盐 2 克。

【制法】1. 粳米淘洗干净，用冷水浸泡半小时；核桃仁、虾仁均洗净。2. 锅中加入约 2000 毫升冷水，将粳米放入，用旺火烧沸，将核桃仁、虾仁放入锅内，再改用小火熬煮成粥。3. 粥内下入盐拌匀，再稍焖片刻，即可盛起食用。

【功效】本方含磷脂较高，可维护细胞正常代谢，提高大脑的生理功能，增强记忆力。

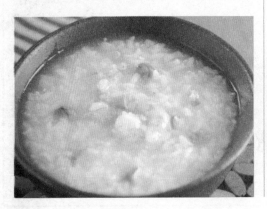

2 肺结核咳嗽食疗方

连续 3 周以上的咳嗽、咳痰通常是肺结核的一个首要症状，如果同时痰中带有血丝，就有极大的可能是得了肺结核病。

核桃含有鞣酸等成分，镇咳平喘作用十分明显，尤其对于肺结核咳嗽具有较好的辅助食疗作用。长期食用核桃，可以治疗慢性肺虚咳嗽、肺结核咳嗽、慢性气管炎。

核桃仁豌豆泥

【配方】核桃仁 200 克，鲜豌豆粒 100 克，藕粉 60 克，植物油 50 毫升，白糖适量。

【制法】1. 豌豆用开水煮烂，捞出，捣成细泥（皮渣不要）。2. 藕粉放入冷水，调成稀糊状；核桃仁用开水稍泡片刻，剥去皮，用温热油炸透捞出，稍冷，研细末。3. 锅内放水烧开，加入白糖、豌豆泥，搅匀，煮开后，将调好的藕粉缓缓倒入，勾成稀糊状，撒入核桃仁末即成。

【功效】本方强身健脑，而且对肾虚咳喘、肠燥便秘患者有益。

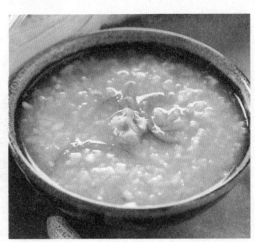

陈皮核桃粥

【配方】核桃仁20克，陈皮6克，粳米150克，冰糖10克，色拉油5毫升。

【制法】1. 粳米淘洗干净，用冷水浸泡半小时。2. 陈皮用冷水润透切丝。3. 核桃仁用色拉油炸香，捞出。4. 将粳米放入锅中，加入冷水，旺火上烧沸，再用小火煮至八成熟。5. 加入陈皮、核桃仁、冰糖搅匀，继续煮至粥成即可。

【功效】此方健脾和中、润肺生津，适用于体虚倦怠、咳嗽无痰、消瘦羸弱等病症。常食者能长寿、健美。

3 胆结石食疗方

胆结石的形成与生活、饮食习惯有关，其发生率随着年龄加大而增高。因此，中老年人尤须重视预防胆结石，应经常进食某些具有促进胆汁分泌、松弛胆道括约肌和利胆作用的绿色蔬菜和水果，尽量减少胆汁蓄积、滞留，对防止结石形成颇有益处。

核桃仁中所含的丙酮酸能阻止黏蛋白和钙离子、非结合型胆红素的结合，并能使其溶解、消退和排泄。胆结石、尿路结石患者不妨坚持天天吃核桃仁。

核桃白茯苓粥

【配方】核桃仁100克，粳米300克，味精2克，白茯苓粉15克，盐3克，胡椒粉3克。

【制法】1. 将粳米淘洗干净，和茯苓粉、核桃仁同放入锅内，加水适量，置于火上，先用武火烧开，再用文火煎熬到米烂。2. 放入味精、盐、胡椒粉，搅匀即成。

【食法】可当饭吃，常服有效。

【功效】健脾利湿、补脑益智、润肠通便、溶石消石，适用于老年性水肿、小便不利、尿路结石、胆结石等症。

核桃拌莴苣

【配方】核桃仁200克，莴苣100克，料酒10毫升，植物油30毫升，盐3克，味精0.5克。

【制法】1. 将莴苣剥皮洗净，切或刮成细丝。2. 将核桃仁用植物油炸至酥脆，捣成粉末。3. 将莴苣丝放在碗内，加盐少许，搅拌均匀，放置15分钟，然后滗去汁。4. 再将核桃仁粉、盐、味精、料酒放入碗内，与莴苣丝拌匀即成。

【功效】健脾利尿、健脑益智、润肠通便，适用于脾虚之小便不利、结石、便秘、智力低下等症。

4 便秘食疗方

粪便中的油脂含量少时，也可能导致便秘。油脂如同肠道润滑剂，可让粪便顺利通过并排便。女性常因减肥而只吃水煮食物，粪便中毫无油脂，很可能就会产生便秘。

核桃仁具有润肠缓下作用，因其含有较多的不饱和脂肪油，可提高肠内容物对黏膜的润滑性而易于排便，适用于老年人或虚弱者便秘。

核桃仁蚝油生菜

【配方】核桃仁100克，生菜300克，蒜3克，蚝油、料酒各10毫升，盐4克，味精1克，白糖5克，植物油20毫升。

【制法】1. 将生菜择洗干净，撕成片，放入开水中略烫，捞入凉水中过凉；蒜剁成蓉。2. 将核桃仁在小火上干炒，炒熟后压碎。3. 炒锅置旺火上，倒入植物油，烧至三成热时放入蚝油，炒散出香味后加入蒜蓉、生菜片、盐、料酒和白糖，翻炒均匀，加入味精。4. 将生菜盛入碗中，撒下核桃屑即可。

【功效】润肠通便、健脾和胃，适用于肠燥便秘、脾胃虚热、呕逆、暑湿、酒醉呕吐、妇女白带等症。

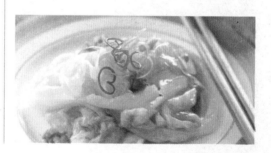

5 松弛气管平滑肌、缓解哮喘 食疗方

在生物体内成分中的生物碱，是一类对人和动物有生理作用的含氮的碱性物质。

核桃中的某种生物碱能松弛支气管平滑肌，解痉平喘。

核桃姜汁红枣粥

【配方】核桃仁 50 克，糯米 150 克，鲜姜 25 克，红枣 10 颗，红糖 20 克。

【制法】1. 糯米淘洗干净，用冷水浸泡 3 小时。2. 红枣洗净，去核；核桃仁洗净，轧碎。3. 鲜姜去皮，磨成姜汁。4. 糯米放入锅中，加入约 1500 毫升冷水，烧沸后加入红枣、核桃仁和姜汁，煮约半小时至软烂，再加入红糖拌匀，继续煮 15 分钟，即可盛起食用。

【功效】本方具有清湿热、补肾温肺、定喘、润肠等作用。

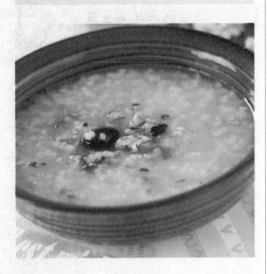

核桃姜丸

【配方】核桃仁、姜各 300 克，蜂蜜 100 毫升。

【制法】将核桃仁、姜各去皮，捣烂如膏状。蜂蜜以火加热、炼浓，倒入捣烂的核桃仁、姜，调和均匀，出锅，待冷后，制如梧桐子大小的丸子，每晚睡前服 1 丸。

【功效】本丸具有止咳平喘之功效，用于年老久嗽不能平卧，或气促难卧之病症。

6 黄发、保持头发健康食疗方

功能性黄发主要原因有精神创伤、劳累、季节性内分泌失调、药物和化学物品刺激等，导致机体内黑色素原和黑色素细胞生成障碍。

核桃中的烟酸可扩张毛细血管，增强微循环，使气血畅达，消除黑色素生成障碍，使头发乌黑健美。核桃含硒，硒可以深入头发内部，使头发强健，由白、黄变黑；核桃也富含 B 族维生素，可使头发有韧性。

酱酥核桃仁

【配方】核桃仁 250 克，白糖、甜面酱、植物油各适量。

【制法】1. 核桃仁用开水浸泡 5 分钟，捞出，剥去外皮，洗净，捞出，控干水分。2. 锅置火上，倒入植物油，烧至四五成热时，将核桃仁入油中，炸至金黄色、核桃仁质地酥脆时捞出，控净油。3. 锅内加入清水、白糖，炒至溶化，视锅内糖汁起小泡时，加入甜面酱，炒出香味，再将锅离开火口，倒入核桃仁，炒至糖汁粘裹在核桃仁上，倒出冷却即成。

【功效】常食有强身壮体、延缓衰老、养颜乌发等作用。

首乌核桃牛腱汤

【配方】核桃 10 个，何首乌 50 克，黑芝麻 50 克，牛腱肉 300 克，南枣 6 颗，生姜 2 片，盐少许。

【制法】1. 将核桃去壳取肉，保留核桃衣；黑芝麻放锅中，文火炒香；生姜去皮，切两片；何首乌、南枣和牛腱肉洗净。2. 将上述材料放入沸水中，用中火煲至牛腱肉熟透，以少许盐调味，即可饮汤吃肉。

【功效】常食可乌发、美容、延年强身。

7 动脉硬化食疗方

大量的流行病学研究证实,膳食中摄入饱和脂肪酸越多,血清总胆固醇水平越高,心血管疾病的发病率越高。摄入一定数量的不饱和脂肪酸却反而可以降低血清总胆固醇水平。核桃仁所含的脂肪酸主要是不饱和脂肪酸,能减少肠道对胆固醇的吸收,并溶解胆固醇,排除血管壁内的"污垢杂质",使血液净化,从而为人体提供更好的新鲜血液。所以,核桃仁有防止动脉硬化、降低胆固醇的作用。

【 核桃牛奶煮豆浆 】

【配方】核桃肉50克,牛奶、豆浆各100毫升,白糖适量。

【制法】取30克核桃肉加水磨成浆,与牛奶、豆浆及剩余核桃肉同入一锅内,以文火煮沸,调入白糖即成。

【功效】降低胆固醇,防治动脉硬化。

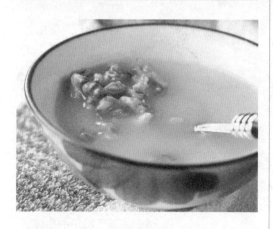

【 桃仁拌芹菜 】

【配方】核桃仁100克,芹菜300克,盐2克,味精1克,香油5毫升。

【制法】1. 将芹菜择去老叶和筋,洗净,切成丝,用沸水焯2分钟,再用凉水冲一下,沥干,加盐、味精、香油入盘。2. 将核桃仁用开水泡后,剥去皮,再用开水泡5分钟,取出,放在芹菜上,吃时拌匀。

【功效】常食可乌发、美容、延年强身。

8 癌症食疗方

核桃含有丰富的维生素E、三酰甘油,有很强的抗氧化作用,可降低胆固醇,预防癌症、心脏病。有实验证明,核桃中的有效成分胡桃醌对某些肿瘤有一定的抑制作用。另有专家称,核桃类坚果中所含的微量元素硒,可诱使肿瘤细胞"自杀",还可帮助细胞修复受损的DNA。如果每天摄取200微克硒(相当于两个核桃),罹患前列腺癌、结肠癌、肺癌的概率可分别降低63%、58%、46%。此外,核桃对癌症患者还有镇痛、提升白细胞及保护肝脏等作用。

【 蜜枣核桃羹 】

【配方】核桃仁100克,蜜枣250克,鸡蛋5个,糯米粉100克,白糖、植物油适量。

【制法】1. 将蜜枣去核;核桃仁用热水泡开,去皮。2. 锅置火上,放油,烧至五成热时,下入核桃仁,过油1分钟,捞出,沥尽油待用。3. 取蜜枣1颗摊开,包进一小块过油的核桃仁,卷成橄榄形,至蜜枣全部包完;鸡蛋磕开,取蛋清,放入糯米粉调拌后,将卷好的蜜枣放入糯米蛋浆内蘸匀。4. 将蘸了糯米蛋浆的蜜枣放入油锅内,炸至色黄发脆,随即捞起,待蜜枣全部炸好,再全部回锅略炸,倒入漏勺沥油,装入盘里,撒上白糖即成。

【功效】健美强身、防癌抗癌。

【 栗子核桃煲凤爪 】

【配方】核桃肉50克,鸡爪300克,猪瘦肉、栗子各200克,冬菇25克,红枣5颗,生姜3片,盐适量。

【制法】1. 鸡爪去脚衣,斩去爪尖,和瘦肉洗净,用水焯过;栗子洗净,去衣;红枣去核;冬菇去蒂,洗净;核桃肉洗净。2. 所有汤料放煲内,加水。大火煮沸后,转小火煲2小时,下盐调味即可。

【功效】防癌抗癌。

莲子

莲子为睡莲科植物莲的果实或种子，又名藕实、水芝丹、丹泽芝、莲蓬子、水笠子。莲子营养丰富，为一种高级食品，既是健身抗老、延年益寿的滋补佳品，又是功效显著的治病良药，素有"莲参"之称。

传统中医认为，莲子性平，味甘涩；入心、脾、肾、大肠经；具有养心神、益肾气、健脾胃、涩大肠等功效，主治夜寐多梦、失眠、健忘、心烦口渴、腰痛脚弱、耳目不聪、遗精、淋浊、久痢、虚泻、妇女崩漏带下以及胃虚不欲饮食等病症。

现代医学和营养学研究证明，莲子含有莲心碱等成分，具有镇静、强心作用，并且可促进胰腺分泌胰岛素，有助于睡眠，还能治疗口舌生疮。

莲子中钙、磷和钾的含量非常高，不但有增进骨骼的作用，还可以维持肌肉的伸缩性和心跳的节律。莲子所含的某种生物碱具有显著的强心作用，莲心碱则有较强抗钙及抗心律不齐的作用。

莲子中的 β-谷甾醇有降低血清胆固醇的作用，用于 Ⅱ型高脂血症及预防动脉粥样硬化、高血压等症。莲子中的氧化黄心树宁碱能抑制肿瘤细胞纺锤体分裂增殖。莲子碱、棉籽糖等成分，是补脾益胃、涩肠止泻、收敛强壮之佳品。莲子含有丰富的磷，有益于精子的生成，对少精症有一定的治疗作用。莲子中钙和磷的含量非常高，对于防治骨质疏松症意义重大。

药典选录

"益气，止渴，助心，止痢。治腰痛，泄精。"——《日华子本草》"清心除烦，开胃进食，专治噤口痢、淋浊诸症。"——《本草备要》

医生叮咛

本品性涩，易滞气收涩敛邪，故脘腹痞胀、大便燥结者及患外感病前后慎食。

莲子治病偏方 12例

1 治痢疾偏方

莲子20克,银花15克,粳米100克。先将银花煎取汁,用汁再加适量清水与莲子、粳米煮成稀粥。本方清热解毒、健脾止泻,主治痢疾腹痛。(经验方)

2 治高血压偏方

莲心干品5克,绿茶3克。莲心、茶叶一起放入茶杯内,用沸开水冲泡大半杯,立即加盖,5分钟后可饮,饭后饮服。头泡莲心茶,饮之将尽,略留余汁,再泡再饮,至味淡为止。主治高血压。(经验方)

3 治支气管炎偏方

莲子50克,百合30克,猪瘦肉100克(切片)。上述三味加适量水,煲一个半小时,可做早餐食之。本方有养神、益气、固肾之功,用于脾气虚型支气管炎,症见痰量较多、胸闷气喘、上腹胀满等。(经验方)

4 治遗精偏方

莲心10克,栀子仁3克,粳米50克,白糖少许。用粳米以文火煮粥,将栀子仁研成细末,与莲心待粥熟时同入锅,稍煮即可,服食时调入少许白糖。主治湿热下注型遗精。(经验方)

5 治失眠偏方

1. 莲子50克,薏米30克,冰糖、桂花少许。将薏米洗净,莲子去皮去心,冰糖捶成碎屑。先将薏米放入锅内,加水适量,置武火上烧沸。再用文火熬至半熟,加入莲子肉、冰糖、桂花,继续煮熟即成。健脾祛湿、清热益心,适用于食欲不振、心悸、失眠等症。(经验方)

2. 莲子心30个。将莲子心水煎,食前加盐少许,每晚睡前服。本方养心安神,主治失眠。(经验方)

6 治神经衰弱偏方

莲子(去心)、茯苓、芡实各8克,桂圆肉10克。上述四味加水用文火炖煮50分钟,去渣,至煮成黏稠状,再搅入红糖,冷却后饮汤。每日1剂,分2次服用。本方有补心健脾,养血安神之功效,主治心悸怔忡、失眠健忘、神经衰弱等症。

7 治伤寒偏方

芡实、莲子肉、山药、白扁豆各等份。研磨成细粉,每次取30~60克,加适当白糖,蒸熟,做点心吃。本方清利湿热、理气和中,主治伤寒属脾胃不和者。(经验方)

8 治腹泻偏方

莲子肉120克,锅巴、白糖各80克。取白米饭的焦锅巴,与莲子肉共研细末,与白糖和匀,装入瓶中,于饭后1小时用开水冲服4匙,每日3次。健脾益胃、固涩止泻,主治脾虚久泻及老人虚泄。(经验方)

9 治湿疹偏方

去心莲子50克,玉米须10克,冰糖15克。先煮玉米须20分钟后捞出,纳入莲子、冰糖后,微火炖成羹即可。本方清热利尿、除湿健脾,适用于皮损色暗、滋水浸淫之湿疹。(经验方)

10 治风疹偏方

去心莲子18克,珍珠粉2克,红糖适量。莲子加红糖适量煮熟,食莲子,汤冲珍珠粉2克服。每日1剂,连服7~8剂。适用于风疹块,伴恶心呕吐、腹胀腹痛、神疲乏力等。(经验方)

11 治小儿腹泻偏方

莲子50~100克,糯米500克。莲子去心,煮熟烂,以洁净布包住莲子肉,捣烂,与淘净的糯米拌匀,置搪瓷盆内,加水适量,蒸熟。待冷却后压平切块,上盘后撒一层白糖。随意取食。健脾益气,适用于脾虚泄泻。(经验方)

12 治小儿夜啼偏方

去皮莲子20克,百合20克,白糖适量。莲子、百合共炖成糊状,用白糖拌食,每日1~2次。健脾养阴、清热除烦,主治小儿夜啼。(经验方)

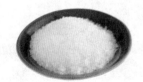

莲子食疗方 7 种

1 治疗失眠、预防糖尿病食疗方

一项新的研究显示，长期没有足够睡眠的人会对胰岛素失去敏感性，时间长了就可能引起肥胖、高血压和糖尿病。

莲子含有莲心碱等成分，具有镇静、强心作用，并且可促进胰腺分泌胰岛素，经常食用有助于睡眠，还能治疗口舌生疮。

莲子汤

【配方】莲子50克，薏米、芡实各10克，水发银耳20克，植物油50毫升。

【制法】1. 将莲子去掉莲心；薏米、芡实洗净。2. 起油锅，下莲子、薏米、芡实，炒合后，加水和银耳焖熟，即成莲子汤，趁热食用为佳。

【功效】此方可安神养心、清热祛暑，对老年人夏季烦热、失眠疗效较好。

冰糖莲子

【配方】莲子300克，冰糖200克，白糖200克，京糕25克，桂花少许。

【制法】1. 将莲子泡发好，去掉莲心和两头，放入盆内，加入开水（没过莲子），上笼，蒸50分钟，用水洗两次备用。2. 将冰糖、白糖

与沸水750毫升倒入锅内，再次煮沸后，将糖汁滤过。3. 将京糕切成小丁，与少量桂花一并撒在莲子上，将糖汁浇入，即可食用。

【功效】此方有清心降火，养心安神的功效，可辅助治疗心烦、失眠、多梦、口舌生疮等症。

2 镇静神经、调节心律食疗方

心脏内的激动起源或者激动传导不正常，引起整个或部分心脏的活动变得过快、过慢或不规则，或者各部分的激动顺序发生紊乱，引起心脏跳动的速率或节律发生改变，就叫心律不齐或心律失常。心律不齐可以导致心脏病患者出现危重症状，控制心律不齐是心脏病预后趋向的关键。

莲子中钙、磷和钾的含量非常高，不但有增进骨骼生长的作用，还可以使某些酶活化，维持神经传导性，镇静神经，维持肌肉的伸缩性和心跳的节律。同时，莲子所含某种生物碱具有显著的强心作用，莲心碱则有较强抗钙及抗心律不齐的作用。

莲子百合炖猪肉

【配方】莲子30克，百合30克，猪瘦肉250克，料酒、盐、味精、葱、姜、猪油、肉汤各适量。

【制法】1. 将莲子用热水浸泡，去膜皮，去掉莲心；将百合去杂、洗净。2. 将猪瘦肉洗净，下沸水锅中，焯去血水，捞出，洗净，切块。

3. 锅中加油，烧热，放葱姜煸香，下入肉块煸炒，烹入料酒，倒入肉汤，加入盐、莲子、百合，旺火烧沸，撇去浮沫，用火烧至肉熟烂，拣出葱姜，放入味精，即可出锅。

【功效】补脑、清心、抗衰老，可用于治疗心律不齐、失眠多梦、神志恍惚、肺燥干咳等病症。

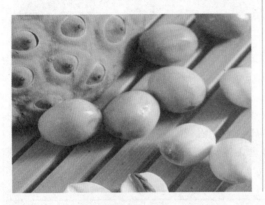

桂圆莲子粥

【配方】莲子 15 克,桂圆肉 15 克,红枣 5 颗,糯米 50 克,白糖少许。

【制法】❶.将莲子去皮、去心,洗净;红枣去核;糯米淘洗干净。❷.将糯米倒入锅内,加入红枣、莲子肉、桂圆肉、白糖、水适量,置武火上烧沸,再用文火熬煮至熟即成。

【功效】益心宁神,适用于心阴血亏、脾气虚弱、心律不齐、骨质疏松等症。

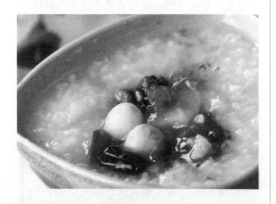

3 降低血压食疗方

莲子所含的生物碱有降血压作用,β-谷甾醇有降低血清胆固醇的作用,可用于Ⅱ型高脂血症及预防动脉粥样硬化、高血压等症。

莲子羹

【配方】去掉莲心的干莲子 100 克,藕粉 60 克,白糖适量。

【制法】❶.用温水浸泡莲子,发好洗净,放入锅中,煮至熟透。❷.将藕粉放碗中,用冷水调和,慢慢下入锅中,边搅拌,边加入白糖,调匀即可。

【功效】补中益气、安神养心,常食可治疗高血压、健忘等症。

枸杞子莲子汤

【配方】枸杞子 25 克,莲子 400 克,白糖适量。

【制法】❶.将枸杞子用冷水洗净;莲子用开水浸泡,剥去外皮,取出莲心。❷.锅内加清水,放莲子煮透后,入枸杞子稍煮,加入适量白糖溶化即成。

【功效】增智安神,可作为高血压、眩晕、神经衰弱、失眠等病症患者的食疗品。

4 癌症食疗方

传统中医认为,莲子善于补五脏不足,通利十二经脉气血,使气血畅而不腐,防止肿瘤的发生。而现代医学则证明,莲子所含氧化黄心树宁碱对鼻咽癌等有抑制作用。

氧化黄心树宁碱主要是抑制肿瘤细胞纺锤体,使其停留在分裂中期,不能进行正常的细胞分裂。

红枣莲子鸡腿汤

【配方】莲子 15 克,红枣 10 颗,鸡腿 2 只,薏米 20 克,姜、盐少许。

【制法】❶.将薏米泡水 4 小时;若用干的莲子,也需先泡水 2 小时(新鲜莲子则不必泡水),莲心应去除,避免苦涩。❷.鸡腿洗净,剁成块状。❸.以汤锅将开水煮沸,加进薏米、莲子、红枣、鸡腿、姜片,炖煮 30 分钟至 1 小时。待鸡肉熟软后,在汤里加进适量盐调味即可。

【功效】清热解毒、健脾止泻、防癌抗癌。

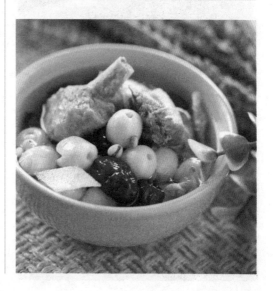

5 促进精子生成、治疗少精症食疗方

少精症在男性不育症中最为多见，它会降低生育能力，甚至导致不育。食物中一旦缺乏钙、磷、维生素A、维生素E等物质，精子的产生就会受到影响，或者产生一些质量差、受孕能力弱的精子。

莲子含有丰富的磷，有益于精子的生成，对少精症有一定的治疗作用。莲子中所含的棉子糖对于久病、少精、梦遗、产后或老年体虚者，更是常用营养补品。

蜜汁焖红莲

【配方】白莲子300克，白糖200克，红枣5颗，猪板油60克。

【制法】1. 莲子用温水泡软，去尽莲心，用清水洗净；猪板油洗净，切丁待用；红枣温水洗净，去皮，去核。2. 砂锅置火上，放入莲子、红枣，加水烧开，用小火焖1小时，至莲子焖酥后，下白糖、猪板油，再用小火焖约20分钟，待汁干即可食用。

【功效】健脾补肾、养心安神，适宜于心悸失眠、肾虚遗精、尿频等患者食用。

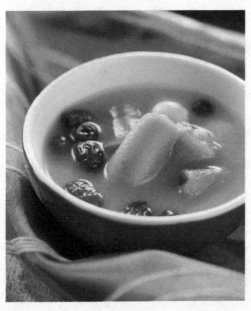

莲子炖牛尾

【配方】莲子50克，牛尾1条，芡实10克，红枣8颗，盐适量。

【制法】1. 将牛尾刮去皮毛，洗净切小段。

2. 莲子洗净，入沸水锅中焯10分钟，捞出后去莲衣、莲心；芡实洗净，放入清水中浸泡。

3. 锅内注入适量清水，放入牛尾、莲子、芡实、红枣，用旺火烧开后撇净浮沫，改中火炖3小时，至牛尾烂熟，下盐调味即可。

【功效】养心安神、固肾益精、抗骨质疏松，适用于脾胃虚弱、泄泻、失眠、遗精、骨折、骨质疏松等症。

6 补脾益胃、涩肠止泻食疗方

慢性腹泻中医称为泄泻，主要症状为排便次数增多，粪便稀薄如糊状，甚至稀如水样，脾胃功能异常是其根本病因。

莲子中的β-谷甾醇能强筋健骨、调节肠胃功能；莲子碱、棉籽糖等成分，是补脾益胃、涩肠止泻、收敛强壮之佳品。常吃莲子能够治脾虚久泻、梦遗滑精、尿频、妇女白带等症。

莲子锅蒸

【配方】莲子30克，百合15克，扁豆10克，核桃仁15克，鲜慈姑15克，蜜枣10颗，蜜樱桃10颗，瓜片10克，玫瑰3克，肥儿粉50克，面粉80克，白糖100克，大油125克。

【制法】1. 将鲜慈姑去皮，切片，莲子去皮、心；扁豆去壳。三味加百合，装碗上笼蒸熟，取出；核桃仁泡发后，去皮，炸酥，剁碎；蜜樱桃对剖，瓜片、蜜枣切成碎丁。将以上全部混合，共成配料。2. 炒锅下油，烧至五成热，先将面粉炒散，再加肥儿粉炒匀，注入开水适量，继续将水面油炒到合为一体，立即放入白糖炒匀后，投入上面的配料继续炒匀，起锅前，放入玫瑰，炒匀即成。

【功效】此方可安神养心、清热祛暑，对慢性腹泻、尿频疗效较好。

莲子烩猪肚

【配方】 莲子 100 克，猪肚 150 克，白酒 50 毫升，盐 7 克，葱 15 克，花椒 6 克，味精 3 克，胡椒粉 3 克，水豆粉 40 克，肉汤 1500 毫升，大油 15 克，姜 10 克，醋少许。

【制法】 1. 将猪肚洗净，下入沸水锅中煮透，撕去内膜，再冲洗干净；葱、姜洗净，姜切片，葱切段；莲子洗净，浸泡发胀后，去莲心及膜皮。2. 锅置火上，加入肉汤，放猪肚、姜片、葱段、花椒、白酒和醋烧开，撇去浮沫，煮至猪肚七成熟时起锅，待冷后将其切成长条。3. 将原汤烧开，下入猪肚条、莲子、胡椒粉、大油，烧至莲子烂熟时，加入盐、味精调味，用水豆粉勾芡。装盘时，莲子围在猪肚条的周围。

【功效】 补虚损、益肺胃，更适宜小便频数及脾虚腹泻等患者食用。

7 骨质疏松食疗方

人体中的钙99%沉积在骨骼和牙齿中，促进其生长发育，维持其形态与硬度。磷也是人体中不可缺少的矿物质，它和钙是牙齿和骨骼的主要组成部分，人体缺磷便会造成骨折或牙齿脱落。

莲子中钙和磷的含量非常高，对于防治骨质疏松意义重大。

鲜莲鸡块

【配方】 莲子 150 克，鸡肉块 250 克，鸡蛋清 50 克，料酒 25 毫升，盐 15 克，味精 2 克，白糖 3 克，湿淀粉 25 克，葱、姜末各 50 克，香油 10 毫升，食用碱 25 克，鸡清汤 150 毫升，淀粉 10 克，大油 100 克（实耗 80 克）。

【制法】 1. 将莲子用开水浸泡，剥去外衣，捅出莲心，用清水漂洗。2. 将鸡肉块剁成小块，放入碗内，用鸡蛋清、盐、淀粉拌匀，腌渍待用；将料酒、盐、味精、白糖、湿淀粉、鸡清汤放入碗内，兑成料汁。3. 锅置火上，倒入大油，烧至五成热时，放入鲜莲子，滑透捞出，再放入鸡块，滑透起锅，沥净油。4. 原锅中留少

许油，烧热，用葱、姜末爆香，倒入莲子和鸡肉块，随即倒入调好的料汁，翻炒均匀，淋入香油即成。

【功效】 养心安神、温中益气，抗骨质疏松。

莲子煮荸荠

【配方】 莲子 30 克，荸荠 300 克，料酒 10 毫升，姜 5 克，葱 10 克，盐 3 克，鸡精 3 克，鸡油 30 毫升，胡椒粉 3 克。

【制法】 1. 将莲子去心，洗净；荸荠去皮，一切两半；姜切片，葱切段。2. 将莲子、荸荠同放炖锅内，加水 1200 毫升，放入姜片、葱段，置武火上烧沸，再用文火炖煮 35 分钟，加入料酒、盐、鸡精、鸡油、胡椒粉即成。

【功效】 养心安神、温中益气，抗骨质疏松，适用于咽喉肿痛、大便下血、高血压、全身浮肿、骨质疏松等症。

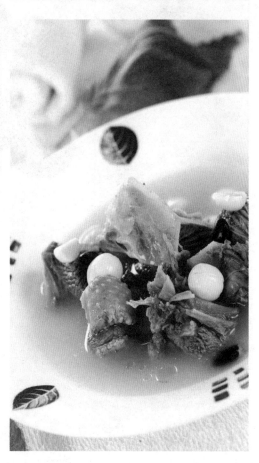

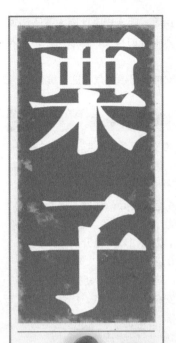

栗子为壳斗科植物栗的种仁，又名板栗、栗果、大栗。栗子不仅含有大量淀粉，而且含有蛋白质、脂肪、B族维生素等多种营养成分，素有"干果之王"的美称。

栗子可代替粮食，与枣、柿子并称为"铁杆庄稼""木本粮食"，是一种价廉物美、富有营养的滋补品及补养良药。

传统中医认为，栗子性温，味甘平；入脾、胃、肾经；具有养胃健脾、补肾强筋、活血止血的功效，主治反胃不食、泄泻痢疾、吐血、衄血、便血、筋伤骨折瘀肿、疼痛、瘰疬肿毒等病症。

现代医学和营养学研究证明，矿物质在血液和前列腺液中的含量多少，直接与前列腺的抗菌、杀菌能力有关，栗子所含的矿物质很全面，可用于辅助治疗前列腺炎。

栗子中含有大量的泛酸（维生素 B_3），能够治疗泛酸缺乏引起的各种症状。

栗子所含糖类，有助于消除疲劳、恢复体力、平喘，具有益气健脾、厚补胃肠的作用，可防治胃肠道功能紊乱。

栗子中含有丰富的不饱和脂肪酸、多种维生素和矿物质，可有效地预防和治疗高血压、冠心病、动脉硬化等心血管疾病。栗子中类胡萝卜素的含量较高，因此有很好的抗氧化、预防癌症的作用，还有降低胆固醇、防止血栓，以及防止病毒、细菌侵袭的作用。

药典选录

"主益气，厚肠胃，补肾气，令人耐饥。"
——《食物本草》

"栗，肾之果。肾病宜食之。"
——《千金方》

医生叮咛

①风湿病患者忌食。
②不宜与牛肉同食，会降低营养价值。

栗子治病偏方 18例

1 治哮喘偏方

1. 栗子肉60克,五花肉50克,姜20克。上述三味分别切丁,共炖食。可治咳嗽、哮喘。（经验方）

2. 栗树叶子50克。将其洗净,加水煎汤内服。可治哮喘。（经验方）

2 治痔疮出血偏方

栗壳3～4个,纯蜜糖适量。将栗壳烧成炭,研成细末,加纯蜜糖,用热开水调匀后进服,每日2次。可治痔疮出血。（经验方）

3 治便血偏方

1. 栗子肉100克,秋海棠花50克,粳米150克,冰糖适量。秋海棠花去梗柄,洗净。栗子肉切成碎粒,与秋海棠、粳米同煮成粥,加入冰糖调味。每日服食1～2次。补肾强筋、健脾养胃、活血止血,适用于便血、吐血、泄泻乏力等症。（经验方）

2. 栗子肉60克,桂圆肉30克,芡实15克,黄花菜30克。上述四味共煮汤饮服,每日1剂,连用5～7日。治便血。（经验方）

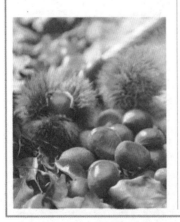

4 治呕血偏方

栗子肉250克,白糖20克。栗子肉蒸熟,加白糖捣烂成泥,做成小饼,可常食。主治呕血。（经验方）

5 治支气管炎偏方

栗子肉250克,猪瘦肉100克（切块）。将上述两料加盐、豆豉少许,烧煮烂熟,分顿佐餐用,每日2次。可治支气管炎。（《草药手册》）

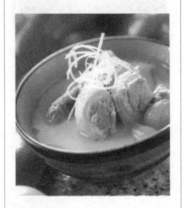

6 治腹泻偏方

栗子肉100克,山药50克,白扁豆50克,大米100克。上述四味共煮粥服食。可治腹泻。（经验方）

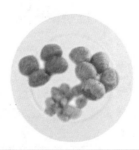

7 治痢疾偏方

栗树皮20克。将其洗净,煎汤内服。可治痢疾。（经验方）

8 治肾虚偏方

1. 栗子肉60克,糯米50克,红糖少许。栗子肉磨细粉;煮糯米至将熟,加入栗子粉,用文火煮至粥面上有粥油为度。加入红糖和匀,温热服食。早晚各一次。主治肾虚腰痛。（经验方）

2. 栗子200克。将栗子于火炉热灰中煨熟或用水煮熟,剥皮食用。可治因肾虚引起的久婚不育、腰腿无力、尿频等症。（经验方）

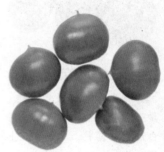

9 治阳痿偏方

栗子肉50克,梅花10克,粳米100克,白糖适量。栗子肉与粳米兑水,用文火煮成粥,然后将梅花放入,再煮至沸腾时,加适量白糖搅匀即可。空腹温热食用。疏肝解郁、温补脾肾,用于抑郁伤肝、劳伤心脾的阳痿不举。（经验方）

10 治尿频偏方

用栗子肉、粳米煮粥，佐以姜、红糖、红枣食用。治脾胃虚弱、消化不良、腹泻、尿频等症。（经验方）

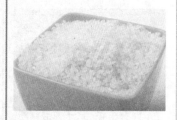

11 治手足酸软麻木偏方

栗子肉100克，猪瘦肉50克，红枣4～5颗，盐少许。上述四味同煮，连服一周，多可见效。可治病后虚弱、手足酸软麻木。（经验方）

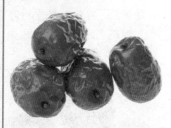

12 治骨折偏方

栗子肉、麻皮、糯米、黑豆各等份，烧灰为末，用白酒适量调服。本方活血止痛，能治骨折。（经验方）

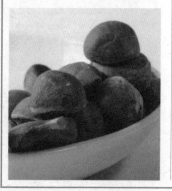

13 治外伤出血偏方

栗子壳20克。将其研成末，涂于外伤患处。能够止外伤出血。（《濒湖集简方》）

14 治丹毒偏方

栗树皮20克。将其洗净，加适量水煎汤，外洗患处，可治丹毒。（经验方）

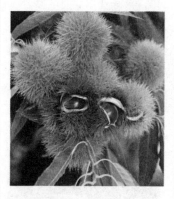

15 治风疹偏方

栗子100克，黄芪50克，老母鸡肉250克，葱白20克，姜10克。老母鸡肉洗净，栗子去皮洗净，葱白切段，姜切片，四味与黄芪同炖。祛风固表，适用于风寒型风疹。（经验方）

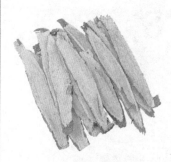

16 治疱肿偏方

新鲜栗树叶50克。将其洗净，捣烂后外敷。可收敛疱肿。（经验方）

17 治小儿腹泻偏方

1. 栗子60克，白糖30克。将栗子去壳捣烂，加清水适量煮成糊状，再加白糖调味，喂服。养胃健脾，适用于消化不良性腹泻。（经验方）

2. 栗子粉50克，糯米100克，红糖少许。先煮糯米至将熟，加入栗子粉，用文火煮至粥面上有粥油为度。加入红糖和匀，温热服食。早晚各一次。适用于小儿脾虚腹泻。（经验方）

3. 栗子肉25克，柿饼50克。将栗肉、柿饼一起捣碎，加水搅成糊状，煮熟服食。早晚各一次。补肾，健脾，养胃，适用于小儿腹泻。（经验方）

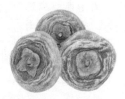

18 治脚气偏方

栗子250克，母鸡肉250克，料酒、酱油少许。将栗子去壳，一切为二；母鸡肉洗净切成块，加栗子、料酒、酱油煨蒸至烂熟，即可食用。本方温肾助阳、祛寒通络，适用于干脚气病。（经验方）

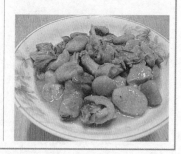

栗子食疗方 5种

1 前列腺炎食疗方

前列腺炎是成年男性的常见病，一般症状为尿急、尿频、尿痛、滴白、腰痛，甚至引起性功能障碍等。

矿物质在血液和前列腺液中的含量多少，直接与前列腺的抗菌、杀菌能力有关。当前列腺内矿物质含量较高时，前列腺自行抗菌消炎能力就强；而患了慢性前列腺炎，矿物质含量就会明显减少。栗子所含的矿物质很全面，有钾、镁、铁、锌、锰等，总量又比苹果、梨等普通水果高得多，因此可用于辅助治疗前列腺炎。

酱爆栗子肉丁

【配方】栗子肉 150 克，猪肉 250 克，面酱、白糖、味精、水淀粉、鸡蛋清和油各适量，盐少许。

【制法】1. 将猪肉洗净，切成丁；栗子煮熟，切成块。2. 猪肉用水淀粉、鸡蛋清上浆，用温油化开。3. 锅置火上，放入油，下面酱，加白糖、盐，炒成老红色时，放肉丁和栗子块，用炒勺拌炒，加入味精，颠翻出锅，装盘即成。

【功效】缓解尿频、尿急，治疗前列腺炎。

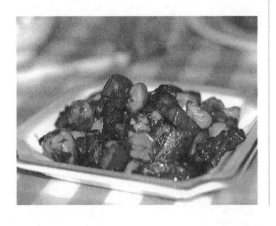

焖栗子

【配方】栗子 1500 克，芹菜 150 克，熏板肉皮 200 克，黄油 100 克，清汤 500 毫升、盐 5 克。

【制法】1. 将栗子切丁字口，入炉，烤至裂口时取出，剥去皮，洗净；芹菜择洗干净，切成 4 厘米长的段。2. 锅置火上，放入栗子肉、芹菜、板肉皮、黄油、盐、清汤（清汤以没过栗子为好），煮沸，转小火焖熟，取出栗子肉及芹菜，盛入盘内。

【功效】补肾壮阳，治疗前列腺炎。

2 消除疲劳、平喘食疗方

机体缺乏泛酸时会导致疲劳、倦怠、头痛、恶心、呕吐、体重减轻。

栗子中含有大量的泛酸，能够治疗因泛酸缺乏而引起的各种症状；同时，栗子所含淀粉多糖类也有助于消除疲劳、恢复体力、平喘，常食熟栗子达半个月以上（每天 5 颗），即可明显改善慢性支气管炎。

栗子烧白菜

【配方】栗子肉 200 克，白菜心 150 克，鸡汤 250 毫升，葱末 70 克，姜丝 70 克，鸡油 15 毫升，湿淀粉 25 克，白糖 5 克，植物油 100 毫升（实耗 50 毫升），盐 3 克，味精 2 克，料酒 10 毫升，胡椒粉 3 克。

【制法】1. 栗子肉放入烧至六成热的植物油中，炸熟捞出，再放入鸡汤内煨，捞出沥汤。2. 白菜心去掉叶，切成条，入沸水中烫一下，捞入冷水中。3. 锅置火上，放入植物油，放葱、姜烧热，烹料酒，加入鸡汤、盐、胡椒粉、白糖，放入栗子肉和白菜条，文火煨 5 分钟，然后用湿淀粉勾芡，淋上鸡油，放入味精即成。

【功效】补脾健胃、益肾强筋，适用于脾胃虚弱、气怯食少、泄泻、老年体虚、气喘咳嗽等症。

栗子烧猪肉

【配方】栗子300克，猪瘦肉650克，姜15克，葱10克，酱油、料酒、鸡汤各适量，盐5克，白糖3克，植物油100毫升（实耗50毫升）。

【制法】1. 栗子用刀划破皮，下沸水中煮一下捞出，剥去外壳和内衣；姜切片，葱切长段；猪肉洗净，切成方块。2. 锅置火上，放入油，烧至七成热时，下栗子，油炸进皮，约3分钟捞出。3. 锅内留底油40克，下姜片、葱段、肉块，炒香，再加鸡汤，用大火烧开，撇去浮沫，改用小火，慢慢炖至肉五成熟时，下栗子、盐、白糖、酱油、料酒，烧至肉烂、栗子酥时即可。

【功效】养胃健脾、滋阴润燥，适宜肺热躁咳、气管炎患者食用。

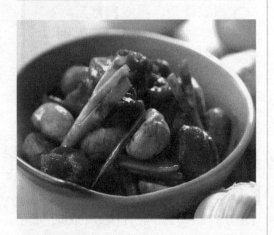

3 胃肠道功能紊乱食疗方

胃肠道功能紊乱，系高级神经活动障碍导致自主神经系统功能失常，主要是胃肠的运动与分泌功能失调，可导致食欲不振、腹泻、腹痛、腹胀或便秘与腹泻交替发生。

栗子是碳水化合物含量较高的干果品种，具有益气健脾、厚补胃肠的作用，能供给人体较多的热能，并能帮助脂肪代谢，保证机体基本营养物质供应。经常适量食用栗子，可防治胃肠道功能紊乱。

栗糕

【配方】栗子200克，糯米粉500克，白糖50克，瓜仁、松仁各10克。

【制法】将栗子去壳，用水煮极烂，加糯米粉和白糖，揉匀，入屉中用旺火蒸熟，出屉时撒上瓜仁、松仁。

【功效】健脾益气养胃、强筋健骨补虚，适用于年老体弱、腰膝酸软、不欲纳食等病症。

糖烧栗子

【配方】栗子750克，蜂蜜50毫升，白糖200克，大油500克。

【制法】1. 将栗子放入开水锅中煮20分钟，捞出，去壳取肉，大粒切成2片。2. 锅置旺火上，放入大油，烧至七成热，将煮好的栗子下锅，翻炸20分钟，起锅，倒进漏勺，沥去油。3. 将过油栗子装入大碗，加500克清水，白糖适量，上屉，用旺火蒸1小时。4. 炒锅置旺火上烧热，将蒸烂的栗子和糖浆（白糖加水熬制）并下锅煮沸，再倒入蜂蜜推匀，起锅，倒入汤碗即成。

【功效】开胃消食，适用于厌食症。

栗子糯米粥

【配方】栗子粉15克，糯米30克，红糖少许。

【制法】1. 先煮糯米至将熟，加入栗子粉，用文火煮至粥面上有粥油为度。2. 加入红糖和匀即成。用法 温热服食。早晚各1次。

【功效】温暖脾胃及辅助治疗小儿脾虚腹泻。

牛腩板栗粥

【配方】熟板栗（罐装）50克，粳米100克，牛腩200克，牛肉卤料1包，色拉油15毫升，冰糖2克，酱油6毫升，料酒5毫升，盐1.5克，鸡精3克，冷水适量。

【制法】1. 粳米洗净，用冷水浸泡半小时，捞出沥干，放入锅中，加入约1000毫升冷水，先用旺火烧沸后，再改用小火慢煮成粥。2. 牛腩洗净，放入砂锅中，加入色拉油、冰糖、酱油、料酒、牛肉卤料，煮煮约2小时至熟透，取出，切厚片。

3. 锅中倒入米粥及牛腩片、熟板栗，旺火烧沸，再加入盐、鸡精即可。用法 每周2~3次。

【功效】适用于脾胃虚寒引起的慢性腹泻，肾虚所致的腰膝酸软、腰肢不遂、小便频繁以及金疮、折伤肿痛等症。

4 癌症食疗方

类胡萝卜素需要与抗氧化物质维生素C、维生素E搭配，才能达到抑癌效果。

栗子中类胡萝卜素、维生素C、维生素E含量较高，因此有很好的抗氧化、预防癌症的作用，还能降低胆固醇、防止血栓，以及防止病毒、细菌侵袭等。

栗子小白菜枸杞汤

【配方】枸杞子10克，小白菜250克，栗子50克，高汤150毫升，植物油15毫升，葱末、盐、味精、白糖适量。

【制法】1. 将小白菜切段，焯水。2. 锅中倒入植物油，烧至五成热时用葱末炝锅，倒入高汤烧开，放入板栗、枸杞子，加入调料同煮，2分钟后放入小白菜段即可。

【功效】益气补虚、防癌抗癌。

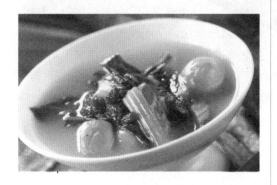

栗子炖干贝

【配方】栗子肉150克，干贝150克，白菊花2朵，味精5克，盐5克，酱油25毫升，蚝油5毫升，植物油30毫升，料酒15毫升，水淀粉10克，白糖1克，胡椒粉1克，香油1毫升，鸡油15毫升，姜片2片，高汤250毫升。

【制法】1. 干贝修去硬边，洗净，排放在扣碗内，加高汤、姜片、料酒，上笼蒸1小时。

2. 栗子肉放入五成热的油中炸2分钟，倒出油，随即用原油加高汤、盐，放入栗子肉，用文火焖5分钟，取出，放在干贝碗内，加些高汤、味精，再上笼蒸半小时，滗出原汁，放在盘中。

3. 将原汁倒入净锅内，加上酱油、蚝油，烧滚透后，用水淀粉勾芡，加入鸡油推匀，放入白糖、胡椒粉、香油，即淋在干贝面上；把菊花剪去花蒂，消毒后，围在干贝四周即成。

【功效】抗癌防癌。

5 高血压、抗衰防老食疗方

衰老能引起类似高血压所致的血管变化。栗子中含有丰富的多种维生素和矿物质，可以有效地预防和治疗高血压、冠心病、动脉硬化等心血管疾病，有益于人体健康，也是抗衰防老的营养食品。

腐竹炒栗肉

【配方】栗子肉150克，水发腐竹200克，湿淀粉15克，植物油40毫升，盐、味精、香油、白糖、酱油、高汤各适量。

【制法】腐竹切块；锅置旺火上，放油，烧热后投入栗子肉、腐竹，添入高汤，栗子肉熟后，加入盐、味精、白糖、酱油，烧开，用湿淀粉勾芡，淋入香油，调匀即可。

【功效】可降血压，适用于高血压病患者。

核桃栗子羹

【配方】栗子50克，核桃仁50克，冰糖10克。

【制法】1. 将核桃仁炒香；栗子去皮，炒香，切两瓣，与核桃仁同放入锅内，加水300毫升，用武火烧沸，再用文火煮1小时。2. 将冰糖打成屑，放入炒匀内，加水50毫升，置火上熬成糖汁，将糖汁倒入核桃栗子羹内，搅匀即成。

【食法】每日1次，每次吃羹50克。

【功效】补肝肾、降血压，适用于高血压病肝肾阴虚型患者。

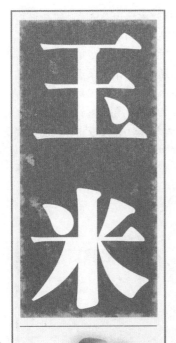

玉米，为草本科植物玉米的籽实，又名苞谷、棒子、玉蜀黍、金黍等，原产于美洲。新鲜的熟玉米颗粒味道鲜美、香气独特，易于咀嚼和消化，是老幼咸宜的食品。

玉米含有钙、谷胱甘肽、镁、硒、维生素 E 和脂肪酸等多种有益成分，具有很高的营养价值以及多种医疗保健功效，多食玉米对人体的健康颇为有利。因此，有营养学家把玉米又称为"黄金谷物"。

传统中医认为，玉米味甘，性平；具有健脾利湿、开胃益智、宁心活血的作用。

现代医学和营养学研究证明，鲜玉米中的膳食纤维具有刺激胃肠蠕动的特性，不但能够防治便秘和痔疮，还能预防直肠癌。

粗玉米面中含有大量赖胺酸、谷胱甘肽、酚类、胡萝卜素，能抑制抗癌药物对人体产生的副作用，还能抑制肿瘤细胞的生长。

玉米脂肪中含有 50% 以上的亚油酸、卵磷脂和维生素 E 等营养素，具有降低胆固醇，防止高血压、冠心病和抗血管硬化的作用。长期补充卵磷脂可以保持人体内乙酰胆碱的含量，从而减缓记忆力衰退的进程，预防或推迟老年痴呆的发生。新鲜玉米中含有大量的谷氨酸，不但可健脑益智，还能抗氧化，防止早衰。玉米中所含的黄体素和玉米黄质，可以预防老年人眼睛黄斑性病变的发生。

药典选录

「调中开胃。」——《本草纲目》

「益肺宁心。」——《医林纂要》

医生叮咛

①玉米蛋白质中缺乏色氨酸，所以以玉米为主食的人应多吃些豆类食品。

②发生霉烂、变质的玉米含有强致癌物——黄曲霉毒素，所以绝对不可食用。

玉米治病偏方 8例

1 治高血压偏方

1. 玉米穗60克，决明子10克，甘菊花6克。上述三味一起加水煮，将残渣除去，汁液分两次喝完。利尿消肿，对肾性高血压功效尤佳。（经验方）

2. 玉米须30克，茶叶5克。用沸水冲泡，代茶饮用。适用于肾炎合并高血压症。（经验方）

2 治肾炎偏方

1. 鲜玉米须1000克，白糖500克。将玉米须洗净，加水适量煎1小时去渣，再继续以文火浓缩，到将要干锅时，离火待冷，拌入干燥白糖把煎液吸净，混匀，晒干，压碎装瓶备用。每天3次，每次10克，以沸水冲服，连服7～10天。主治急性肾炎。（《医食同源》）

2. 玉米粉60克，花生仁30克，枸杞子15克，白糖适量。花生仁、枸杞子兑水煮熟，调入玉米粉，煮熟成羹，加白糖适量即可。每日1剂，分2次服食。补益肝肾、利尿降压，适用于慢性肾炎兼有高血压症者。（经验方）

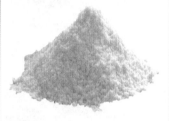

3 治浮肿偏方

1. 玉米50克，玉米须10克，蝉衣3个，蛇蜕1条。

将玉米、玉米须、蝉衣、蛇蜕分别用净水洗净，一起放入砂锅，加水适量，文火煎煮15分钟，去渣取药液服用。每日1次，连服数日。治浮肿。（经验方）

2. 玉米饭60克，冬瓜子仁15克。活鲤鱼宰杀洗净，将玉米饭、冬瓜子仁填入鱼肚内，加水适量，文火炖煮至烂熟。食用时，可加少许盐、黄酒调味，食肉饮汤，隔日1次。健胃醒脾，利水消肿。（经验方）

4 治胆结石偏方

玉米须30克，绿茶3克。将玉米须、绿茶以1500毫升水煮沸20分钟，每日当茶饮用。可治疗胆结石。（经验方）

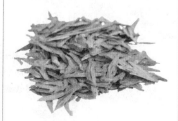

5 治肾结石偏方

玉米须40克，金钱草30克，绿茶5克。上三味加水1000毫升，煮沸10～15分钟即可（先后煎二次，两汁混合在一起饮）；或上三味制粗末，置茶壶内沸水浸泡20分钟。每日1剂，不拘时，频频饮之。本方健脾补肾、利水排石，主治脾胃虚弱型肾结石。（经验方）

6 治眩晕偏方

玉米须30克。取玉米须加水500毫升煎汁成250毫升，取汁空腹服下。连服3～6次。本方主治头晕眼花、胸脘痞闷、少食多痰等。（经验方）

7 治风疹偏方

玉米须15克，发酵好的酒酿100克。玉米须放入锅内，加水适量，煮20分钟后捞出玉米须，再加酒酿，煮沸食用。适用于风湿型风疹块。（经验方）

8 治鼻炎偏方

玉米须（干）6克，当归尾3克。玉米须晒干切碎，当归尾焙干切碎，混合装入烟斗，点燃吸烟，让烟从鼻腔出。每日5～7次，每次1～2烟斗。本方活血通窍，主治慢性鼻炎。（经验方）

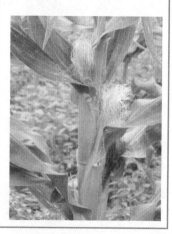

玉米食疗方 5种

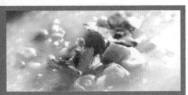

1 便秘、预防直肠癌食疗方

直肠癌是常见的恶性肿瘤之一，在胃肠道恶性肿瘤中仅次于胃癌。直肠癌初起时症状不明显，随着癌块增大，肠腔逐渐狭窄，致使粪便变细，排便困难。肠腔完全阻塞后，则出现便秘、腹胀、腹痛等肠梗阻症状。

鲜玉米中的膳食纤维为精米、精面的 6 ～ 8 倍，而硒、镁、类胡萝卜素含量也很多，这些物质联合起来具有刺激胃肠蠕动、加速粪便排泄的特性。常吃新鲜玉米能使大便通畅，使毒素迅速排出体外，不但能够防治便秘和痔疮，还能预防直肠癌。

煮玉米

【配方】新鲜嫩玉米适量。

【制法】将玉米洗净，加足水煮熟。

【功效】促进消化，防治便秘。

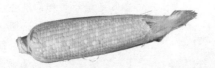

烤玉米

【配方】新鲜嫩玉米适量。

【制法】将玉米洗净，加足水煮熟；然后将玉米穿在木棒上，在炭火上烤出焦色。

【功效】促进消化，防治便秘。

烧玉米

【配方】新鲜连皮玉米适量。

【制法】玉米不用去皮，直接放进快燃尽的炭火里，烧至熟即可。

【功效】促进消化，防治便秘。

2 癌症食疗方

在磨得很粗的玉米面中含有大量赖胺酸和谷胱甘肽，能抑制抗癌药物对人体产生的副作用，还能抑制肿瘤细胞的生长。而鲜玉米在烹煮过程中也可以释放一种酚类化合物，对癌症的治疗有一定效果。玉米中所含的胡萝卜素，被人体吸收后能转化为维生素 A，它具有一定的防癌作用。

玉米粉粥

【配方】玉米粉 50 克，粳米 60 克。

【制法】1. 将粳米淘洗干净，放入锅内；玉米粉放入大碗中，加冷水溶和调稀，倒入粳米锅内，再加水适量。2. 将盛有粳米和玉米粉的锅置武火上熬煮，边煮边搅动，防止糊锅，至熟即成。

【功效】益肺宁心、调中和胃、防治癌症，适用于高脂血症、冠心病、心血管系统疾病、各种癌症。

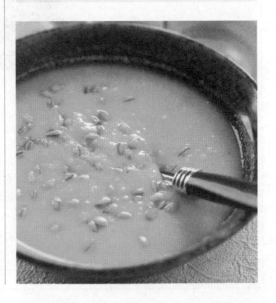

青椒玉米

【配方】 鲜嫩玉米 250 克，青辣椒 100 克，精盐 5 克，植物油 30 毫升。

【制法】 1. 将鲜嫩玉米粒洗净，入沸水中煮至八成熟，捞出沥干；青椒去蒂洗净，切 5 厘米长的段。 2. 将净锅置微火上，放入青椒炒蔫盛出；锅中加油，烧热下玉米粒，加青椒、盐炒匀即成。

【功效】润肠通便，防癌抗癌。

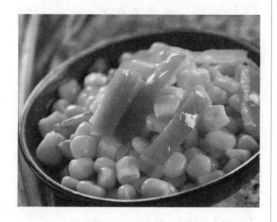

3 血管硬化食疗方

玉米脂肪中含有 50% 以上的亚油酸、卵磷脂和维生素 E 等营养素，这些物质能防止胆固醇向血管壁沉淀，具有降低胆固醇、防止高血压、冠心病和抗血管硬化的作用。有研究表明，美洲印第安人不易患高血压与他们主要食用玉米有关。

枸杞子玉米羹

【配方】嫩玉米粒 200 克，枸杞子 10 克，青豆 20 克，白糖 100 克，湿淀粉 25 克。

【制法】 1. 嫩玉米粒洗净，用冷水浸泡 2 小时。 2. 枸杞子洗净，用温水泡软；青豆清洗干净。 3. 坐锅点火，加入适量冷水，将嫩玉米粒、青豆放入，烧至玉米粒烂熟后，下入白糖、枸杞子拌匀，煮约 5 分钟，用湿淀粉勾稀芡，即可盛起食用。

【功效】降低血压。

4 老年痴呆食疗方

人随着年龄增长，记忆力会减退，其原因与乙酰胆碱含量不足有一定关系。乙酰胆碱是神经系统信息传递时必需的神经递质，人脑能直接从血液中摄取磷脂及胆碱，并很快转化为乙酰胆碱。玉米中含有丰富的卵磷脂，长期补充卵磷脂可以保持人体内乙酰胆碱的含量，从而减缓记忆力衰退的进程，预防或推迟老年痴呆的发生。

玉米排骨汤

【配方】玉米粒 100 克，猪排骨 500 克，料酒、葱段、姜片、盐各适量。

【制法】 1. 将排骨剁成小块，用沸水焯去血沫。 2. 锅内重新放清水，将排骨放入锅内，姜片、葱段一起放入锅中，滴入少许料酒，用武火烧沸，转小火煲约 30 分钟。 3. 待肉七成熟时，放入玉米粒，一同煲 10 ~ 15 分钟，去掉姜片、葱段，加入盐调味即可。

【功效】补脑益智，提高记忆力。

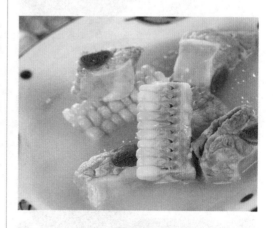

玉米水果酸奶沙拉

【配方】玉米粒 100 克，苹果 50 克，香蕉 40 克，酸奶 100 毫升。

【制法】 1. 苹果去皮、核，切丁；香蕉去皮，切丁。 2. 玉米粒下开水煮熟，捞起来滤干水，放入苹果丁、香蕉丁、酸奶，略拌即可。

【功效】安神醒脑，提高记忆力。

5 抗氧化、防止早衰食疗方

新鲜玉米中含有大量的谷氨酸，能帮助和促进脑组织细胞呼吸，清除体内废物和氧自由基，排除脑组织里的氨，故常食玉米，不但可健脑益智，还能抗氧化，防止早衰。

鸡蛋玉米羹

【配方】鲜玉米粒150克，鸡蛋2个，牛奶100毫升，香菇25克，湿淀粉5克，料酒10毫升，盐2克，葱末3克，植物油30毫升，姜2片，冷水适量。

【制法】1. 玉米粒洗干净，浸泡2小时；鸡蛋打入碗中，用筷子搅匀；香菇洗净，用温水泡发回软，撕成小块。2. 炒锅上火，倒入植物油烧热，用葱末、姜片、料酒爆香，倒入香菇块，稍烩后，加入适量冷水，倒入玉米粒、鸡蛋液、牛奶，下盐调匀，开锅后加入湿淀粉勾芡，即可盛起食用。

【功效】益气补血，防止早衰。

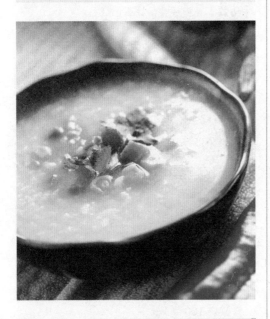

紫菜玉米眉豆汤

【配方】紫菜19克，玉米棒2段，眉豆75克，莲子75克，猪瘦肉200克，姜1片，盐适量，冷水适量。

【制法】1. 紫菜用水浸片刻，洗干净后沥干水分；洗干净玉米棒、眉豆和莲子；洗净猪瘦肉，氽烫后再冲洗干净。2. 煲滚适量水，放入玉米段、眉豆、莲子、猪瘦肉和姜片，水滚后改文火煲约90分钟，放入紫菜再煲30分钟，下盐调味即成。

【功效】补脾养胃，补肾涩精，益气养血。治脾虚久泻，肾虚遗精，贫血，崩漏带下。

苹果玉米羹

【配方】苹果2个，玉米粉50克，红糖20克，红葡萄酒适量。

【制法】1. 将苹果洗净，去皮去核，切成碎粒。2. 锅置火上，放入苹果碎粒、玉米粉、红糖，加清水适量，用武火烧开，再用文火煮5分钟，离火后加入红葡萄酒，搅匀即成。

【功效】益气健脾、补血补钙、抗骨质疏松。

陈皮玉米粥

【配方】陈皮10克，玉米粉150克。

【制法】1. 将陈皮洗净，润透，去白，切成丁；玉米粉用冷水调成糊，备用。2. 锅内加入清水600毫升，加入陈皮丁，用武火烧沸，煮10分钟，再加入玉米糊，煮熟即成。

【功效】行气健脾、燥湿化痰，适用于脘腹胀满、嗳气、呕吐、咳嗽、多痰等症。

玉米火腿粥

【配方】熟玉米粒50克，粳米100克，火腿75克，芹菜1根，香菜5克，盐、鸡粉各2克，胡椒粉1.5克，香油3毫升，高汤300毫升。

【制法】1. 粳米淘洗干净，用冷水浸泡好，放入锅中，加入高汤和适量冷水，先用旺火烧沸，再改用小火慢煮成粥。2. 火腿切丁，芹菜洗净切末。3. 待粥煮至半熟时，倒入火腿丁、熟玉米粒同煮约10分钟，加盐、鸡粉调味，盛起食用时加胡椒粉、香油、芹菜末、香菜即可。

【功效】延缓衰老，祛病延年。

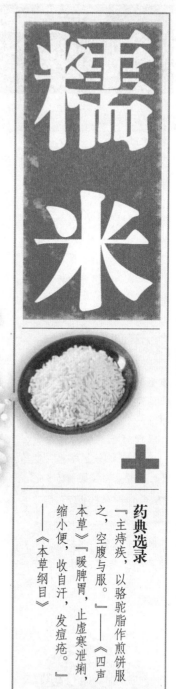

糯米是禾本科植物糯稻的种仁，俗称江米、元米，是人们经常食用的粮食之一。因其香糯黏滑，常被用来制成各种风味小吃，深受大家喜爱。逢年过节很多地方都有吃年糕的习俗。正月十五的元宵也是由糯米粉制成的。

传统中医认为糯米性温，味甘，具有补中益气、健脾养胃的功效，对于体虚自汗、盗汗、多汗、血虚、头晕眼花、脾虚腹泻、肺结核、神经衰弱等症有良好疗效。

而且，糯米对人体有滋补作用，营养丰富，是温补强壮的食品。此外，糯米适宜熬煮成粥食用，这样不仅营养丰富，而且还极易消化吸收，可补养胃气。

现代医学和营养学研究证明，糯米是一种温和的滋补品，有补虚养肾、补血益气等功效，可与中药相配，治疗月经不调、妊娠小腹坠胀等。

糯米有收涩作用，经常食用对慢性肾炎及尿频、自汗有较好的食疗效果。

糯米含有大量的 B 族维生素，对脾胃虚寒、食欲不佳、腹胀腹泻有一定缓解作用。

糯米含有蛋白质、脂肪、糖类、钙、磷、铁及淀粉等，为温补强壮、延年益寿之佳品，经常食用能有效改善慢性疲劳状况，故有人将其称为"长寿米"。

药典选录

「主痔疾，以骆驼脂作煎饼服之，空腹与服。」——《四声本草》「暖脾胃，止虚寒泄痢，缩小便，收自汗，发痘疮。」——《本草纲目》

医生叮咛

①糯米性黏滞，难以消化，不宜一次食用过多，老人、小孩或病人更宜慎用。

②糯米中碳水化合物和钠的含量都很高，糖尿病、肥胖或其他慢性病如肾脏病的人要适可而止。

糯米治病偏方 21 例

1 治疟疾偏方

糯米50克，常山（切碎）30克，蒜10克，清酒1000毫升。前三味，病未发前1日，以酒浸药于碗中，以白纸覆之。欲发时饮三分之一，如未吐再饮三分之一。主治疟疾，症见汗出不畅、头痛、骨节酸痛、小便黄而灼热等。注：用本方时忌食生菜生葱。（《外台秘要》）

2 治高血压偏方

糯米5克，胡椒粉1.5克，桃仁、杏仁、山栀各3克，鸡蛋清适量。前五味共研为细末，用鸡蛋清调成糊状，临睡前敷于两脚心涌泉穴，次日洗掉，晚上再敷。主治高血压轻症。（经验方）

3 治淋巴结核偏方

糯米50克，槐花10克。分别炒至焦黄，共研成细末，每日早上空腹，用开水冲服10克，连服30日，可见效果。（经验方）

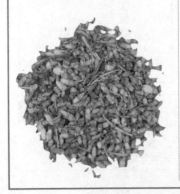

4 治肺结核偏方

糯米50克，百合粉30克，冰糖10克。上述三味入锅加水500毫升，文火煮粥。早晚各服一次。主治肺阴亏损型肺结核，症见干咳、痰中带有血丝、午后潮热、夜间盗汗、口干咽燥等。（经验方）

5 治遗精偏方

①金樱子15克，糯米50克。先煮金樱子，取浓汁，去渣，入米煮粥。每日空腹食2～3次。主治遗精，症见滑精不禁、腰酸冷痛、囊缩湿冷等。（《饮食辨录》）

②糯米30克，莲子肉15克，红糖适量。先将莲子肉磨粉，与糯米、红糖同入锅内煮。沸后即改用文火，至黏稠为度。若以新鲜莲子煮粥亦可。每日早晚空腹温服。补脾止泻、益肾固精、养心安神，适用于肾虚遗精、尿频、失眠等。注：凡有外感及实热证者不宜。（经验方）

6 治腹泻偏方

①糯米500克，山药50克。上二味分别炒熟后，研末和匀。每天早晨取半碗，加白糖20克及少许胡椒粉，开水调服。适用于脾胃虚寒、久泻食减。（经验方）

②糯米粽子100克，姜汁、白酒各适量。粽子切片晒干，用时先蒸热，加姜汁与少量白酒，早晚食用。主治腹泻。（经验方）

7 治神经衰弱偏方

糯米50克，百合、红糖适量。糯米、百合共煮粥，待要熟时加红糖调味服用。每日1～2次，可连服7～10日。本方具有益气、健脾、安神之功效，主治神经衰弱。（经验方）

8 治感冒偏方

糯米100克，葱白、姜各15克，醋30克。糯米煮粥后加入葱白、姜煮5分钟。再加入醋，热服，盖被发汗。主治风寒感冒。（经验方）

9 治支气管炎偏方

糯米60克，葱白5段，姜5片，米醋5克。前三味同煮粥，粥成加米醋，趁热服。主治急性支气管炎。（经验方）

10 治骨折偏方

糯米1000克，牛膝500克，甜酒曲适量。牛膝煎汁去渣，取汁，部分药汁浸糯米，装碗入屉蒸。待糯米蒸熟后，将另一部分药汁拌和，甜酒曲后加入，于温暖处发酵为醪糟。每日2次，每次取50克煮食，连服3～4周。本方化瘀生新，补肝肾、

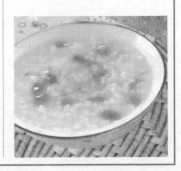

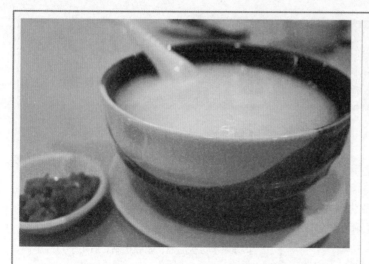

壮筋骨，适用于骨折久不愈合者。（经验方）

11 治咳嗽偏方

糯米50克，白芨5克。糯米按常法熬粥，白芨研成细末入粥，临睡前服食。适用于咳后咯血或有红痰者。（经验方）

12 治痔疮偏方

糯米、牡丹皮各500克。二味共研细末，混匀。每日100克，以清水调和，捏成拇指大小饼，用菜油炸成微黄色，早晚2次分食，连用10日为1疗程。（经验方）

13 治痈疮偏方

糯米饭、连须葱白各适量。二味共捣如膏状，敷于患处，盖以纱布，用胶布固定，每日换药一次。主治牛头痛(指生于膝上的痈疮)。（经验方）

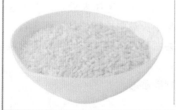

14 治荨麻疹偏方

1. 糯稻谷60克。将其放铁锅中，文火烤至糯稻谷开花，然后加清水适量，放砂锅内隔水炖服（可加盐少许）。每日1次，连服3～5日。补脾暖胃，适用于慢性荨麻疹。（经验方）

2. 糯米汤（新熟）1500克，蜂蜜500毫升，曲粉适量。取糯米汤加蜂蜜、开水5000毫升同入瓶中，酌加曲粉，搅匀封酿7日成酒，寻常以蜜入酒代之亦可，随意饮之。（经验方）

15 治小儿口疮偏方

鲜天晴地白全草、糯米各适量。将天晴地白全草洗净切碎，与糯米拌匀，加少量冷开水，捣烂取汁，用干净细布将药汁轻涂于患处，每天涂数次。（《湖南中医》，1990年第5期）

16 治小儿哮喘偏方

糯米60克，姜5片，米醋5毫升。将姜捣烂，加入糯米、米醋一起煮粥，趁热服用，盖被取汗。适用于小儿寒性哮喘发作期。（经验方）

17 治小儿肺炎偏方

糯米50克，姜5克，连须葱白2根，米醋适量。将姜捣烂，连须葱白切碎，与糯米一起煮粥，熟时加入米醋，趁热服之。主治风寒闭肺型肺炎喘嗽，症见发热无汗、呛咳气急、不渴、痰白而稀等。（经验方）

18 治小儿腹泻偏方

糯米500克，山药50克。分别炒熟后，研末和匀。每天早晨取半碗，加白糖20克，开水调服。适用于小儿脾胃虚寒、久泻食减。（经验方）

19 治子宫脱垂偏方

糯米100克，金樱子10克，金樱子加水200毫升煎至100毫升，去渣留汁。入糯米100克，再加水600毫升，煮成稀粥。每日早晚温热服，5～7日为1疗程。注：在感冒期间及发热病人不宜食用。（经验方）

20 治妊娠呕吐偏方

糯米30克（一次量）。按常法熬汤饮，每日4次。主治脾胃虚弱引起的妊娠呕吐。（《巧治百病》）

21 治产后血晕偏方

糯米50克，香葱数根。糯米煮粥，临熟时加入香葱，煮两三沸后食用。（经验方）

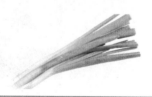

糯米食疗方 6种

1 月经不调食疗方

月经不调是泛指各种原因引起的月经改变，包括初潮年龄的提前、延后，周期、经期与经量的变化，是妇科中最常见的症状。

中医认为，可通过食疗调节脏腑气血功能，使月经恢复正常。糯米是一种温和的滋补品，有补虚养肾、补血益气等功效，可与中药相配，治疗月经不调。

红花糯米粥

【配方】糯米100克，红花10克，当归10克，丹参15克。

【制法】水煎红花、当归、丹参，去渣取汁，后入糯米煮成粥。

【食法】每日2次，空腹食。

【功效】养血活血、调经化瘀，适用于月经不调而有血虚、血瘀者。

红豆糯米粥

【配方】糯米150克，红豆50克，白糖10克，糖桂花8克。

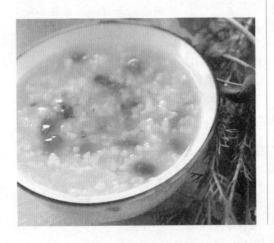

【制法】1. 将糯米淘洗干净，用冷水浸泡过夜。2. 红豆拣去杂质，洗净泡好，放入锅中加冷水，用小火煮至豆粒开花。3. 糯米放入另一锅中，加入冷水2000毫升，先用旺火煮沸，然后改小火煮至米熟透，加入煮好的红豆继续煮至米粒开花，加白糖与糖桂花调匀即可。

【功效】利湿活血、调经止痛，适用于月经不调。

2 急性肠炎食疗方

泄泻以排便次数增多，粪便稀薄，甚至泻出如水样便为特征，包括急、慢性肠炎，结肠炎，胃肠功能紊乱等疾病。中医认为，阳虚泄泻患者宜食用既温补又止泻的食物，如糯米、鲢鱼、河虾、干姜、花椒等。

糯米百合粥

【配方】糯米100克，百合25克，莲子25克。

【制法】将各料洗净，然后上锅点火，将水烧到半开时，倒入所有原料。烧开之后，调至小火，再慢慢熬煮成粥。

【功效】治疗脾虚泄泻。

白兰花粥

【配方】糯米100克，红枣50克，白兰花4朵，蜂蜜30毫升，白糖15克。

【制法】1. 将白兰花在含苞待放时采下，择洗干净；糯米淘洗干净，用冷水浸泡3小时，沥干水分；红枣洗净、去核，切丝。2. 锅中加入约1000毫升冷水，将糯米放入，先用旺火烧沸，再改用小火熬煮成粥，加入红枣丝、白糖、蜂蜜、白兰花，再煮约5分钟，即可盛起食用。

【功效】治疗脾虚泄泻。

3 祛寒止痛、缓解胃痛食疗方

胃寒痛是吃了寒凉的饮食，或者腹部遇到冷气所感到的疼痛，起因于胃纳不强、身体虚弱，或平日吃冷饮过多，胃功能减弱，胸头有重压，并有酸水上逆。糯米富含B族维生素，对脾胃虚寒、食欲不佳、腹胀腹泻有一定缓解作用。中医也认为，糯米味甘，性温，有暖脾胃、补中益气之功，可用于治疗胃寒痛。

米糕甜粥

【配方】糯米100克，葡萄干50克，红糖50克，肉桂粉10克。

【制法】1. 糯米淘洗干净，用冷水浸泡3小时；葡萄干洗净。2. 锅中加入约1000毫升冷水，将糯米放入，先用旺火烧沸，然后转小火熬煮约45分钟；待糯米烂熟时，加入葡萄干、红糖及肉桂粉搅拌均匀，稍焖片刻，即可盛起食用。

【功效】温暖脾胃、补益中气、润肺止咳，可缓解胃痛。

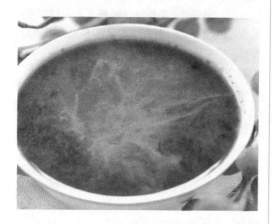

雪梨黄瓜粥

【配方】糯米100克，雪梨50克，黄瓜30克，山楂糕20克，冰糖10克。

【制法】1. 糯米淘洗干净，用冷水浸泡3小时；雪梨去皮、核，洗净切块；黄瓜洗净，切条；山楂糕切条。2. 锅中加入约1200毫升冷水，将糯米放入，先用旺火烧沸，转小火熬煮成稀粥，下入雪梨块、黄瓜条、山楂条及冰糖，拌匀，用中火烧沸，即可盛起食用。

【功效】经常适量食用可治疗夜尿多。

4 肾炎、缓解夜尿频数症状食疗方

一个肾脏健全的人，在夜间入睡后，是很少需要起床小解的。因为肾脏有良好浓缩功能，将水分重吸收回体内，而且一夜之内（以8小时计）肾脏一般排泄尿量约300～500毫升，如果需经常半夜起床小解，则可能隐藏有病变，如慢性肾炎造成的肾浓缩功能不全及水肿的病人夜间平卧时，因液体回流量增加，可形成夜尿多等症状。中医认为，糯米有收涩作用，经常食用对慢性肾炎及尿频、自汗有较好的食疗效果。

糯米花生麦粥

【配方】糯米100克，花生仁、小麦米各50克，冰糖75克。

【制法】1. 糯米、小麦米洗净，用冷水浸泡2～3小时。2. 花生仁洗净，用冷水浸泡回软。3. 锅中加入约1000毫升冷水，将小麦米、花生仁放入，用旺火烧沸，然后加入糯米，改用小火熬煮至熟。4. 冰糖下入粥中，搅拌均匀，稍焖片刻，即可盛起食用。

【功效】对夜尿多、自汗有较好治疗效果。

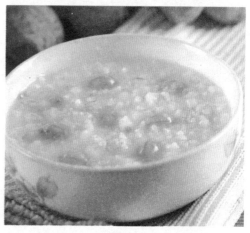

糯米团

【配方】糯米粉125克，白糖50克，牛奶100毫升，植物油15毫升，椰蓉适量，花生酱适量。

【制法】1. 将糯米粉与白糖混合，放入牛奶和植物油并搅拌均匀，用手揉成团至光滑；将揉好的糯米团搓成圆球，小圆球上戳一个洞，放入花生酱，再搓成圆球。2. 烧滚水，将包好馅的糯米团放入煮，待煮得浮上水面即熟。捞出控水后在椰蓉中滚一滚，趁热或放凉食用均可。

【功效】经常适量食用可治疗夜尿多。

红枣带鱼糯米粥

【配方】糯米100克，带鱼50克，红枣5颗，葱末3克，姜末2克，香油5毫升，盐2克。

【制法】1. 糯米淘洗干净，用冷水浸泡3小时；带鱼洗净，切块；红枣洗净，去核。2. 锅中加入约1200毫升冷水，将红枣、糯米放入，先用旺火烧沸，搅拌几下，然后改用小火熬煮成粥；将带鱼块放入热粥内烫熟，再拌入香油、盐，稍焖片刻，装碗后撒上葱末、姜末即可。

【功效】经常适量食用可治疗夜尿频繁。

5 缓解疲劳、改善气短无力症状食疗方

20世纪80年代中期，医学界提出了"慢性疲劳综合征"这一概念，指出疲劳也是一种病，主要临床表现有：以躯体性疲劳为主，常伴有头疼、咽喉痛、肌肉及关节疼痛，记忆力下降，低热，情绪低落等，易发于30～50岁的人群，病程持续数月至数年不等，许多人虽能继续工作，但工作能力和效率明显下降，疲劳症状并不因休息而缓解。医学专家建议容易处于疲劳状态的人们要养成良好的生活习惯，学会饮食调节，加强体育锻炼并持之以恒，培养健康的业余爱好，增强家庭观念等。现代科学研究表明，糯米含有蛋白质、脂肪、糖类、钙、磷、铁、B族维生素等，为温补强壮之佳品，经常食用能有效改善慢性疲劳状况。

黑糯米八宝粥

【配方】黑糯米150克，莲子20克，青梅、桃仁各30克，小枣40克，瓜子仁20克，海棠脯50克，瓜条30克，金糕50克，白葡萄干20克，白糖150克，糖桂花30克。

【制法】1. 黑糯米淘净，用冷水浸泡发胀，放入锅中，加入约2000毫升冷水，用旺火烧沸后，改用小火慢煮成稀粥；小枣用温水浸泡1小时，洗净；莲子去皮，挑去莲心，放入盆中，与小枣一同入笼屉蒸半小时。2. 桃仁用开水发开，剥去黄皮，切成小块；青梅切成丝；瓜条切成小片；瓜子仁用冷水洗净沥干；海棠脯切成圆形薄片；白葡萄干用水浸泡后洗净沥干；金糕切成丁；白糖加冷开水和糖桂花调成汁。3. 将制成的所有辅料摆在粥面上，入冰箱冷却，盛起食用时将糖桂花汁淋在上面即成。

【功效】滋补强壮，缓解身体疲劳。

糯米鸭

【配方】糯米200克，赤豆50克，鸭腿1只，盐5克，酱油10毫升，花椒粉3克，料酒15毫升，鸡精2克，葱丝、姜丝各5克，植物油适量。

【制法】1. 糯米、赤豆用水泡半小时以上；将鸭腿斩成小块，入开水中焯一下，水里加些料酒。2. 锅中放少许植物油，油热后放入葱丝、姜丝煸出香味后，将焯好的鸭块倒入，加酱油、花椒粉、盐、鸡精调味，见鸭肉出油后盛出。

3. 取碗，将鸭块皮码放整齐，把泡好的糯米、红豆沥干水分后放进碗里抹平，将炒鸭肉时锅里剩余的油和汤汁都倒在糯米上面，放入高压锅里，再蒸30分钟即可。

【功效】增强体质，缓解疲劳。

糯米蒸排骨

【配方】糯米100克，排骨300克，盐2克，酱油3克，蒸肉粉20克。

【制法】1. 糯米洗净，浸泡后沥干；排骨洗

净剁块，抹上盐腌至入味。2. 糯米中倒入酱油、蒸肉粉拌匀，将排骨均匀地沾上糯米。3. 将沾好糯米的排骨送入蒸锅蒸熟即可。

【功效】增强体质，缓解疲劳。

海参粥

【配方】糯米100克，水发海参200克，盐、冷水各适量。

【制法】1. 糯米淘洗干净，用冷水浸泡6～8小时，捞出沥干水分。2. 将在冷水中涨发好的海参剖开洗净，切成片，放入锅中加水煮烂后备用。3. 糯米入锅，加入适量冷水，用大火烧开，加入海参片，转小火煮至米烂汤稠，下盐调味即可。

【功效】补肾阳、益精血、润肠燥之功效。

金樱子粥

【配方】糯米100克，金樱子30克，蜂蜜10克，冷水适量。

【制法】1. 糯米淘洗干净，用冷水浸泡2～3小时，捞出，沥干水分。2. 将金樱子剖开取仁，洗净捣碎。3. 取锅放入冷水、金樱子，煮沸约20分钟，过滤去渣，加入糯米，先用旺火煮沸，再改用小火熬煮至粥成，以蜂蜜调好味，即可盛起食用。

【功效】补肝肾、益筋髓、壮筋骨。可治阳痿、遗精、滑精以及肝肾两虚引起的腰膝冷痛、软弱无力等症。

6 安胎、缓解妊娠小腹坠胀食疗方

胎动不安是指妊娠期有腰酸腹痛或感觉小腹坠胀或伴有少量阴道出血者，是将要流产的先兆，中医称为胎动不安，西医称为先兆流产。

中医认为，糯米有利于养血止血、滋阴补虚，是女性安胎、益肺的调养佳品。经常食用，对脾胃气虚、神经衰弱、便溏泄泻、体质虚弱、妊娠小腹坠胀者最为适宜。

糯米藕片

【配方】糯米200克，莲藕100克，白糖、饴糖各适量。

【制法】1. 将藕去皮，在藕的顶端切开两段，以便灌入糯米。2. 把糯米用水洗净，浸涨，然后将糯米灌入藕的大段中，盖上小段，用牙签刺牢，放入锅中，加500毫升清水，放入白糖、饴糖，用旺火烧开，然后用文火慢煮，煮至藕熟起糖皮，然后切片装盘淋上糖浆即可。

【功效】补心益肾、滋阴养血，可补五脏之虚、强壮筋骨、对于孕妇小腹坠胀有治疗效果。

红枣糯米粥

【配方】糯米100克，紫米50克，红枣6颗，当归6克，元胡3克，冰糖15克。

【制法】1. 糯米、紫米分别淘洗干净，用冷水浸泡3小时；元胡以小布袋包好；当归、红枣用冷水洗净。2. 锅中加入约1500毫升冷水，将紫米、糯米、当归放入，并放上元胡小布袋，先用旺火烧沸，然后改用小火煮约半小时，加入红枣，继续熬煮15分钟，冰糖入锅调味，再稍焖片刻，即可盛起食用。

【功效】温胃暖五脏、养血益气，可用于缓解孕妇小腹坠胀、隐痛。

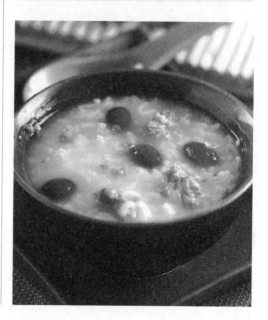

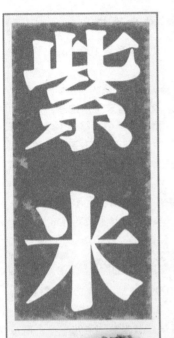

紫米也称紫红米、香红莲、血糯、桃花糯、紫糯米、接骨糯等，因颗粒长、色紫红，做成饭粥后色更鲜艳，故名。

紫米是稻米中的珍贵品种，属于糯米类，主要分布在我国西南高原地区，以云南、贵州、广东、广西较为集中，垂直分布在海拔200～1000米地带。用紫米熬制的粥清香油亮、软糯适口，因其含有丰富的营养，具有很好的滋补作用，能较好地改善缺铁性贫血、抗衰老和抗动脉粥样硬化等疾病，因此被人们称为"补血米""长寿米"。

传统中医认为，紫米性味甘温，有益气补血、暖胃健脾、滋补肝肾、缩小便、止咳喘等作用，可以治疗贫血、头晕、视物不清、头发早白等多种病症。

现代医学和营养学研究证明，紫米富含多种氨基酸，对慢性病患者、恢复期病人、产妇、幼儿、身体虚弱者，都有显著的滋补作用。

紫米中含有多种生物活性物质，具有提高机体非特异性免疫功能，能够增强人体的抗病及抗过敏能力。黄酮类化合物的主要生理功能同烟酸作用，能维持血管的正常渗透压，减低血管的脆性，防止血管破裂并止血，同时还有抗菌、抑制肿瘤细胞生长和抗癌作用。紫米中含有一种叫紫黑糯米醇的物质，对贫血有预防和治疗作用；还对丝裂原刀豆凝集素引起的淋巴细胞增殖有一定的促进作用，从而具有增强免疫功能，防止早衰的功效。

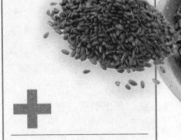

药典选录

"滋阴补肾，健脾暖肝，明目活血。"——《本草纲目》"治诸虚百损，强阴壮骨，生津，明目，长智。"——《滇南本草》

医生叮咛

紫米不易消化，一次不要食用过多。

紫米治病偏方 14例

1 治头晕偏方

紫米 30 克, 枸杞子 15 克。上述二味多加水, 煎汤服食, 每日食两次。本方有滋补肝、肾、肺及明目的作用, 主治头晕、目眩、腰膝酸软等症。(经验方)

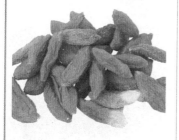

2 治失眠偏方

紫米粉 50 克、茯苓 30 克。将紫米粉炒黄与茯苓共研细末。每日 3 次饭前服, 每次服 2 ~ 3 克。本方具有养胃、健脾、利湿、宁心、安神作用, 主治失眠、健忘等, 适用于食欲不振、痞腹胀满等症。(经验方)

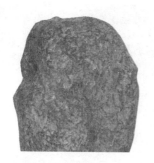

3 治冠心病偏方

紫米 50 克, 蒲黄 30 克。将紫米炒黄研末与蒲黄混合均匀。每日 3 次, 每次服 1.5 克。本方具有益气活血、凉血、消瘀止痛之功。主治冠心病。(经验方)

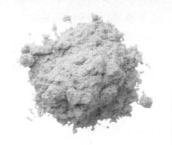

4 治中风偏方

(1) 紫米 50 克, 黑芝麻 30 克, 大米 50 克。上述三味共煮粥, 鼻饲病人可用其汁 200 毫升。秋季食用, 辅助治疗中风。(经验方)

(2) 紫米 50 克, 核桃仁 1 个, 莲子 5 粒, 红小豆 30 克, 大米 50 克。上述五味共煮粥, 鼻饲病人用其汁 200 毫升。冬季食用, 辅助治疗中风。(经验方)

5 治贫血偏方

(1) 紫米 100 克, 乌鸡腿肉 100 克, 红枣 5 颗, 盐少许。将上述四味煮粥食。可防治贫血。(经验方)

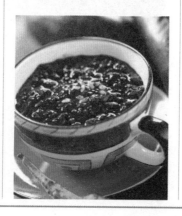

(2) 紫米 250 克, 藕粉、白糖各 100 克。上述三味加水适量, 揉成面团, 放于蒸锅笼屉上蒸熟, 备用。分餐随量煮吃或煎食均可, 连续食用 5 ~ 10 日。本方具有补虚、止血、养胃之功, 主治贫血, 可治疗纳差、虚弱、便血及鼻出血。(经验方)

6 治自汗偏方

紫米 10 克, 小麦麸皮 10 克。上述二味共炒后研成细末, 用米汤冲服。或用熟猪肉蘸食, 每日一次, 连服 3 次。可治自汗、虚汗不止。(经验方)

7 治胃寒痛偏方

紫米 50 克, 红枣 10 颗。上述二味共煮粥。可治胃寒痛和胃及十二指肠溃疡。(经验方)

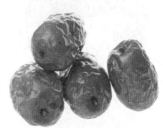

8 治夜尿频数偏方

紫米糍粑 50 克, 猪油 50 克。用猪油将糍粑煎至软熟, 温黄酒或温米汤送服, 待肚中无饱感时入睡, 当夜即止。(经验方)

9 治食欲不振偏方

紫米 500 克，山药 30 克。上述二味炒熟研末，每日早上空腹冲服半碗，加砂糖 30 克，胡椒粉少许，开水送服。主治食欲不振，适用于脾胃虚寒、久泻少食等症。（经验方）

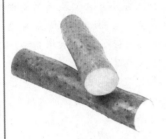

10 治脱发偏方

紫米 60 克，何首乌 10 克，黑豆 50 克，红枣 5 颗。先把何首乌在砂锅里用凉水煮开，改用小火煮半小时，捞出药材，放入紫米、黑豆，煮开后改小火，快熟时放入红枣再煮至熟即可。可治脱发。（经验方）

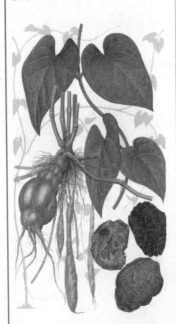

11 治便溏偏方

紫米 100 克，党参 15 克，白茯苓 15 克，姜 5 克，冰糖适量。上述五味加水置武火上烧开，再改用文火熬 2 小时即成。每日早晚餐食用。本方具有补中益气、健脾养胃等功效，主治便溏，适用于气虚体弱、脾胃虚弱、全身倦怠无力、食欲不振等症。注：湿热、胃热者忌用。（《四季养生药膳》）

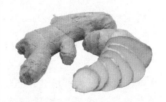

12 治须发早白偏方

紫米 50 克，黑芝麻 30 克。二者分开用文火炒成微黄色，共研成末，每次服 2～3 克，每日 3 次。本方具有补肝肾、润五脏、养胃津之用途，主治须发早白，适用于气短、脱发、病后虚弱等。（经验方）

13 治痛风偏方

紫米 150 克，南瓜 100 克，红枣 10 颗。南瓜洗净切片，紫米、红枣洗净，三味同放入锅内，煮至粥成，分次服用。可防治痛风。（经验方）

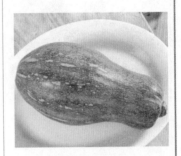

14 治妊娠呕吐偏方

紫米 50 克，红糖 30 克。将紫米煮成粥，加入红糖化开食用，每日 3 次。本方具有和中散寒、活血祛瘀、止吐的功用，主治妊娠呕吐。（经验方）

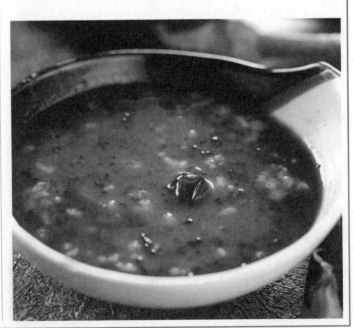

紫米食疗方 4 种

1 动脉硬化食疗方

已有研究证实，紫米中的色素属于黄酮类化合物，它可以阻断自由基在人体内的连锁反应。适当食用紫米可以减缓或改善自由基引起的辐射损伤、关节炎等疾病，尤其对防治动脉粥样硬化的效果比较明显。

2 贫血食疗方

紫米中含有一种叫紫黑糯米醇的物质，它对人体骨髓造血细胞有促进和增殖作用，从而加快造血功能的恢复，对贫血也有预防和治疗作用。紫米还含有丰富的维生素E、蛋白质和铁，有补血益气之功效。

椰汁紫米粥

【配方】紫米 200 克，椰汁 120 克，冰糖 10 克。

【制法】1. 紫米、粳米分别洗净，用冷水浸泡 2～3 小时。2. 锅中加水，将粳米、紫米全部放入，先用旺火烧沸，下入冰糖，然后转小火熬煮 45 分钟即可。

【功效】补血益气，防癌抗癌。

红枣紫米粥

【配方】紫米 100 克，红枣 10 颗，红糖少许。

【制法】1. 将红枣洗净，剔去枣核；紫米淘洗干净，用清水浸泡 3 小时。2. 锅内放入清水、红枣、紫米，先用旺火煮沸，再改用文火煮至粥成，以红糖调味即可。

【功效】防治动脉粥样硬化。

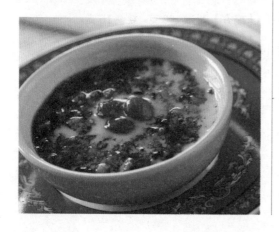

煎紫米藕夹

【配方】紫米 100 克，鲜藕 200 克，鸡蓉 100 克，鸡蛋清 50 克，鲜荷叶 1 张，湿淀粉 60 克，味精 2 克，盐 5 克，植物油 100 毫升，椒盐 4 克。

【制法】1. 紫米蒸熟为饭。藕洗净刮去皮煮熟，切为 3 毫米厚的片。鸡蓉入碗，加入盐、味精、鸡蛋清 20 克、湿淀粉 30 克，搅拌均匀，加入紫米饭拌匀，再用小刀均匀地将紫米饭涂抹在藕片上，合二为一，成为藕夹。把鸡蛋清 30 克与余下的湿淀粉混合为糊。2. 炒锅上旺火，烧热，倒入植物油，烧至七成热，将藕夹蘸蛋糊后下锅煎至两面金黄出锅。3. 荷叶洗净，焯水入盘，将藕夹复原为全藕状放在上面，跟椒盐碟上桌。

【功效】清热生津、凉血止血、补益脾胃、止泻、益血、生肌。

紫米紫薯红豆粥

【配方】紫薯 50 克，红豆 30 克，紫米 30 克，白糖适量。

【制法】1. 紫米、红豆分别洗净，用清水浸泡 4 小时；紫薯洗净，去皮，切成小块。2. 注水入锅，大火烧开，下紫米红豆同煮至滚沸后加入紫薯块同煮，边煮边适当翻搅。3. 待紫薯也煮至滚沸后，加入适量的白糖调味，待白糖溶化后，倒入碗中，即可食用。

【功效】美容补血。

紫米红枣粥

【配方】紫米 50 克，粳米 30 克，红枣 8 颗，冰糖 50 克，鲜奶油 40 克。

【制法】1. 紫米、粳米淘洗干净，紫米用冷水浸泡 2 小时，粳米浸泡半小时。2. 红枣洗净去核，浸泡 20 分钟。3. 将紫米、粳米、红枣放入锅中，加适量冷水，以旺火煮沸，再转小火慢熬 45 分钟，加入冰糖，继续煮 2 分钟至冰糖溶化，最后加入鲜奶油，即可盛起食用。

【功效】补气养血，适用于妇女气血亏虚、血虚贫血、月经不调、产后体虚，是妇女常用补养佳品。

紫米米糊

【配方】紫米 30 克，大米 30 克，红枣 5 个。

【制法】1. 紫米、大米分别洗净，用清水浸泡 2 小时；红枣洗净、去核，再用温水泡开。2. 将以上食材全部倒入豆浆机中，加水至上、下水位线之间，按下"米糊"键。3. 煮好后，豆浆机会提示做好；倒入碗中，即可食用。

【功效】滋阴补血，美容养肾。

3 癌症食疗方

紫米中含有黄酮、花青素、生物碱、甾醇、强心甙、皂角甙等生物活性物质，它们具有提高机体非特异性免疫功能，能够增强人体的抗病及抗过敏能力。

黄酮类化合物的主要生理功能同烟酸作用，能维持血管的正常渗透压，减低血管的脆性，防止血管破裂并止血，同时还有抗菌、抑制肿瘤细胞生长和抗癌的作用。

紫米薏米粥

【配方】紫米、薏米各 100 克，糙米 50 克，白糖 20 克。

【制法】1. 紫米、薏米、糙米分别洗净，用冷水浸泡 2~3 小时。2. 锅中加入约 2000 毫升冷水，将薏米、紫米、糙米全部放入，先用旺火烧沸，然后转小火熬煮 45 分钟，待米粒烂熟时加入白糖调味，即可盛起食用。

【功效】补血益气，防癌抗癌。

紫米粳米粥

【配方】紫米 100 克，粳米 50 克，冰糖 20 克。

【制法】1. 紫米、粳米分别洗净，用冷水浸泡 2~3 小时。2. 锅中加水，将粳米、紫米全部放入，先用旺火烧沸，下入冰糖，然后转小火熬煮 45 分钟即可。

【功效】补血益气，防癌抗癌。

4 调治病后体弱食疗方

紫米富含多种氨基酸，如天冬氨酸、精氨酸、亮氨酸、芳香族氨基酸等，常食用紫米对慢性病患者、恢复期病人、产妇、幼儿、身体虚弱者，都有显著的滋补作用。

紫米粥

【配方】紫米 150 克，红糖 15 克。

【制法】1. 紫米淘洗干净，在冷水里浸泡 3 小时。2. 锅中加入约 1500 毫升冷水，将紫米放入，先用旺火烧沸，再改用小火熬煮 1 小时。3. 待粥浓稠时，放入红糖调味，再稍煮片刻，即可盛起食用。

【功效】滋补强身，调治病后体弱。

紫米党参山楂粥

【配方】紫米 100 克，党参 15 克，山楂 10 克，冰糖 10 克。

【制法】1. 紫米淘洗干净，用冷水浸泡 3 小时。2. 党参洗净、切片；山楂洗净，去核切片。3. 锅内加入约 1200 毫升冷水，将紫米、山楂片、党参片放入，先用旺火烧沸，然后转小火煮 45 分钟，待米粥烂熟，调入冰糖，即可盛起食用。

【功效】滋补强身，调治病后体弱，还可辅助治疗高血压。

荞麦为蓼科植物荞麦的种子，又名三角麦、乌麦、花荞。荞麦在我国种植的历史十分悠久，公元前5世纪的《神农书》中就有关于荞麦是当时栽培的八谷之一的记载。

由于荞麦营养全面、独特，长期食用对于老年人延年益寿，促进儿童生长发育及年轻人的健美和减肥都有一定的作用，被公认为纯天然绿色保健药疗食品。

除我国外，俄罗斯、尼泊尔、朝鲜、日本及美洲和欧洲的部分地区的人们也喜欢食用荞麦，尤其是日本，至今仍把荞麦食品列为保健食品。

传统中医认为，荞麦味甘、性凉、无毒；入脾、胃、大肠经；具有宽肠下气、消积开胃、补虚敛汗的功效，治绞肠痧、肠胃积滞、慢性泄泻、噤口痢疾、赤游丹毒、痈疽发背、瘰疬、烫伤、灼伤。

现代医学和营养学研究证明，荞麦含有一种物质，在动物和人体的葡萄糖代谢和细胞信号传输中担当着重要作用。

荞麦含有的维生素P，能够降低体内的胆固醇，对防治高血压、肺结核、消化道感染、脱发等疾病有特效。

另外，荞麦中微量元素的含量高，可使血液中的脂质、胆固醇等代谢正常。荞麦中烟酸能促进机体的新陈代谢，增强解毒能力，还具有扩张小血管和降低血液胆固醇的作用。

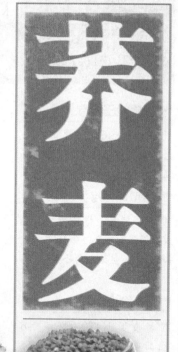

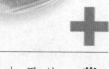

药典选录

「实肠胃，益气力，续精神。」——《食疗本草》「开胃宽肠，益气力，御寒风。」——《随息居饮食谱》

医生叮咛

脾胃虚寒、消化功能不佳及经常腹泻的人不宜食用荞麦。

荞麦治病偏方 12例

1 治高血压偏方

鲜荞麦叶60克，藕节4个。上二味用水煎服。治高血压，眼底出血。

2 治腹泻偏方

荞麦适量。将其炒后研成末，用温水冲服。每日2次，每次6克。主治久泻不愈。（经验方）

3 治哮喘偏方

荞麦面粉120克，茶叶6克，蜂蜜60毫升。茶叶研细末，和入荞麦面粉，用蜂蜜拌匀。每次取20克，沸水冲泡，代茶饮之。本方补肾敛肺定喘，主治肾虚引起的哮喘。（经验方）

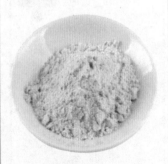

4 治痔疮偏方

取三个公鸡胆汁和荞麦面粉适量，做成绿豆大的丸药，每日两次，每次6丸。（经验方）

5 治疗疮偏方

荞麦面粉500克。将面揉好，患者脱掉上衣坐好，以揉好的面在其前胸后背用力揉搓，面上掺有丝状的细线毛，细长如羊毛，这便是羊毛疔。此时再换一块荞麦面继续揉搓，约揉过10块后，让患者安睡，一觉而愈。主治羊毛疔。（经验方）

6 治丹毒偏方

荞麦面粉适量。将其炒黄，用米醋调如糊状，涂于患部，早晚更换，有很好的消炎、消肿作用，主治丹毒。（经验方）

7 治无名肿毒偏方

鲜荞麦叶60克。将其用水煎服，每日一剂；或将荞麦面粉炒黄，用米醋调成糊状，涂于患处，早晚更换。（经验方）

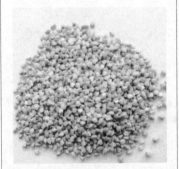

8 治小儿麻疹偏方

荞麦面粉、鸡蛋清各适量，香油数滴。上述三味调匀如面团之状，搓搓患儿胸、背、四肢等处。适用于小儿麻疹出疹期。（《中医杂志》1956年第1期）

9 治产后缺乳偏方

荞麦花50克，鸡蛋1个。荞麦花煎煮成浓汁，打入鸡蛋再煮。吃蛋饮汤，每日一次。（《偏方大全》）

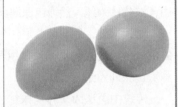

10 治肾虚引起的哮喘偏方

茶叶6克，荞麦面120克，蜂蜜60克。茶叶研细末，和入荞麦面、蜂蜜拌匀。每次取20克，沸水冲泡，代茶饮之。（经验方）

11 治久泻不愈偏方

荞麦适量。将荞麦炒后研成末，用温水冲服，每次6克，每日2次。（经验方）

12 治羊毛疔偏方

荞麦面500克。将面揉好，患者脱掉上衣坐好，以揉好的面在其前胸后背用力揉搓，面上掺有丝状的细线毛，细长如羊毛，这便是羊毛疔。此时再换1块荞麦面继续揉搓，约揉过10块后，让患者安睡，一觉而愈。（经验方）

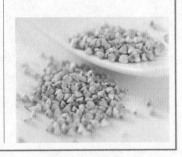

荞麦食疗方 6种

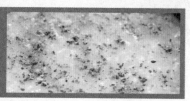

1 糖尿病食疗方

加拿大科学家的一项研究表明，荞麦可以使患糖尿病的老鼠的血糖明显降低。研究人员认为，荞麦之所以有明显的降血糖作用，可能是因为其中含有一种名为 Chiro-inositol 的化合物。此前的研究表明，这种化合物在动物和人体的葡萄糖代谢和细胞信号传输中担当着重要作用。荞麦中富含 Chiro-inositol，而这种化合物在其他食物中则罕见。

荞麦片羊肉汤

【配方】荞麦面粉 150 克，苹果半个，羊肉 50 克，姜片 5 克，葱段 10 克，淀粉 15 克，胡椒粉 3 克，盐 2 克，鸡精 2 克。

【制法】1. 将苹果、羊肉、姜片、葱段洗净，放入锅内，用武火烧沸，再用文火煨炖。2. 将荞麦面粉、淀粉加水，如常规制作成面片大小。3. 待羊肉煮熟后，加入荞麦片，熟透，加入胡椒粉、盐、鸡精即成。

【食法】每日 1 次，佐餐食用。

【功效】温中散寒、调节血糖，适用于脾胃虚塞、脘腹冷痛之三消型糖尿病患者。

2 慢性肾炎食疗方

荞麦中的某些黄酮成分具有抗菌消炎、止咳平喘、祛痰的作用。因此，荞麦还有"消炎粮食"的美称。另外这些成分还具有降低血糖的功效。

荞麦黑鱼饺

【配方】荞麦面粉 250 克，小麦面粉 200 克，活黑鱼 1 条，鸡蛋 1 个，白糖、葱姜汁、盐、淀粉、味精、葱花、姜末、黄酒、熟猪油各适量。

【制法】1. 把鸡蛋打入碗中，放盐和淀粉调成蛋糊。把活黑鱼宰杀、去杂，洗净后刮下鱼肉，剁成鱼肉末，放在蛋糊中拌匀。2. 炒锅上中火，放油烧至五成热，加入鱼肉末，待鱼肉末变色，捞出控油。炒锅上火，放葱花、白糖、清水、味精、姜末、盐、黄酒，烧沸后用淀粉勾芡，倒入鱼肉末翻炒，起锅装盘，即成馅料。3. 把黑鱼刮肉后所剩的骨架和皮洗净。炒锅上火，加水、葱姜汁、热猪油，加黑鱼骨架和皮，旺火烧到汤色乳白时，放盐调味，取鱼汤。把荞麦面粉和小麦面粉和匀，加沸水烫成雪花面，洒上少量清水，揉透揉光，制成 60 个面剂，擀成圆皮，包入馅料，捏成月牙形饺子。汤锅上火，煮饺子。把黑鱼汤放入大汤碗中，加入熟饺子。

【功效】健脾利水、养血补虚、清热祛风，对慢性肾炎、慢性前列腺炎、偏头痛、眩晕症、贫血、神经衰弱、营养不良性水肿、尿路感染均有一定疗效。

3 脑血栓食疗方

荞麦含有丰富的镁，能促进人体纤维蛋白溶解，使血管扩张，抑制凝血块的形成，具有抗血栓的作用，也有利于降低血清胆固醇。

毛豆荞麦粥

【配方】荞麦 50 克，糙米 100 克，毛豆仁 30 克，盐 3 克，高汤 500 毫升。

【制法】1. 将糙米、荞麦淘洗干净，分别用冷水浸泡 2～3 小时，下入锅内，加入高汤和适量冷水，先用旺火烧沸，然后转小火煮至烂熟。2. 煮粥的同时将毛豆仁洗净，放入另一锅内，加入适量冷水，煮熟。3. 粥熬好时放入熟毛豆仁，加盐调好味，即可盛起食用。

【功效】降低血压。

4 高脂血症食疗方

荞麦含有丰富的维生素 E、可溶性膳食纤维、烟酸和维生素 P，有降低人体血脂和胆固醇、软化血管、保护视力和预防脑血管出血的作用，能促进机体的新陈代谢，增强解毒能力，还具有扩张小血管的作用。

荞麦面粉对高脂血症有较好的降低血胆固醇的疗效，并对脂肪肝有明显促进恢复的作用。

5 高血压食疗方

现代医学研究证明：荞麦含有维生素 P，能够降低体内的胆固醇，对防治高血压、肺结核、消化道感染、糖尿病、脱发等疾病有效。另外，荞麦含有多种人体必需的微量元素，含镁、锌、铬、硒等元素尤为丰富，而这些元素又与人体心脑血管功能关系密切，因此，常吃荞麦者的血液中的脂质、胆固醇等均较正常。

荞麦粥

【配方】荞麦面粉 150 克，盐 2 克。

【制法】1. 荞麦面粉放入碗内，用温水调成稀糊。2. 锅中加入约 1000 毫升冷水，烧沸，缓缓倒入荞麦面糊，搅匀，用旺火再次烧沸，然后转小火熬煮。3. 见粥将成时，下入盐调好味，再稍焖片刻，即可盛起食用。

【功效】降低胆固醇，防治高脂血症。

荞麦茶猕猴桃汁

【配方】猕猴桃 1 个，荞麦茶 200 毫升。

【制法】1. 剥掉猕猴桃的皮，切成块状。2. 将猕猴桃和荞麦茶放入榨汁机榨汁。

【功效】防止毛细血管破裂，预防高血压。

荞麦面疙瘩汤

【配方】荞麦面粉 150 克，黄瓜丁 100 克，黑木耳 50 克，虾仁 100 克，高汤、葱花、料酒、酱油、盐各适量。

【制法】先在高汤里加入黄瓜丁、黑木耳、葱花和虾仁一起煮，几乎煮开的时候，加入料酒和酱油调味；然后把荞麦面粉加水调成如蛋糕一样的软硬度后，用匙拨入汤中，待煮开之后加盐即做好。

【功效】降低血压。

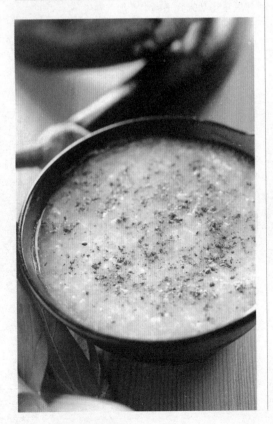

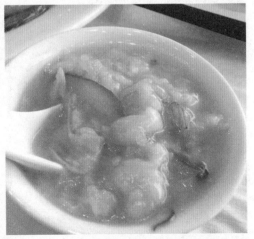

绿豆荞麦米糊

【配方】绿豆 50 克，荞麦 50 克，莲子 20 克，白糖适量。

【制法】1. 绿豆洗净，用清水浸泡 6 小时；荞麦洗净，用清水浸泡 4 小时；莲子用温水泡发，去心、去衣。2. 将以上食材全部倒入豆浆机中，加水至上、下水位线之间，按下"米糊"键。3. 豆浆机提示米糊煮好后，加入适量的白糖，即可食用。

【功效】清热润燥。

荞麦红枣豆浆

【配方】荞麦 30 克，红枣 10 个，黄豆 50 克，白糖适量。

【制法】1. 黄豆洗净，用清水浸泡 6～8 小时；荞麦洗净，用清水浸泡 4 小时；红枣用温水泡开，去核。2. 将以上食材全部倒入豆浆机中，加水至上、下水位线之间，按下"豆浆"键。3. 待豆浆机提示豆浆做好后，倒出过滤，再加入适量的白糖，即可饮用。

【功效】清热润燥、调节血脂。

6 癌症食疗方

荞麦蛋白质中含有丰富的赖氨酸成分，铁、锰、锌等微量元素也比一般谷物丰富，而且含有丰富的膳食纤维，是一般精制大米的 10 倍以上。

荞麦的这些营养物质有清除肠道细菌、消积化滞、降血、消湿解毒、治疗肾虚、缓解偏头痛的作用，更重要的是能够活化免疫细胞、预防癌症。

韩式荞麦面

【配方】荞麦面 300 克，熟牛肉 100 克，黄瓜 100 克，韩国辣白菜 100 克，鸡蛋 1 个，苹果适量，葱 10 克，姜 10 克，桂皮 5 克，大料 5 克，萝卜 100 克，牛肉 200 克，胡椒粉 1 克，冰糖 10 克，柠檬汁、韩国辣椒油、韩国生抽、芝麻少许。

【制法】1. 将葱、姜、桂皮、大料、萝卜、牛肉切成半个手指大小，慢火煮 1 个小时。2. 加入胡椒粉，然后将汤过滤至没有杂质的清汤。3. 往汤中加入冰糖，加热至冰糖溶化后再加入韩国生抽和韩国辣椒油。4. 加入切好的黄瓜片、少量的苹果和柠檬汁，浸泡两天后再用，这样味道更清香。5. 将荞麦面煮熟后用凉水浸泡，直到凉了为止。6. 准备好配菜熟鸡蛋、苹果片、韩国辣白菜、熟牛肉片、鲜黄瓜丝。7. 将事先冰好的汤和配菜一起装盘，撒入芝麻即成。

【功效】补肾填髓、健脾利湿、活血健脑，对神经衰弱、更年期综合征、各种癌症均有疗效。

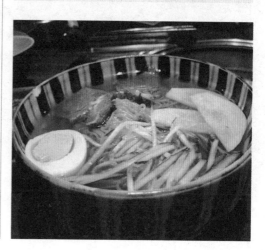

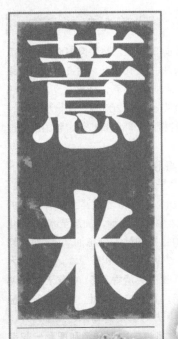

薏米是禾本科植物薏苡去壳后的子仁，又叫薏米仁、苡仁、苡米、药玉米、水玉米、胶念珠、六谷米、珠珠米等。薏米因为营养价值很高，才被誉为"世界禾本科之王"。

传统中医认为，薏米味甘淡，性微寒；入脾、肺、肾经；具有利水渗湿、抗癌、解热、镇静、镇痛、抑制骨骼肌收缩、健脾止泻、除痹、排脓等功效，还可美容健肤，对于治疗扁平疣等病症有一定食疗功效。

薏米有增强人体免疫功能、抗菌抗癌的作用。可入药，用来治疗水肿、脚气、脾虚泄泻，也可用于肺痈、肠痈等病的治疗。

现代医学和营养学研究证明，薏米中维生素 B_1 含量较丰富，非常适合脚病浮肿者食用，同时可改善粉刺，淡化黑斑、雀斑、皮肤粗糙等现象。

薏米含有较多的维生素 B_2，可用于治疗口角溃疡、唇炎、舌炎、眼结膜炎、舌炎和阴囊炎等。薏米含有植物性食物中少见的维生素 B_{12}，可防治贫血。薏米中含有薏米酯，能有效抑制癌细胞的增殖，可用于胃癌、子宫颈癌的辅助治疗。

薏米中的薏米素，具有健脾益气，消肿止痛的作用。薏米多糖 A 有降低人体血糖的活性，糖尿病患者经常适量食用，能够安全平稳降血糖，改善糖尿病并发症。

药典选录

「味苦，微寒。主治筋急拘挛，不可屈伸，风湿痹，下气。」——《神农本草经》「无毒。主除筋骨邪气不仁，利肠胃，消水肿，令人能食。」——《名医别录》

医生叮咛

①大便燥结、滑精、精液不足、小便多者及孕妇不宜食用。
②不宜与杏仁、红豆同食。

薏米治病偏方 18例

1 治糖尿病偏方

薏米50克，猪脾35克。猪脾、薏米水煎，连药代汤全服，每日1次，10次即可见效。主治糖尿病，症见口渴多饮、大便燥结。（经验方）

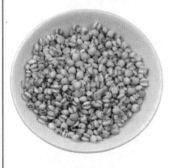

2 治支气管炎偏方

薏米适量，加水500毫升，武火煮成粥，兑入茯苓汁，煮开2～3沸。每日早晚各服1次。本方有健脾、化痰、止咳之功，主治支气管炎。（经验方）

3 治肺结核偏方

薏米60克，生山药40克，柿霜饼25克。先将薏米、山药共捣烂，加适量水煮至烂熟，调入柿霜饼，温热服用。每日1次，30日为1疗程。本方具有益气养阴、退虚热、止劳嗽之功效，主治肺结核。（经验方）

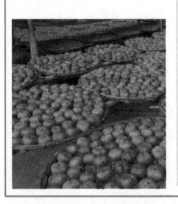

4 治肺脓疡偏方

薏米150克。将其洗净，晒干，捣烂，入砂锅，加适量水，文火煎煮30分钟，至成汤。饮用时，加少许黄油，分两次服用，连服15日。主治肺脓疡咯血。（经验方）

5 治肾炎偏方

薏米60克，小白菜500克。薏米煮成粥。加入切好的小白菜，待菜熟即成，不可久煮。每日2次，早晚餐服用，可做成无盐或低盐粥。本方清热利咽、利尿消肿，主治肾炎。（经验方）

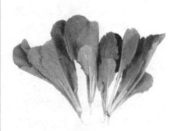

6 治肾结石偏方

薏米60克，白酒500毫升。薏米洗净，装入纱布袋内，扎紧口，放入酒罐中。盖好盖，浸泡7天即成，酌量饮用。主治下焦湿热型肾结石，症见腰腹绞痛、尿频、尿痛、尿中带血等。（《茶酒治百病》）

7 治尿道结石偏方

薏苡茎、叶、根适量（鲜品约250克，干品减半）。水煎去渣，1日2～3次分服。主治尿道结石。（经验方）

8 治感冒偏方

薏米50克，赤豆30克，粳米50克。将薏米洗净晒干，碾成细粉；赤豆先煮熟，然后加粳米，加水500毫升左右煮粥，将熟时和入薏米粉。每日早晚餐顿服，10日为1疗程。本方可清热利湿，主治暑湿型感冒。（经验方）

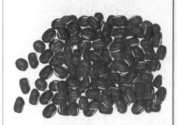

9 治水肿偏方

薏米60克，白酒500毫升。薏米淘洗干净，浸酒中制成药酒，酌量服用。主治下肢浮肿。（经验方）

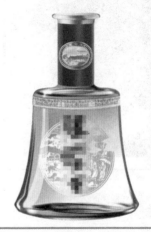

10 治伤寒偏方

薏米 50 克。将其用水煮成稀粥，每日 2 次，分服。本方清利湿热，主治湿热型伤寒。（经验方）

11 治胃炎偏方

薏米 50 克，山药、白扁豆各 30 克，佛手 9 克。将上述各味洗净，加水煎。每日 1 剂，连服 7 ~ 10 天。本方健脾清热化湿，主治湿热型慢性胃炎。（《中国食疗学》）

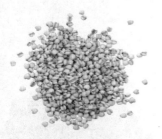

12 治黄疸偏方

薏米 80 克，黄瓜 50 克，大米 100 克。先将薏米、大米煮熟，再将黄瓜洗净切片，加入锅内煮 2 ~ 3 分钟。分次食用。本方健脾清热利湿，适用于黄疸属湿热者。（经验方）

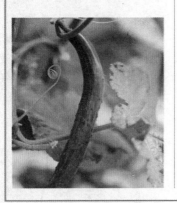

13 治关节炎偏方

1. 薏米 30 克，桑根、决明子各 20 克。三味放入锅中，加入 700 毫升水，煎至 500 毫升即可。每日 1 剂，分 3 次喝完，10 日为 1 疗程。（经验方）

2. 薏米 60 克，黄酒 200 毫升。将薏米用布包扎，与黄酒同入砂锅，文火煎煮 10 ~ 15 分钟，弃去米包，饮酒，每日服用 2 次。治风湿性关节炎、肌肉疼痛。（经验方）

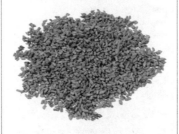

14 治扁平疣偏方

1. 薏米 50 克，白糖 30 克。水煎薏米，滤取其汁，加入白糖即成。隔日服 1 剂。本方利水消肿，适用于扁平疣。（经验方）

2. 薏米 100 克。将其研细末，用适量雪花膏调和，洗脸后用此霜涂擦患部，每日早晚各一次，治疗扁平疣。（《浙江中医》1986 年第 8 期）

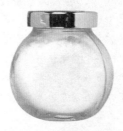

15 治湿疹偏方

薏米 300 克，鲜白茅根 30 克。先用水煮白茅根，20 分钟后，去渣留汁，放入薏米煮成粥。本方清热凉血、除湿利尿，适用于血热型湿疹。（经验方）

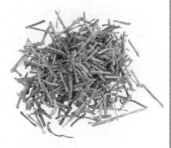

16 治牛皮癣偏方

薏米 30 克，车前子 15 克（布包），蚕砂 9 克（布包），白糖适量。把车前子与蚕砂加水 500 毫升煎成 300 毫升，再加入薏米煮成稀粥，用白糖调服。每日 1 剂，连服 8 ~ 10 剂。本方清热凉血活血，主治牛皮癣属血热型者。（经验方）

17 治盆腔炎偏方

薏米 30 克，冬瓜仁 15 克，粳米 50 克，槐花 5 克。先把槐花、冬瓜仁加水煎汤，去渣后再放入薏米、粳米同煮成粥。每日 1 剂，共服 7 ~ 8 剂。（经验方）

18 治妇女带下偏方

薏米 60 克，山药 40 克。上二味共煮粥食，日服 2 次。主治脾虚型带下病。（《新中医》）

薏米食疗方 7种

1 口眼部位炎症食疗方

维生素 B_2 为人体内黄酶类辅基的组成部分，若缺乏就会影响机体的生物氧化过程，使代谢发生障碍。其病变多表现为口、眼和外生殖器部位的炎症。薏米含有较多的维生素 B_2，可用于治疗口角溃疡、唇炎、舌炎、眼结膜炎、舌炎和阴囊炎等。

薏米粥

【配方】薏米 50 克，白糖适量。

【制法】1. 将薏米洗净，置于锅内，加水适量。2. 将锅置武火上烧沸，再用文火煨熬，待薏米烂熟后，加入白糖即成。

【功效】健脾除湿，适用于脾胃虚弱、风湿性关节炎、口角溃疡、唇炎等症。

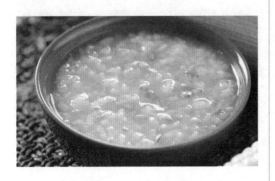

2 食欲不振、中暑食疗方

夏天很热，人们出汗较多，而人体内随汗液流失的钾离子也较多，这会使人食欲不振、倦怠无力、头晕头痛，甚至中暑休克。热天防止缺钾最有效的方法是多吃含钾食物，薏米、茶叶、新鲜蔬菜、水果中含钾都比较多。经常喝薏米粥可增强食欲、防止中暑。

薏米莲子粥

【配方】薏米 50 克，莲子 10 克，冰糖少许，桂花少许。

【制法】1. 将薏米淘洗干净，莲子去皮去心，冰糖捶成碎屑。2. 将薏米放入锅内，加水适量，置武火上烧沸，再用文火熬至半熟，加入莲子肉、冰糖、桂花，继续煮熟即成。

【功效】健脾祛湿、清热益心，适用于食欲不振、头晕头痛、大便溏泄、女子带下过多、湿热上蒸而致心悸、失眠、骨质疏松等症。

薏米杏仁粥

【配方】薏米 30 克，杏仁 10 克，冰糖少许。

【制法】1. 将薏米淘洗干净，杏仁去皮、洗净，冰糖打成碎屑。2. 将薏米放入锅内，加水适量，置武火上烧沸，再用文火熬煮至半熟，放入杏仁，继续用文火熬熟，加入冰糖即成。

【功效】健脾祛湿、除痰止咳，适用于脾虚、湿邪、咳嗽痰多、头晕头痛、肢体沉重、骨质疏松等症。

3 脚气病食疗方

维生素 B_1 也称硫胺素、抗神经炎素或抗脚气病因子。抗神经炎素是对维生素 B_1 的最早称谓，硫胺素的名字则是根据其化学性质而来，又因为如人体缺乏硫胺素可导致脚气病，故又被称为抗脚气病因子。

薏米含有多种维生素，尤其是维生素 B_1 含量较高，非常适合脚病浮肿者食用，同时可消除粉刺，淡化黑斑、雀斑，改善皮肤粗糙等现象。

薏米郁李仁粥

【配方】薏米 30 克，郁李仁 6 克。

【制法】1. 将郁李仁研碎，放入锅内，加水适量，置武火上烧沸，再用文火熬煮 10 分钟，去渣留汁。2. 将薏米淘洗干净，放入锅内，加入郁李仁汁、适量水，置武火上烧沸，再用文火熬熟即成。

【功效】利水消肿、祛湿除胀，适用于水饮内蓄引起的面肢浮肿、喘息腹胀、手足不仁、便秘、骨质疏松等症。

薏米饭

【配方】薏米 30 克，大米 250 克。

【制法】1. 把薏米淘洗干净，除去杂质；大米淘洗干净。2. 把薏米、大米同放电饭煲内，加水适量，按常规煲饭，煲熟即成。

【食法】每日 2 次，早晚餐食用。

【功效】健脾利湿，用于高血压病气虚湿阻型患者。

4 贫血食疗方

人体缺乏维生素 B_{12} 时，血液红细胞数量变少、体积变大、寿命短于正常，易于溶解，因而会患上或加重贫血。

维生素 B_{12} 又称为红色维生素，属于水溶性维生素。在人类的饮食中，维生素 B_{12} 的主要来源是动物性食物，而植物性食物一般不含维生素 B_{12}。薏米不但含有维生素 B_{12}，而且含量相当可观。因此经常食用，可防治贫血。

柠檬薏米汤

【配方】薏米 225 克，柠檬 1 个，白糖少许。

【制法】1. 柠檬洗净，剖开，切成小块。2. 薏米淘洗干净，放入锅中加入 1200 毫升清水，煮到薏米绽开，加入柠檬块，再加白糖调味即可。

【功效】补气血、除风湿，适用于高血压病气虚湿阻型患者。

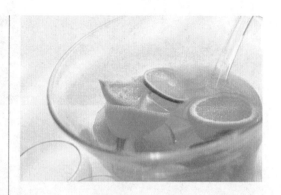

薏米芡实白鸭汤

【配方】薏米 20 克，芡实 15 克，白鸭 1 只，料酒 10 毫升，姜 5 克，葱 10 克，盐 4 克，味精 3 克，胡椒粉 3 克。

【制法】1. 将白鸭宰杀后，去毛、内脏及爪；薏米、芡实淘洗干净；姜拍松，葱切段。2. 将白鸭、薏米、芡实、姜、葱、料酒同放炖锅内，加清水 3000 毫升，置武火上烧沸，再用文火炖煮 45 分钟，加入盐、味精、胡椒粉即成。

【功效】补血、利水、消肿、祛疣、减肥。

薏米党参粥

【配方】薏米 30 克，党参 15 克，大米 200 克。

【制法】1. 把薏米洗净；党参洗净，切片；大米淘洗干净。2. 将大米、薏米、党参放入锅内，加水 1000 毫升，用武火烧沸，再用文火煮 45 分钟即成。

【食法】每日 1 次，早餐食用。

【功效】健脾利湿、补气补血，适用于高血压病气虚湿阻型患者。

5 防癌抗癌食疗方

薏米中含有薏米酯，有加强免疫力，使巨噬细胞产生并分泌白细胞介素 −1 的作用，也能显著加强健康人体的抗癌能力。因此，常食薏米能有效抑制癌细胞的增殖，可用于胃癌、子宫颈癌的辅助治疗。健康人常吃薏米，能使身体轻捷，增强抵抗力，减少肿瘤发病机会。

海带薏米蛋汤

【配方】薏米30克，鸡蛋3个，海带30克，盐、味精、胡椒粉、熟大油各适量。

【制法】1. 将海带洗净，切成条状；薏米淘洗干净；高压锅内加水，放入海带、薏米炖至极烂，连汤备用。2. 炒锅置旺火上，放大油，将打匀的鸡蛋炒熟，随即将海带、薏米连汤倒入，加盐、胡椒粉、味精调味即成。

【功效】补血润脾、除水消肿。

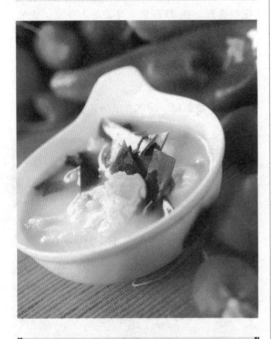

核桃薏米粥

【配方】薏米50克，核桃仁30克，白糖25克。

【制法】1. 将薏米、核桃仁洗净，置于锅内，加水适量。2. 将锅置武火上烧沸，再用文火熬煮，待薏米烂熟后，加入白糖搅匀即成。

【功效】健脾除湿、健脑益智、润肠通便，适用于脾胃虚弱、风湿性关节炎、水肿、皮肤扁平疣、脑力衰退、便秘等症。

黄芪薏米粥

【配方】大米100克，黄芪30克，薏米30克。

【制法】1. 将黄芪洗净切片；大米、薏米淘洗干净。2. 将大米、黄芪、薏米放入锅内，加水适量，置武火上烧沸，再用文火煮40分钟即成。

【食法】每日1次，每次吃粥100克。正餐食用。

【功效】补元气，止泄泻。脾虚慢性肠炎患者食用尤佳。

6 除湿消肿、散瘀止痛食疗方

薏米中的重要成分为薏米素，在医学动物试验有镇痛作用。因虚致痛是癌痛的主要因素之一，而薏米素健脾益气、利湿消肿，可使气行而湿除、肿消而瘀散，从而减轻或消除肿瘤对周围组织的侵蚀或压迫，达到止痛的目的。另外，薏米素对其他疾病或外伤引起的疼痛也有一定的缓和效果。

荷叶薏米粥

【配方】薏米50克，荷叶30克，山药20克，大米100克，白糖20克。

【制法】1. 将荷叶洗净，用200毫升水煮15分钟，去渣，留荷叶汁液；薏米洗净；山药浸泡一夜，切成薄片；大米淘洗干净。2. 将大米、薏米放入锅内，加入山药、荷叶汁液，加水600毫升，置武火上烧沸，再用文火炖煮35分钟，加入白糖搅匀即成。

【功效】清热解毒、健脾和胃、消肿利湿、祛暑解表、减肥瘦身。

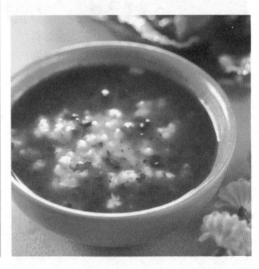

薏米扁豆煮冬瓜

【配方】薏米 20 克，白扁豆 30 克，冬瓜 300 克，姜 5 克，葱 10 克，盐 4 克，味精 3 克。

【制法】1. 将薏米淘洗干净；白扁豆洗净；冬瓜洗净，切片；姜切片，葱切段。2. 将薏米、白扁豆、冬瓜、姜、葱同放炖锅内，加水 1200 毫升，置武火上烧沸，再用文火炖煮 35 分钟，加入盐、味精即成。

【功效】美白去湿、清热利水、消肿解毒、生津除烦、减肥瘦身。

7 降低血糖食疗方

多糖广泛存在于植物、微生物（细菌和真菌）和海藻中，来源很广。近几十年来，人们发现从植物中提取的多糖具有非常重要和特殊的生理活性。这些多糖参与了生命科学中细胞的各种活动，具有多种多样的生物学功能，如参与生物体的免疫调节功能，降血糖、降血脂、抗炎、抗疲劳、抗衰老等。

迄今为止，已有 300 多种多糖类化合物从天然产物中被分离出来，并广泛地用于医药和保健食品的研究和开发中。薏米中也分离出了多糖。薏米多糖 A 可降低人体血糖活性，糖尿病患者经常适量食用，能够安全平稳降血糖，改善糖尿病并发症。

人参薏米粥

【配方】薏米 50 克，人参 10 克，盐 2 克。

【制法】1. 人参润透，切薄片；薏米洗净，与人参一起置炖锅内，加水 800 毫升。2. 将炖锅置武火上烧沸，再用文火煮 35 分钟即成。

【食法】每日 1 次，佐餐食用。

【功效】补气血、健脾除湿、调节血糖，适用于三消型糖尿病患者食用。

冬瓜薏米鸭煲

【配方】薏米 25 克，鸭 300 克，连皮冬瓜 500 克，姜末、米酒、盐、味精、陈皮、植物油各适量。

【制法】1. 姜末浸泡入米酒中成姜汁酒。2. 中火烧热炒锅，放入鸭略煎，烹姜汁酒后把鸭盛起。3. 取瓦煲 1 个，放入冬瓜、薏米、陈皮，加清水先用旺火烧沸再放鸭，改用慢火煲至汤浓缩约 500 毫升便成。4. 上菜时，把冬瓜盛在碟底，将鸭切件排在瓜面上，汤调入盐、味精上桌即可。

【功效】降血糖、利水、消肿、祛疣、减肥。

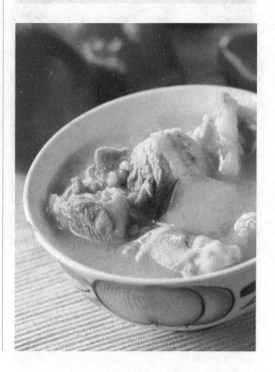

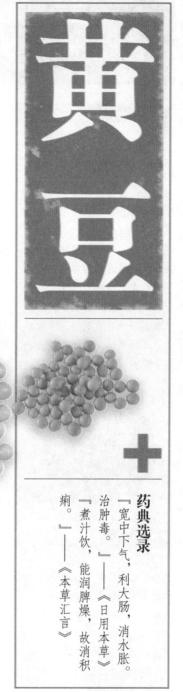

黄豆为豆科植物大豆的表皮黄色的种子，学名大豆，是我国数千年来的传统食品。黄豆的营养价值很高，仅蛋白质一项就比猪瘦肉多1倍，而且这些蛋白质与鸡蛋、鲜奶中的蛋白质十分相似，含有人体必需的多种氨基酸，其组成的比例也与人体需要接近。黄豆又有"植物肉"的美誉，是数百种天然食物中最受营养学家推崇的食品之一。

传统中医认为，黄豆性平味甘；入脾、大肠经；有健脾益胃、润燥消水的作用，可治疳积泻痢、腹胀羸瘦、妊娠中毒、疮痈肿毒、外伤出血等，脾胃虚弱者宜常吃。用其制成的各种豆制品如豆腐、豆浆等，也具有药性，豆腐可宽中益气、清热散血，尤其适宜痰热咳喘、伤风外感、咽喉肿痛者食用。

现代医学和营养学研究证明，黄豆中富含皂角苷、蛋白酶抑制剂、异黄酮、钼、硒等抗癌成分，对前列腺癌、皮肤癌、肠癌、食道癌等几乎所有的癌症都有抑制作用。黄豆中丰富的钙，可以防止因为缺钙引起的骨质疏松。黄豆中的异黄酮有助于预防更年期综合征，并可美白肌肤。黄豆所含的卵磷脂和可溶性纤维有助于减少体内胆固醇，还有保持血管弹性、促进脂肪燃烧和健脑的作用，是高血压、冠心病患者的理想食品。黄豆低聚糖能促进肠蠕动，加速排泄。此外，吃黄豆对皮肤干燥粗糙、头发干枯者大有好处，还可以提高肌肤的新陈代谢，促使机体排毒，令肌肤常葆青春等。

药典选录

"宽中下气，利大肠，消水胀。治肿毒。"——《日用本草》

"煮汁饮，能润脾燥，故消积痢。"——《本草汇言》

医生叮咛

①生或半生的黄豆含有不利健康的抗胰蛋白酶和凝血酶，所以一定要将黄豆烹制熟透后再食用。

②痛风、消化功能不良、消化性溃疡、动脉硬化、低碘和严重肝病患者不宜食用黄豆。

黄豆治病偏方 9例

1 治肝炎偏方

黄豆1000克，土茵陈100克，丹参50克，冰糖200克。将土茵陈、丹参加水煎汁2次，去药渣，将2次药液合一。把洗净的黄豆放入药液中，煮豆至熟透，加入冰糖，与豆拌匀，焖干药汁，起锅。将煮熟的黄豆倒在消好毒的细筛内，盖上干净纱布，令其自然晾干，装瓶备用。每日1～3次，每次取20～50克不拘，嚼食或开水泡后嚼食。适用于肝炎恢复期病人。（经验方）

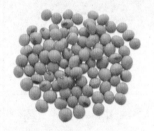

2 治中风偏方

黄豆500克，独活40克，黄酒1500毫升。独活以黄酒煎取1000毫升，黄豆另炒，趁热放入药酒中，浸1～3日，去渣温服。主治中风，舌强不语。（经验方）

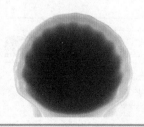

3 治高血压偏方

黄豆适量。将其浸在醋中，5日后食用，每晨空腹食10粒。（经验方）

4 治肾炎偏方

黄豆（拣净）500克，酒1500毫升。黄豆以水2500毫升，煮取1000毫升，澄清去豆滓，加入酒1500毫升，再煎取1000毫升。每日3次，每次饮10毫升。本方宣肺利气、运脾消肿，主治慢性肾炎，症见恶寒发热、咳嗽喘促、咽痛口渴等。（《普济方》）

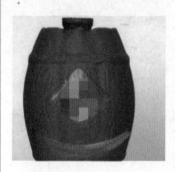

5 治风湿病偏方

黄豆100克，与鸡爪或猪蹄筋熬汤食用。此方祛风通络，适用于风湿发作而手脚不灵者。（经验方）

6 治水肿偏方

黄豆250克，甜酒适量。黄豆加水1000毫升，煮至250毫升，加入甜酒适量，每日分3次服。主治营养不良性水肿。（经验方）

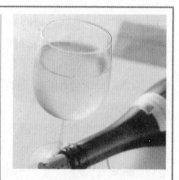

7 治骨折偏方

黄豆250克，丹参50克，猪长骨1000克。先将丹参洗净，加水煮汁，其汁与猪骨、黄豆同煮，黄豆烂熟后调味即成。每日1～2次，连服1～2周。适用于骨折肿痛明显、胃纳较差者。（经验方）

8 治眼结膜炎偏方

黄豆30克，夏枯草15克，白杭菊、桑叶各12克，白糖适量。前四味加水同煎至豆熟，服时加白糖调味，每日1剂。主治急性结膜炎、目赤肿痛。（《偏方大全》）

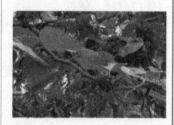

9 治流行性腮腺炎偏方

黄豆60克，绿豆120克，白糖30克。将绿豆、黄豆洗净加水，煎至豆烂熟时，加入白糖搅匀食用。可分2～3次食用，连服数剂。清热解毒、软坚消肿，主治流行性腮腺炎头痛、腮部慢肿、灼热疼痛、咽部红肿等。（经验方）

黄豆食疗方 6种

1 抑制肿瘤细胞、预防癌症食疗方

黄豆中富含皂角苷、蛋白酶抑制剂、异黄酮、钼、硒等抗癌成分，对前列腺癌、皮肤癌、肠癌、食道癌等几乎所有的癌症都有抑制作用。所以，经常食用黄豆及其制品的人很少发生癌症。

椰子黄豆牛肉汤

【配方】黄豆 150 克，椰子 1 个，牛腱肉 225 克，红枣 4 颗，姜 2 片，盐适量。

【制法】 1. 将椰子肉切块；黄豆洗净；红枣去核，洗净；牛腱肉洗净，汆烫后再冲洗干净。2. 煲滚适量水，放入椰子肉、黄豆、牛腱肉、红枣和姜片，水滚后改文火煲约 2 小时，下盐调味即成。

【功效】养颜润肤，预防癌症。

2 骨质疏松食疗方

黄豆中丰富的钙，可以防止因为缺钙而引起的骨质疏松，能够促进骨骼发育，对儿童和老人非常有利。黄豆中的异黄酮是多酚类化合物的一种，具有和女性激素相似的功能和抗氧化作用，有助于预防更年期综合征、骨质疏松症、乳癌和子宫癌，并可美白肌肤。

黄豆排骨汤

【配方】黄豆 150 克，排骨 600 克，大头菜 500 克，姜 20 克，盐少许。

【制法】 1. 将黄豆放入炒锅中略炒，不必加油，再用清水洗干净，沥干水；大头菜切片，用清水浸透，减去咸味，洗干净；姜切片。2. 将排骨用清水洗净，斩块，放入开水中煮约 5 分钟，捞起。3. 瓦煲内加入适量清水，先用文火煲至水开，然后放入以上全部材料，待水再沸，改用中火继续煲至黄豆烂熟，以少许盐调味即可。

【功效】本方有健脾开胃、祛湿消肿、滋养强壮的作用，可用于治疗骨质疏松。

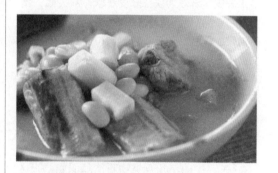

3 便秘食疗方

黄豆低聚糖能促进肠蠕动，加速排泄。黄豆低聚糖具有低分子果胶的某些功能，虽然它不完全具备膳食纤维的黏稠性、持水性和遇水膨胀等物理特征，但其发酵特性、防治便秘、提高机体免疫力及提供低热量等功能，却与果胶基本相同。

核桃仁炒鲜黄豆

【配方】鲜黄豆 300 克，核桃仁 50 克，姜 5 克，葱 10 克，盐 3 克，鸡精 3 克，植物油 35 毫升。

【制法】 1. 将黄豆去杂质，洗净；核桃仁用植物油炸香；姜切片，葱切段。2. 将炒锅置武火上烧热，倒入植物油，烧至六成热时，下入姜、葱爆香，随即加入黄豆、水少许，煮熟，加入盐、鸡精、核桃仁即成。

【功效】润肠通便、清热解毒，适用于便秘，胃中积热，小便不利等症。

4 更年期综合征食疗方

黄豆中的植物雌激素与人体中产生的雌激素在结构上十分相似，可以成为辅助治疗更年期综合征的最佳食物，不但经济、有效，而且绝无副作用。

海带黄豆节瓜汤

【配方】黄豆150克，海带19克，节瓜450克，猪瘦肉150克，陈皮1小块，盐适量。

【制法】1. 海带以清水浸软，洗净；黄豆洗净；节瓜去皮，洗净切块；陈皮浸软，刮去瓤；猪瘦肉洗净、氽烫后再冲洗干净。2. 煲沸适量水，下海带、黄豆、节瓜、猪瘦肉、陈皮，沸后以文火煲2小时，下盐调味即成。

【功效】清热化痰、补虚益气，可用于治疗更年期综合征。

5 瘦身美容食疗方

黄豆中的皂角苷类物质能降低脂肪吸收功能、促进脂肪代谢；黄豆膳食纤维可加快食物通过肠道的时间，因而食用黄豆具有减脂瘦身的效果。此外，吃黄豆对皮肤干燥粗糙、头发干枯者大有好处，还可以提高肌肤的新陈代谢，促使机体排毒，令肌肤常葆青春等。

黄豆木瓜薏米汤

【配方】黄豆75克，木瓜900克，薏米38克，猪瘦肉150克，姜2片，盐适量。

【制法】1. 黄豆和薏米洗干净；木瓜去皮去核，切厚块；猪瘦肉洗干净，氽烫后再冲洗干净。2. 煲沸适量水，下黄豆、薏米、木瓜、猪瘦肉、姜片，沸后以文火煲2小时，下盐调味即成。

【功效】去脂瘦身。

荸荠黄豆冬瓜汤

【配方】黄豆100克，荸荠60克，冬瓜900克，白果38克，猪瘦肉150克，姜2片，盐适量。

【制法】1. 荸荠洗净，去皮后再洗干净；黄豆洗净；冬瓜洗净，切厚块；白果去壳，放入沸水内浸片刻，去衣、去心；猪瘦肉洗净，氽烫后再冲洗干净。2. 煲沸适量水，下荸荠、黄豆、冬瓜、白果、猪瘦肉、姜片，沸后改文火煲2小时，下盐调味即成。

【功效】去脂瘦身。

6 高血压食疗方

黄豆所含的卵磷脂和可溶性纤维有助于减少体内胆固醇，还有保持血管弹性、促进脂肪燃烧和健脑的作用，是高血压、冠心病患者的理想食品。

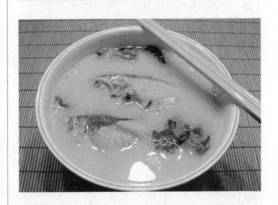

黄豆鲫鱼汤

【配方】黄豆80克，白果5克，鲫鱼1条，姜2片，盐适量。

【制法】1. 黄豆洗干净；白果去壳、衣、心，清洗干净。2. 鲫鱼去鳞、内脏，清洗干净，用油把鲫鱼略煎，盛起。3. 烧滚适量水，下黄豆、白果、鲫鱼和姜片，水滚后改文火煲约100分钟，下盐调味即成。

【功效】降低胆固醇。

绿豆为豆科植物绿豆的种子，又称植豆、文豆、青小豆、交豆等，是我国人民的传统豆类食物之一。绿豆的吃法多样，香甜可口，而且其营养价值和药用价值都很高。绿豆中的蛋白质含量几乎是粳米的3倍，而且是含有较多赖氨酸的完全蛋白，同时绿豆中也含有丰富的多种维生素和矿物质等，其中胡萝卜素和硫胺素的含量较多。现代医学研究证明，常食绿豆能起到养生保健、预防疾病的作用，是名副其实的"济世良谷"。

传统中医认为，绿豆味甘、性凉；入心、胃二经；具有解热毒、散风肿、厚胃肠、解药毒等功效，主治暑热烦渴、湿热泄泻、水肿腹胀、疮疡肿毒、丹毒疖肿、痄腮、痘疹以及金石砒霜草木中毒者。

现代医学和营养学研究证明，绿豆中含有的植物甾醇能使血清中的胆固醇含量降低。绿豆中含有的多糖成分，能降低小肠对胆固醇的吸收；还能增强血清脂蛋白酶的活性，使脂蛋白中三酰甘油水解，达到降血脂疗效，从而可以防治冠心病、心绞痛。绿豆所含有的众多生物活性物质可提高人体的免疫功能，能够治疗肝炎、预防癌症。绿豆能够清暑益气、止渴利尿，不仅能补充水分，而且还能及时补充矿物质，对维持水液电解质平衡有着重要意义。绿豆中的绿豆蛋白具有解毒的功效。绿豆所含的单宁能抗感染，清热解毒。绿豆中的黄酮类化合物、植物甾醇等生物活性物质也有一定程度的抑菌抗病毒作用。绿豆含丰富胰蛋白酶抑制剂，可以保护肝脏和肾脏。

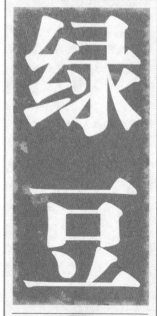

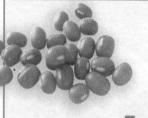

药典选录

"主丹毒烦热，风疹，热气奔豚，生研绞汁服，亦煮食，消肿下气，压热解毒。"——《开宝本草》"益气，除热毒风，厚肠胃；作枕明目，治头风头痛。"——《日华子本草》

医生叮咛

①不可与榧子壳同食，否则会导致腹泻。

②脾胃虚寒泄泻者慎食。

绿豆治病偏方 17例

1 治高血压偏方

绿豆适量，猪胆一个。将绿豆粒装入猪胆内，装满为止，放置3个月后再食用。每日一次，顿服7粒。服绿豆粒后，血压很快下降，继续服用白糖加醋，至痊愈为止。主治高血压。（经验方）

2 治流行性乙型脑炎偏方

绿豆250克，鲜百合150克，盐、味精适量。清水煮沸，放入洗净之百合、绿豆。待再煮沸后改用文火焖煮，直至绿豆、百合煮烂，放入适量的盐、味精即可。滋养阴液，主治乙脑属真阴亏损者。（经验方）

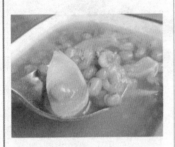

3 治呃逆偏方

绿豆粉、茶叶各等份，白糖少许。将绿豆粉、茶叶用沸水冲泡，加糖调匀，顿服。主治呃逆，症见呃声微弱不连续、烦渴不安等。（经验方）

4 治腹痛偏方

绿豆、白胡椒各等份，黄酒适量。白胡椒、绿豆共研为细末，用温黄酒送下，每日2次，每次3克。主治受寒腹痛。（经验方）

5 治中暑偏方

绿豆60克，鲜丝瓜花6～8朵。绿豆煮熟，捞出，放入丝瓜花煮沸。一次服下。清热解暑，主治中暑。（经验方）

6 治感冒偏方

绿豆20克，绿茶5克（布包）。二味加水300毫升，文火煮至150毫升，去茶叶包，加糖适量，一次或几次饮服。主治风热感冒。（经验方）

7 治丹毒偏方

绿豆粉、槐花各等份，细茶30克。将绿豆粉与槐花同炒，如象牙色为度，研末备用；另将细茶加水适量，煎汤汁1碗，露一夜，备用。外敷。每日1次，每次用槐花与绿豆粉之研和末9克，用露夜茶汁调敷患处。主治小腿丹毒，症见头痛骨痛、小腿肿痛、皮肤发亮等。（《摄生众妙方》）

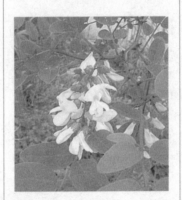

8 治骨折偏方

生绿豆、黄酒适量，土鳖3只。绿豆捣成末，用锅炒成紫色，用黄酒调成稠糊，敷损伤处，再用布包扎，将骨整好，外用夹板固定。土鳖焙黄研成细末，用黄酒送服。适用于骨折的辅助治疗。（经验方）

9 治痈疮偏方

绿豆、糯米各50克。先将绿豆煮烂，再入糯米以急火煮成稀粥，食时加糖调味，早晚餐服食。每日1次，连服数日。本方具有培补气血之功效，适用于痈疮收口期。（经验方）

10 治湿疹偏方

绿豆粉、香油各适量。将绿豆粉炒呈黄色，凉凉，用香油调匀涂患处，每日1次。本方健脾除湿，主治脾虚湿盛引起的急性湿疹，症见皮损暗红不痒，表面水疱渗液，面足浮肿等。（经验方）

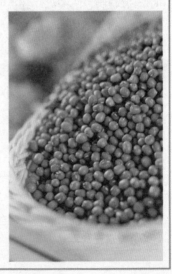

11 治流行性腮腺炎偏方

1. 绿豆粉50克，甘草15克，绿茶2克。前二味加水500毫升，煮沸4分钟，加入绿茶即可，分3次温服。急需时用连皮生绿豆粉，开水泡服，每日服1剂。主治流行性腮腺炎。（经验方）

2. 生绿豆60克，白菜心2～3个。将生绿豆置小锅内煮至将熟时，入白菜心，再煮约20分钟，取汁顿服。每日1～2次。清热解毒、散结消肿，主治流行性腮腺炎。（经验方）

3. 绿豆、银花各100克。二味加水煎服，4小时后服第2次。本方清热解毒，主治流行性腮腺炎。（经验方）

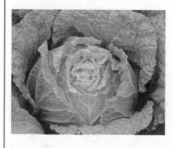

12 治下肢慢性溃疡偏方

绿豆60克。将其用文火炒黑，研为细末，调醋敷患处，每日换药1次，现调现敷。治疗下肢慢性溃疡。（经验方）

13 治口疮偏方

绿豆100克，橄榄5只，白糖50克。将绿豆、橄榄共同煮粥，加入白糖拌匀即可。吃绿豆喝汤，每日服1次，5日为1疗程。清肺利咽、消暑止渴，主治胃热口疮。（经验方）

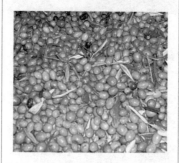

14 治牙痛偏方

绿豆50克，鲜臭草30克，红糖适量。用绿豆、鲜臭草、清水500毫升煎成200毫升，加红糖适量，再煎片刻，去掉臭草即可饮服。本方清热解毒凉血，适用于牙痛等疾。（经验方）

15 治小儿百日咳偏方

绿豆60克，鲜鱼腥草30克，冰糖15克。将鱼腥草、绿豆、冰糖放在锅中加水煮成羹。每日2次。适用于小儿百日咳初咳期。（经验方）

16 治小儿感冒偏方

1. 绿豆粉100克，鸡蛋1个。将绿豆粉炒热，取鸡蛋清，二味调和做饼，敷胸部。3～4岁小儿敷30分钟取下，不满周岁小儿敷15分钟取下。解毒退热，主治

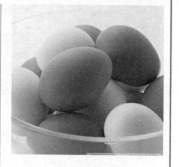

小儿感冒高热不退。（经验方）

2. 绿豆30克，麻黄6克，红糖适量。绿豆研碎，与麻黄一起加水适量同煎，至绿豆熟后捞去麻黄，加入红糖，趁热服下。疏风散寒，主治小儿风寒感冒，症见发热恶寒、无汗、头痛、咳嗽等。（经验方）

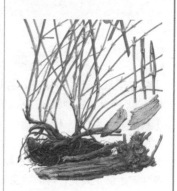

17 治妊娠呕吐偏方

绿豆10克，粳米100克。绿豆先以温水浸泡2小时，粳米加水后同绿豆同煮，豆烂米汤稠时即可。每日服2～3次。主治肝胃不和引起的妊娠呕吐。（《普济方》）

绿豆食疗方 6种

1 减少胆固醇、防治高脂血症食疗方

绿豆中含有的植物甾醇结构与胆固醇相似，它能与胆固醇竞争酯化酶，使之不能酯化而减少肠道对胆固醇的吸收，从而使血清中的胆固醇含量降低。绿豆中含有的多糖成分，能促进动物体内胆固醇在肝脏分解成胆酸，加速胆汁中胆盐分泌和降低小肠对胆固醇的吸收；还能增强血清脂蛋白酶的活性，使脂蛋白中三酰甘油水解，达到降血脂疗效，从而可以防治冠心病、心绞痛。

绿豆酸羹

【配方】绿豆汁 400 毫升，柠檬酸 20 克，柠檬汁 45 毫升，白砂糖 30 克，发酵剂 20 克。

【制法】1. 将绿豆汁倒入锅中，再加入柠檬酸、柠檬汁，充分搅匀。2. 置火上煮沸后降温至 40℃左右，加入发酵剂、白糖混匀，在 37℃条件下发酵至凝乳，再降温至 6℃左右，12 小时后即可食用。

【功效】本方有清凉解渴、中和解毒的作用，同时可降低胆固醇和防止动脉粥样硬化。

绿豆芽粥

【配方】绿豆芽 150 克，粳米 100 克，盐 2 克，姜 1 片，植物油 8 毫升。

【制法】1. 绿豆芽择洗干净；粳米淘洗干净，用冷水浸泡半小时。2. 取炒锅上火，放入植物油烧热，下姜片、绿豆芽炒香后取出。3. 取锅放入冷水、粳米，先用旺火煮沸后，再改用小火熬煮，待粥将成时加入炒豆芽，略煮片刻，以盐调好味，即可盛起食用。

【功效】消暑安神，减少胆固醇，防治高脂血症。

绿豆海带羹

【配方】绿豆 100 克，海带 50 克，红糖适量。

【制法】将绿豆洗净，海带洗净切细丝，入锅中加水 600 毫升，用文火煮绿豆、海带 30 分钟，待烂熟，加红糖适量，即可服食。

【功效】本方具有清热解毒、降压去脂、祛痰散结之功效，适用于高血压、高脂血症、小儿夏天痱子、颈淋巴腺炎、单纯性甲状腺肿等病症。

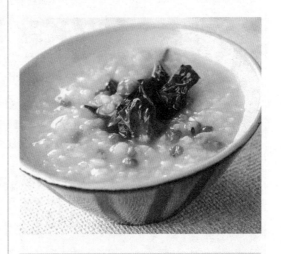

2 降低血压食疗方

高血压的典型特征是动脉管壁增厚。当给予足量的钾后，即使是高血压患者，动脉壁也不再容易增厚。故钾对血管具有保护作用，可使动脉壁不再受高血压的机械性损伤，从而降低了高血压患者中风的发生率。

绿豆中的钾含量相当高，经常食用能有效改善高血压症状，并预防中风的发生。

绿豆荷叶粥

【配方】绿豆100克，鲜荷叶1张，粳米50克，冰糖15克。

【制法】1. 将绿豆洗净，用温水浸泡2小时；粳米淘洗干净，用冷水浸泡半小时；鲜荷叶冲洗干净。2. 取锅放入冷水、绿豆，先用旺火煮沸后，再改用小火煮至半熟，加入荷叶、粳米，续煮至米烂豆熟，去除荷叶，以冰糖调好味，即可盛起食用。

【功效】本方有清暑、解毒、利湿等作用，同时可降低胆固醇和血压，防止肥胖。

绿豆麦片粥

【配方】绿豆100克，麦片60克，糯米40克，冰糖15克。

【制法】1. 绿豆洗净，先用冷水浸泡2小时，再连水蒸2小时，取出备用。2. 糯米、麦片分别洗净，用冷水浸泡20分钟，再置于旺火上烧沸，然后改用小火熬煮约45分钟。3. 加入蒸好的绿豆汤和冰糖，将所有材料拌匀煮滚即可。

【功效】本方有和胃、补脾、清肺、利湿等作用，同时可降低血压、防止肥胖。

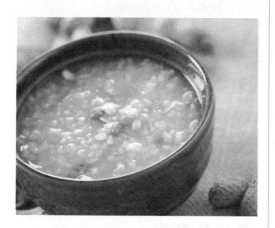

绿豆银耳杂果羹

【配方】绿豆100克，山楂、莲子、葡萄干各20克，银耳15克，酸奶250毫升，冰糖30克。

【制法】1. 绿豆洗净，用温水浸泡2小时。

2. 银耳用温水泡发，去蒂，撕成片状；莲子去心，浸泡；山楂、葡萄干洗净。3. 绿豆放入锅中，加入适量冷水烧沸，煮约10分钟后，将漂浮在水面的绿豆皮捞出，倒入银耳、山楂、莲子，用小火焖1小时左右，放入冰糖和葡萄干，搅拌均匀。4. 将绿豆羹用纱布过滤后倒入碗内，放入冰箱，冷却后倒入酸奶即可。

【功效】安神降压。

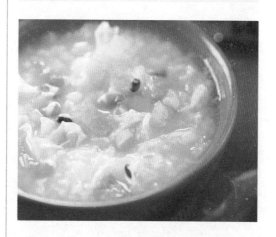

3 癌症食疗方

绿豆所含有的众多生物活性物质如香豆素、生物碱、植物甾醇、皂角苷等都可以增加巨噬细胞的数量和其吞噬病菌的功能，从而提高人体的免疫功能，治疗肝炎，预防癌症。

银耳绿豆冰果粥

【配方】绿豆100克，银耳15克，西瓜80克，蜜桃50克，冰糖30克。

【制法】1. 绿豆洗净，用冷水浸泡3小时；银耳用冷水浸泡回软，择洗干净。2. 西瓜去皮、子，切块；蜜桃去核，切瓣。3. 锅内加入冷水和泡好的绿豆，上旺火烧沸，转小火慢煮40分钟，再下入银耳及冰糖，搅匀煮约20分钟，下入西瓜和蜜桃，煮3分钟离火。4. 粥自然冷却后，装入碗中，用保鲜膜密封，放入冰箱，冷冻20分钟即可食用。

【功效】养肝安神、清热解毒，预防癌症。

绿豆枣仁莲藕汤

【配方】绿豆200克，酸枣仁50克，连节藕4段，白糖少许。

【制法】①. 将绿豆、枣仁入冷水泡半小时，在鲜藕两节之间切断，向藕孔内纳入绿豆、枣仁。②. 然后将切下的藕用竹签穿刺复原，平放入锅内，加水使藕浸没，以武火煮至藕酥，以白糖调味即可。

【功效】养肝安神、清热解毒，预防癌症。

4 中暑食疗方

夏天在高温环境中工作的人出汗多，体液损失很大，体内的电解质平衡遭到破坏，用绿豆煮汤来补充体液是最理想的方法。绿豆中富含钾，可维持血液和体液的酸碱平衡，促进能量代谢，改善夏季因大量出汗而导致的疲惫、无力等症状。

绿豆粥

【配方】绿豆50克，粳米250克，冰糖适量。

【制法】①. 将绿豆、粳米洗净，放入锅内，加水适量，置炉上，用武火烧沸，再用文火煎熬，直到成粥。②. 将冰糖加入粥内，搅拌均匀即成。

【功效】清暑生津、解毒消肿、预防中暑，适用于暑热烦渴、疮毒疖肿、骨质疏松等症。

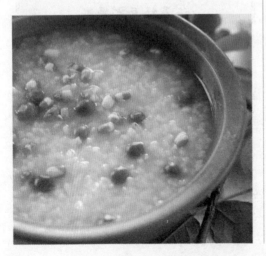

绿豆南瓜羹

【配方】绿豆300克，南瓜300克，盐少许。

【制法】①. 先将绿豆洗净，加盐腌片刻，然后用清水冲洗；南瓜去皮去瓤，切成约2厘米见方的块。②. 锅内加清水500毫升，烧沸后，先下绿豆煮3～5分钟，待煮沸，下南瓜块，盖锅盖，再用文火煮20分钟，至豆烂瓜熟，食时加盐调味即可。

【功效】本方具有清解暑热、益胃生津之功效，夏日食之，可预防中暑。

5 清热解毒食疗方

根据有关研究，绿豆所含的单宁能凝固微生物原生质，可产生抗菌活性，对葡萄球菌以及某些病毒有抑制作用，能抗感染、清热解毒。绿豆中的黄酮类化合物、植物甾醇等生物活性物质也有一定程度的抑菌抗病毒作用。

绿豆白菜汤

【配方】绿豆50克，白菜250克，盐、味精各3克。

【制法】①. 将绿豆洗净，去杂质；白菜洗净，切成4厘米见方的块。②. 将绿豆放入瓦锅内，加水适量，置武火上烧沸，再用文火煮30分钟，加入白菜、盐、味精再煮5分钟即成。

【功效】此方具有清热解毒、消肿止痛的功效，适用于小儿急性腮腺炎、腮腺红肿热痛之症，早期使用效果更佳。

薏米拌绿豆芽

【配方】绿豆芽250克，薏米120克，葱花10克，盐5克，香油10毫升，味精5克，醋5毫升。

【制法】①. 把薏米去杂质洗净，用碗盛好，放入蒸笼内蒸40分钟。②. 绿豆芽放沸水锅内焯熟，捞起沥干水分。③. 把薏米、绿豆芽放入盆内，加入醋、盐、葱花、香油、味精，拌匀即成。

【食法】每日1次，佐餐食用。

【功效】清热解毒、生津止渴，适用于小儿急性腮腺炎等症。

绿豆鲜藕汤

【配方】绿豆50克，鲜藕250克，盐、味精各3克。

【制法】1. 将绿豆洗净，去杂质；藕洗净，去皮，切成4厘米长的段。2. 将绿豆、藕放入炖锅内，加清水适量，置武火上烧沸，再用文火炖煮35分钟，加入盐、味精即成。

【功效】清热、解毒、止痒，适用于小儿急性腮腺炎，酒糟鼻患者食用尤佳。

银花绿豆羹

【配方】绿豆100克，金银花30克，甘草5克。

【制法】将金银花、甘草加水煎煮，过滤取汁，以汁煮绿豆为羹即可食用。

【功效】败火祛暑，适用于小儿急性腮腺炎、骨质疏松等症。

绿茶百合绿豆浆

【配方】绿茶10克，百合10克，绿豆80克，蜂蜜适量。

【制法】1. 绿豆洗净，用清水浸泡6～8小时；百合、绿茶用温水泡开。2. 将以上食材全部倒入豆浆机中，加水至上、下水位线之间，按下"豆浆"键。3. 待豆浆机提示豆浆做好后，倒出过滤，加入适量的蜂蜜，即可饮用。

【功效】清热去火。

黄瓜绿豆豆浆

【配方】黄瓜30克，绿豆20克，黄豆50克。

【制法】1. 黄瓜、绿豆分别洗净，用清水浸泡6～8小时；黄瓜洗净、去皮，切成小块。2. 将以上食材全部倒入豆浆机中，加水至上、下水位线之间，按下"豆浆"键。3. 待豆浆机提示豆浆做好后，倒出过滤，即可饮用。

【功效】清热解毒。

6 中毒食疗方

绿豆中的绿豆蛋白等成分可以与有机磷和其他有毒重金属结合成沉淀物排出体外，从而具有解毒的功效，非常适合经常在有毒环境下工作或接触有毒物质者食用。

绿豆粳米粥

【配方】绿豆50克，粳米100克。

【制法】将绿豆洗净，用温水浸涨；粳米淘洗干净，同入砂锅中，加水600毫升煮粥，先用武火，然后改用文火，煮至米豆烂熟即可。

【功效】此方具有清热解毒之功效，可用于暑热烦渴、疮疡肿痛、食物中毒以及附子、巴豆、砒霜中毒。

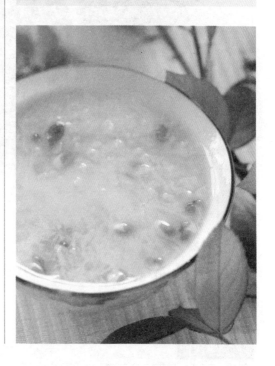

赤豆为豆科植物的种子，又名红豆、红小豆、赤小豆。赤豆中富含淀粉，因此还被人们称为"饭豆"。赤豆是人们生活中不可缺少的一种高蛋白、低脂肪、高营养、多功能的杂粮，用赤豆制作的饭、粥、汤、豆面条、糕点馅，美味可口、老幼咸宜。同时，赤豆还是食疗佳品，被李时珍称为"心之谷"。

传统中医认为，赤豆性平，味甘酸；入心、小肠经；具有利水除湿、和血排脓、消肿解毒、调经通乳、退黄的功效，主治水肿脚气、疮肿恶血不尽、产后恶露不净、乳汁不通、湿热黄疸、痢疾、痈肿、肠风脏毒下血等病症。

现代医学和营养学研究证明，赤豆中大量的钾可以促进体内多余的盐分和代谢废物的排泄，皂素可以调节体内的水分储量，清除血液中的胆固醇和中性脂肪，预防高血压、动脉硬化和早衰。皂角苷物质能够刺激肠道、预防结石，可起到利尿、消肿的作用，用赤豆来治疗心脏性和肾性水肿、肝硬化腹水、脚气病浮肿等症具有显著疗效。

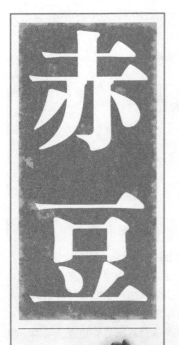

赤豆中含膳食纤维，可使大便易于排出，并且十分有助于糖尿病患者控制血糖；还能阻止过氧化脂质的产生、抑制脂肪吸收并促进其分解，达到降脂、瘦身、健美的效果。赤豆中的维生素B$_1$可以促进糖类代谢，使人远离肥胖。赤豆中含有丰富的叶酸，能够预防贫血、月经不调、脊柱裂、易怒。

药典选录

"主寒热，热中，消渴，止泄，利小便，吐逆，卒澼，下胀满。"——《名医别录》"赤豆粉，治烦，解热毒，排脓，补血脉。"——《日华子本草》

医生叮咛

尿频患者宜少食。

赤豆治病偏方 17例

1 治高血压偏方

赤豆30克，丝瓜络20克。上二味药放入砂锅中，加水适量，煎30～40分钟，滤汁分早晚两次空腹服。主治高血压。（经验方）

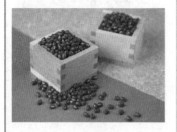

2 治支气管炎偏方

赤豆60克，百合10克，杏仁6克，白糖适量。先以水煮赤豆，至半熟时放百合、杏仁同煮至粥成，加糖，可作早餐食之。本方具有润肺止咳、祛痰利湿的作用，用于肺阴虚型支气管炎。（经验方）

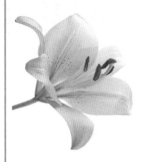

3 治胃炎偏方

赤豆50克，生山药（鲜者为好）30克，白糖适量。先煮赤豆至半熟后，放入山药（去皮切片）煮至成粥，加糖，晨起作早餐食用。主治湿热型慢性胃炎，症见上腹刺痛或绞痛、口臭、大便干结或溏薄等。（《养生益寿百科辞典》）

4 治伤寒偏方

赤豆60克，冬瓜250克。一并煮汤服用，每日1剂，分3次服。主治伤寒属湿热者，症见头痛恶寒、身重疼痛、胸闷不饥等。（经验方）

5 治中风偏方

赤豆30克，生黄芪25克，黄精、当归、山萸肉各15克。上述五味加水煎2次，分次过滤去渣。分2～3次服。每日1剂。本方益气养血、补肾填精，主治中风，症见声嘶气促、舌短面青等。（经验方）

6 治失眠偏方

赤豆30克，花生叶15克，蜂蜜适量。前二味水煎去渣，调入蜂蜜，睡前服。（经验方）

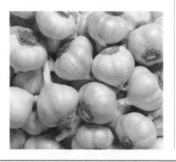

7 治水肿偏方

赤豆150克，蒜3个，姜15克，商陆根30克。上述四味共煮熟，去姜、蒜及商陆根，以汁拌豆空腹服。主治水肿虚证。（经验方）

8 治腰扭伤偏方

1. 赤豆50克，白酒适量。赤豆炒熟，加酒拌匀，每日2次，每次1剂，服时把豆嚼碎连酒一起吃下。主治急性腰扭伤。（经验方）

2. 赤豆30克，金针菜鲜根10克，黄酒适量。前二味水煎，去渣，冲入黄酒，适量温服。主治腰扭伤、瘀肿疼痛。（经验方）

9 治腹泻偏方

赤豆、山药各20克，白糖少许。鲜山药去皮切片。赤豆洗净放锅内，加水适量，置武火上烧沸，再用文火熬煮至半熟，加入山药、白糖，继续煮熟即可。（经验方）

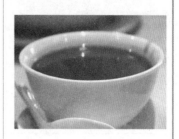

10 治脚气偏方

赤豆50克，花生仁、谷麦芽、红枣各适量，白糖少许。将赤豆、花生仁、谷麦芽、红枣加水煮汤至烂熟，下糖调服。本方温肾健脾利水，适用于湿脚气病兼有浮肿者。（经验方）

11 治流行性腮腺炎偏方

1. 赤豆30克，银花10克。将银花用纱布包裹，与赤豆共煮至烂熟，吃豆羹。本方辛凉解表、清热散结，主治流行性腮腺炎病情较轻者，症见腮部一侧或两侧发酸肿胀、纳食稍减、咀嚼不便等。（经验方）

2. 赤豆100克，鸭蛋清适量。将赤豆研粉过筛，与鸭蛋清调成糊状，放纱布上敷患处，5小时更换一次。若双侧发病，则赤豆量加倍。若发热者，以此方外敷的同时，可用解热药控制热势。治疗流行性腮腺炎。（《湖北中医》1989年第1期）

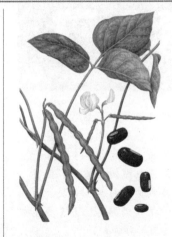

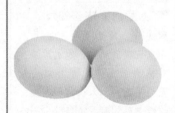

12 治丹毒偏方

赤豆30克，鸡蛋清20克。赤豆研为细末，以鸡蛋清调和如糊状，涂敷患处，以愈为度。本方清热利湿，主治小腿丹毒初起，症见恶寒发热、小腿或足部红肿热痛等。（《圣济总录》）

13 治痈疮偏方

赤豆20克，绿豆、黑豆各10克，甘草5克。上述四味共放砂锅内，加水煎煮。待豆烂熟后，吃豆喝汤。本方清热解毒、排毒消肿，主治痈疮溃脓，伴有头痛、心烦口渴、便秘等症。（经验方）

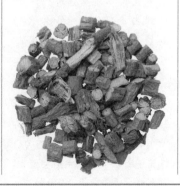

14 治流行性乙型脑炎偏方

赤豆50克，桑白皮15克。上药同水煎，代茶饮。主治重型乙脑，症见高热、身热夜甚、头痛剧烈、昏迷等。（经验方）

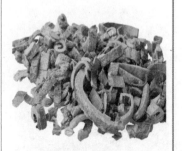

15 治胎动不安偏方

赤豆芽40克，黄酒30毫升。赤豆芽水煎，取汁100毫升，兑黄酒温服。（经验方）

16 治恶露不绝偏方

赤豆50～100克，红糖适量。用赤豆煮汤，加入红糖令溶。代茶饮。（《常见病验方研究参考资料》）

17 治产后缺乳偏方

赤豆50克，粳米100克，红糖少许。先将赤豆煮开花，再下粳米共煮为粥，服时酌加红糖，每日2次，早晚服用。（《长寿粥谱》）

赤豆食疗方 7 种

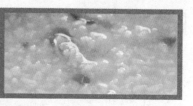

1 利尿、消除肿胀食疗方

皂角苷物质能够刺激肠道、预防结石，可起到利尿、消肿的作用，用赤豆来治疗心脏性和肾性水肿、肝硬化腹水、脚气病浮肿等症具有显著疗效。

赤豆粥

【配方】赤豆 20 克，薏米、粳米各 30 克，白糖适量。

【制法】先将前三物分别洗干净，浸涨。再把赤豆放入锅内，加水适量，先用武火煮沸后，再用文火慢煮至赤豆开花，加入薏米及粳米，继续熬煮，直至米豆烂熟，最后加糖调匀即成。

【食法】每日服食 2 次，可连日食用。

【功效】本方具有健脾利水之功，可用治水肿、小便不利等病症。服食后小便增多，水肿渐消。

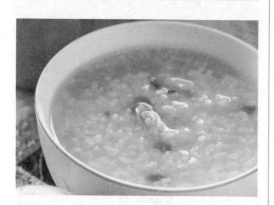

赤豆冬瓜鲤鱼汤

【配方】 赤豆 50 克，鲤鱼 1 条，冬瓜（带皮）250 克，盐适量。

【制法】鲤鱼洗净去内脏及鱼鳃，加冬瓜、赤豆、适量水共煮，至赤豆软烂后盐调味即成。

【食法】每日 1 剂，分次服用。

【功效】本方具有利水消肿、清热解毒的作用，可消除妊娠水肿，并可下气通乳；对肝硬化腹水患者也有很好的消退腹水作用。

2 便秘、痔疮食疗方

因为痔疮是大便秘结而使肛周血液受阻，长期阻滞与淤积所引起的，而膳食纤维具有良好的通便作用，可降低肛门周围的压力，使血流通畅，从而起到防治痔疮的作用。赤豆中富含膳食纤维，这种物质的增容作用能对大肠产生机械性刺激，促进肠蠕动，使大便易于排出，治疗便秘而无任何副作用。

赤豆莲子清鸡汤

【配方】赤豆 100 克，莲子 50 克，陈皮 1 块，嫩鸡 1 只，盐少许。

【制法】1. 将鸡去毛、去内脏、去肥膏，洗净，放沸水煮 5 分钟；赤豆、莲子和陈皮洗干净，莲子保留莲子衣、去莲子心。2. 瓦煲加清水，用文火煲至水沸，放入材料，改用中火继续煲 3 小时，加少许盐调味即可饮用。

【功效】利水消肿、清暑解热、益气健脾，适用于便秘、痔疮、子宫癌、胃癌、食道癌、泄泻、骨质疏松等症。

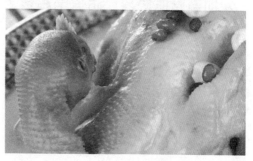

赤豆煮荸荠

【配方】赤豆100克,荸荠100克,料酒10毫升,姜5克,葱10克,盐3克,鸡精3克,鸡油30毫升。

【制法】1. 将赤豆去泥沙,洗净;荸荠去皮,洗净,切成两块;姜切片,葱切段。2. 将赤豆、荸荠、姜、葱、料酒同放锅内,加水800毫升,置武火上烧沸,再用文火煮35分钟,加入盐、鸡精、鸡油即成。

【功效】消除痹热、温中益气,适用于便秘、痔疮、大便下血、高血压、全身浮肿、小便不利、骨质疏松等症。

3 动脉硬化食疗方

赤豆中大量的钾可以促进体内多余的盐分和代谢废物的排泄,皂素可以调节体内的水分储量,清除血液中的胆固醇和中性脂肪,预防高血压、动脉硬化和早衰。

赤豆炖鲜藕

【配方】赤豆50克,藕300克,料酒10毫升,姜5克,葱10克,盐3克,鸡精3克,鸡油25毫升。

【制法】1. 将赤豆去杂质,洗净;藕洗净,切块;姜拍松,葱切段。2. 将赤豆、藕、姜、葱、料酒同放炖锅内,加水800毫升,置武火上烧沸,再用文火煮35分钟,加入盐、鸡精、鸡油即成。

【功效】养血生肌、健脾和胃,适用于热病烦渴、衄血、热淋、动脉硬化等症。

4 抑制脂肪吸收、防治肥胖食疗方

赤豆中含有较多的皂角苷,它能阻止过氧化脂质的产生、抑制脂肪吸收并促进其分解,达到降脂、瘦身、健美的效果。维生素 B_1 可以促进糖类代谢,使人远离肥胖,并可以阻挡人体内乳酸的累积,缓解疲劳。

赤豆野鸭粥

【配方】野鸭1只去毛及内脏,赤豆50克,陈皮10克,花生米50克,粳米100克。

【制法】1. 陈皮用清水浸泡切丝。2. 赤豆、花生米与粳米入锅中煮开。3. 野鸭洗净切成块,入锅中同煮至粥熟。

【功效】利尿消肿,减肥美容。

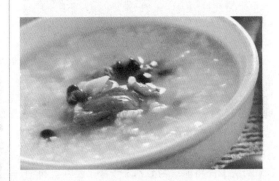

赤豆冬瓜粥

【配方】赤豆30克,冬瓜50克,大米100克。

【制法】1. 赤豆去泥沙,淘洗干净,浸泡一夜;大米淘洗干净;冬瓜去皮,切薄片。2. 将大米、冬瓜、赤豆同放锅内,加水800毫升,置武火上烧沸,再用文火煮35分钟即成。

【功效】消肿、利尿、减肥。

5 糖尿病食疗方

赤豆中富含膳食纤维,这不但能减少脂肪、胆固醇的吸收,还可以控制食物中糖的吸收速度,是一种天然的“碳水化合物阻滞剂”,十分有助于糖尿病患者控制血糖。

赤豆鲤鱼粥

【配方】赤豆100克,鲤鱼1条,粳米150克,陈皮1片,姜2片,料酒、葱段、味精、盐、花生油、香油各适量。

【制法】1. 赤豆、粳米洗净;陈皮用温水浸软,洗净。2. 鲤鱼去鳃,剖腹去内脏,不去鳞,冲洗干净。3. 取炒锅上火,放入花生油烧热,下葱段、姜片煸炒至香，烹入料酒，加入冷水、赤豆、鲤鱼、陈皮，用小火煨煮至鲤鱼烂熟，捞出鲤鱼，再加入粳米，续煮至粥成。4. 鲤鱼去鳞、刺，鱼肉放回粥内，加味精、盐，淋上香油即可。

【功效】本方有补中健胃、除湿利水的功效。糖尿病水肿者食用更佳。

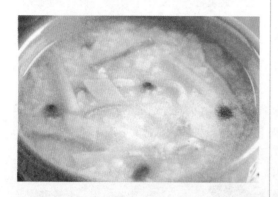

6 贫血、调节月经食疗方

赤豆中含有丰富的叶酸，人体缺少这种维生素很容易贫血、月经不调、脊柱断裂、情绪暴躁。

赤豆炖乳鸽

【配方】赤豆100克，乳鸽1只，料酒10毫升，姜5克，葱10克，盐3克，鸡精3克，鸡油30毫升，胡椒粉3克。

【制法】1. 将赤豆洗净；乳鸽宰杀后去毛及肠杂，洗净；姜切片，葱切段。2. 将赤豆、乳鸽、料酒、姜、葱同放入炖锅内，加水1800毫升，置武火烧沸，再用文火炖煮25分钟，放入盐、鸡精、鸡油、胡椒粉即成。

【功效】补肝肾、益精血、抗骨折，适用于虚赢、消渴、久疟、妇女血虚、经闭、恶疮、疥癣、骨折、骨质疏松等症。

赤豆炖鱿鱼

【配方】赤豆100克，鱿鱼200克，料酒10毫升，姜5克，葱10克，盐5克，鸡精3克，鸡油30毫升，胡椒粉3克。

【制法】1. 将赤豆洗净；鱿鱼发好，洗净，切块；姜切片，葱切段。2. 将赤豆放入炖锅内，加入姜、葱、水2800毫升，置武火烧沸，再用文火炖煮20分钟，加入鱿鱼、料酒煮熟，加入盐、鸡精、鸡油、胡椒粉即成。

【功效】补益元气、和养脏腑、抗骨疏松，适用于元气不足、吐血、骨质疏松等症。

7 促进乳汁分泌食疗方

皂素是煮赤豆时会发泡的成分，也是一种多酚类化合物，在赤豆的外皮中含量很高。皂素除了抗氧化，还可以活化细胞、净化血液和血管、预防老化、促进母乳的分泌、抑制皮肤的炎症，具有各种生理活性。

赤豆煮鲫鱼

【配方】赤豆100克，鲫鱼1条，姜5克，葱10克，料酒10毫升，盐3克，鸡精3克，鸡油30毫升，胡椒粉3克。

【制法】1. 将赤豆洗净；鲫鱼宰杀后，去鳃、鳞及肠杂，洗净；姜切片，葱切段。2. 将赤豆放入炖锅内，加入水2500毫升，放入姜、葱，烧沸，煮25分钟，下入鲫鱼，煮熟，加入料酒、盐、鸡精、鸡油、胡椒粉即成。

【功效】补虚，开胃，适用于脾胃虚弱、食少、腹胀、乳汁不通、骨质疏松等症。

赤豆炖乌鸡

【配方】赤豆100克，仔乌鸡1只，料酒10毫升，姜5克，葱10克，盐、鸡精3克，鸡油30毫升，胡椒粉3克。

【制法】1. 将赤豆洗净；乌鸡宰杀后，去毛、爪；姜切片，葱切段。2. 将赤豆、乌鸡、姜、葱、料酒同放锅内，加水2800毫升，置武火上烧沸，再用文火炖煮28分钟，加入盐、鸡精、鸡油、胡椒粉即成。

【功效】适用于脾虚、乳汁不通、骨质疏松等症。

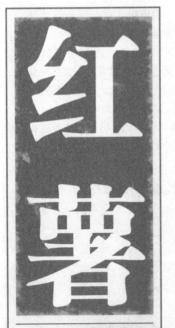

红薯为旋花科植物甘薯的块根，学名甘薯，红薯或白薯是通称，又名金薯、地瓜、番薯、红苕等，不但在我国种植和食用很广泛，而且在世界上也是被公认的价廉物美、粮菜兼用、老少咸宜的健身长寿食品。

由于红薯属碱性食物，有利于维护血液的酸碱平衡，常吃红薯对于促进身体健康非常有利。

传统中医认为，红薯性平，味甘；入脾、胃、大肠经；具有和血补中、宽肠通便、益气生津等功效，主治痢疾下血、习惯性便秘、血虚、月经失调、小儿疳积等症。

现代医学和营养学研究证明，红薯中含有人体所需的多种营养物质，已经被营养学家冠以"营养均衡食品"的美称。

熟红薯膳食纤维增加，能有效刺激肠道的蠕动，促进排便。生红薯皮下渗出的一种白色液体，含有紫茉莉苷，具有缓下作用，可用于治疗习惯性便秘。

红薯中的黏蛋白能够抵抗自由基，保持血管壁的弹性，防止粥样动脉硬化的发生。

红薯中富含多种类胡萝卜素，能抑制上皮细胞异常分化，消除有致癌作用的氧自由基，阻止致癌物与细胞核中的蛋白质结合。

红薯营养十分丰富，含有大量的糖、蛋白质、脂肪和各种维生素及矿物质，能有效地为人体所吸收，防治营养不良症，提高人体免疫力。

药典选录

"止渴，醒酒，益肺，宁心（生用之效）；益气，充饥，佐谷食（熟用之效）。"——《医林纂要》"煮食补脾胃，益气力，御风寒，益颜色。凡渡海注船者，不论生熟，食少许即安。"——《随息居饮食谱》

医生叮咛

①多吃红薯易滞气、烧心、吐酸水、腹胀和排气，故不宜多食。

②不宜与西红柿同食，易引起呕吐、腹痛腹泻。

红薯治病偏方 10例

1 治小便不通偏方

生红薯叶、红糖各适量。将生红薯叶捣烂，调少许红糖，敷于肚脐上。可治小便不通，也可辅助治疗便秘。（经验方）

2 治糖尿病偏方

干红薯藤30克，干冬瓜皮12克。上二味放入砂锅，水煎，可经常服用。主治糖尿病。（经验方）

3 治热黄疸偏方

红薯适量。将红薯洗净，加适量水煮熟食用。可治热黄疸。（经验方）

4 治肝硬化腹水偏方

红薯嫩叶苗、蕹菜嫩叶、红糖各适量。上物同捣烂，敷于脐部，腹水经1～2小时后可泻下，泻尽之后即可痊愈。主治肝硬化腹水。（经验方）

5 治便秘偏方

①红薯300～500克，姜2片，白糖适量。红薯削皮，切成小块，加清水适量煎煮，待红薯熟透变软后，加入白糖、姜，再煮片刻服食。本方益气润肠，主治气虚便秘，症见无力排便、便后疲乏等。（《中国食疗学》）

②红薯500克。将其洗干净，削去皮，切成小方块，用水煮熟，取出加适量红糖拌匀后即可食用。此品香甜可口，具有和血补中、宽肠通便、益气生津的功效，适应于妇女产后血虚便秘、小儿与老人津亏便秘等病症。（经验方）

③红薯叶250克，植物油、盐各少许。将红薯叶洗净，切块，加油、盐炒熟，一次吃完，每日2次，可治便秘。（经验方）

6 治痢疾下血偏方

①红薯1个。将其放入炭火灰中煨，熟后剥皮食。此品具有止痢和血作用，适宜于痢疾下血之症。健康人也可常食之。（经验方）

②红薯粉200克，蜂蜜适量。红薯粉中酌加适量冷开水，调匀后用沸水冲煮，至熟装入碗中，加蜂蜜调服。此羹具有健脾消积、宽肠止痢之功效，适用于血痢、小儿疳积等病症。（经验方）

7 治遗精偏方

红薯粉适量。每天早晚用温水调服50克红薯粉即可。辅助治疗遗精、淋浊。（经验方）

8 治疗疮偏方

红薯干30克，红糖、水绵各适量。红薯干煮过后，和红糖、水绵合捣烂敷之，每日一次，连敷1周有效。主治疗疮。（经验方）

9 治痈疮偏方

生红薯100克。将其洗净切碎，捣烂敷于患部。本方有止血、止痛、消炎之功，对痈疮溃烂出血者尤其有效。（经验方）

10 治小儿消化不良偏方

新鲜红薯叶90～120克。将其洗净，切碎，加水煮服。可治小儿消化不良，也可治疗夜盲。（经验方）

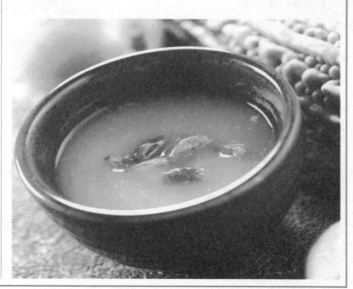

红薯食疗方 4种

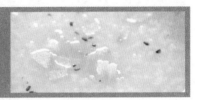

1 便秘食疗方

绿豆中含有的植物甾醇结构与胆固醇相似，它能与胆固醇竞争酯化酶，使之不能酯化而减少肠道对胆固醇的吸收，从而使血清中的胆固醇含量降低。绿豆中含有的多糖成分，能促进动物体内胆固醇在肝脏分解成胆酸，加速胆汁中胆盐分泌和降低小肠对胆固醇的吸收；还能增强血清脂蛋白酶的活性，使脂蛋白中三酰甘油水解，达到降血脂疗效，从而可以防治冠心病、心绞痛。

红薯芥菜黄豆汤

【配方】红薯380克，芥菜300克，黄豆75克，猪瘦肉100克，姜2片，盐适量。

【制法】1. 红薯去皮洗干净，切厚块；芥菜和黄豆洗干净；猪瘦肉洗干净，氽烫后再冲洗干净。2. 煲沸适量水，放入红薯、芥菜、黄豆、猪瘦肉和姜片，水沸后改文火煲约90分钟，下盐调味即成。

【功效】调理肠胃、治疗便秘、预防暗疮。

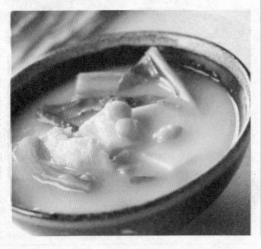

大芥菜红薯汤

【配方】红薯500克，大芥菜450克，植物油30毫升，姜2片，盐5克。

【制法】1. 大芥菜洗净，切段；红薯去皮，洗净，切成块状。2. 热锅，加入植物油、姜片，将红薯爆炒5分钟，加入沸水1000毫升，煮沸后加入大芥菜，煲沸20分钟，加盐调味即可。

【功效】本方主要可用于大肠燥热、大便不畅、秘结等症。

2 癌症食疗方

红薯中富含多种类胡萝卜素，它们可促使上皮细胞正常成熟，抑制上皮细胞异常分化，消除有致癌作用的氧自由基，阻止致癌物与细胞核中的蛋白质结合。有报道说，美国某医院从红薯中提取出一种活性物质——去雄酮，它能有效地抑制结肠癌和乳腺癌的发生。还有一所美国大学研究发现，红薯中有一种叫脱氢去雄酮的物质，对防治癌症有一定的效果。

鸡肉红薯粥

【配方】红薯200克，鸡肉75克，粳米100克，青豆、胡萝卜、海米各30克，荸荠、蒜头各2个，盐、胡椒粉各2克，味精1克。

【制法】1. 鸡肉洗净，切丁；荸荠洗净去皮，切成丁；红薯、胡萝卜洗净切丁；海米洗净，涨发回软；蒜头捣碎。2. 坐锅点火，下入蒜头和海米爆香，锅内加入约1500毫升冷水，放入粳米，用旺火煮沸，下入海米、鸡肉丁、红薯丁、胡萝卜丁，小火熬煮约半小时后，往粥内加入青豆和荸荠丁，用盐、胡椒粉、味精调好，即可盛起食用。

【功效】防癌抗癌。

胚芽红薯粥

【配方】黄心红薯、胚芽米各50克，粳米100克，白糖10克。

【制法】1. 粳米、胚芽米淘洗干净，用冷水浸泡半小时；黄心红薯洗净，去皮切成小块。2. 锅中加入约1000毫升冷水，将粳米、胚芽米放入，用旺火烧沸后放入红薯块，改用小火熬煮成粥，下入白糖拌匀，即可盛起食用。

【功效】防癌抗癌。

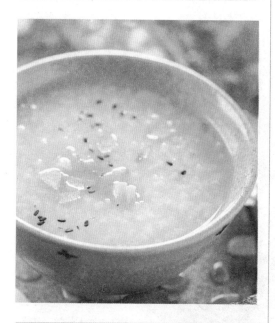

3 动脉硬化食疗方

红薯的抗衰老和预防动脉硬化作用，主要是其所具有的消除活性氧作用产生的。红薯中所含的一种黏蛋白能够抵抗自由基，保持血管壁的弹性，防止粥样动脉硬化的发生。

红薯红枣汁

【配方】红薯200克，红枣30克，蜂蜜20毫升。

【制法】1. 红薯洗净，削去外皮，切碎；红枣洗净，去核，切片。2. 将红薯和红枣片放入锅内，加入冷水500毫升，用旺火煎熬至水剩下一半时，加入蜂蜜调匀，改用小火煎10分钟。3. 将煎煮好的液汁倒入大杯，放凉后即可饮用。

【功效】保持血管壁弹性，预防动脉硬化。

红薯粥

【配方】新鲜红薯200克，粳米50克，白糖适量。

【制法】1. 将新鲜红薯洗净，连皮切成小块。2. 粳米洗净，用冷水浸泡半小时。3. 将红薯块和粳米一同放入锅内，加入约1000毫升冷水煮至粥稠，依个人口味酌量加入白糖，再煮一二沸即可。

【功效】此方具有健脾补胃、补虚强体的功效，适宜于体弱贫血、脾胃消化力差者食之。高血压、高脂血病患者可常食。

4 提高免疫力食疗方

红薯营养十分丰富，含有大量的糖、蛋白质、脂肪和各种维生素及矿物质，能有效地为人体所吸收，防治营养不良症。红薯蛋白中含有丰富的赖氨酸，多吃红薯蛋白可以得到更为全面的蛋白质，提高人体免疫力。中医也认为红薯能补中益气，对中焦脾胃亏虚、小儿疳积等病症有益。

红薯排

【配方】红薯250克，白糖150克，奶油100毫升，鸡蛋2个，白酒30毫升，香料末、冰糖末适量，面粉100克。

【制法】1. 将红薯煮熟，去皮，打成浆，用漏斗过滤；白糖、奶油、鸡蛋、白酒、香料末等调匀，再加入红薯浆调和；面粉加水调和均匀，揉成面皮，放入盆内。2. 将红薯等铺在面皮上，再把面皮切成条，摆棋子块，入炉烘烤，至熟取出，撒上一层冰糖末即可食用。胃纳不佳者，改烘烤为油锅中炸，则更加香酥脆软，增进食欲。

【功效】此方具有和血补中、开胃健脾、宽肠通便的作用，适用于脾胃纳差、食欲不振、大便秘结等病症，并且可以预防营养不良，提高免疫力。

花生

花生为豆科植物落花生的果实,学名落花生,又称长生果、番豆、地果。现代考古学研究认为花生原产于南美洲,到了16世纪30年代才在我国落地生根。如今我国花生的种植主要分布在山东、河南、广东等省。花生因为其丰富的营养物质有益于人体延缓衰老,在民间一直有"长生果"之称。现代医学对于花生的研究也更加深入,如美国膳食指导金字塔中,把坚果跟肉类、豆类归为同一类别,意味着花生等坚果可作为健康膳食的一部分,可以每天适量食用。

传统中医认为,花生性平,味甘;入脾、肺经;具有醒脾和胃、润肺化痰、滋养调气、清咽止咳等功效,主治营养不良、食少体弱、燥咳少痰、咯血、齿衄鼻衄、皮肤紫斑、脚气、产妇乳少等病症。

现代医学和营养学研究证明,花生中的卵磷脂不仅益智,还可延缓老化,并可使胆固醇降低。花生红衣中所含有的儿茶素对人体具有很强的抗老化的作用。花生红衣中含有使凝血时间缩短的物质——白藜芦醇,可用于防治血友病。炒熟的花生中钙含量极高,可以促进骨骼的生长发育。花生蛋白质中含10多种人体必需的氨基酸,可促使细胞发育和增强大脑的记忆能力,预防老年痴呆症。花生中的不饱和脂肪酸含量在50%以上,有降低胆固醇的作用,对于预防动脉硬化、高血压和冠心病等心脑血管疾病十分有益。花生中的白藜芦醇具有强大的抗氧化作用,是肿瘤类疾病的化学预防剂,也是动脉硬化、心脑血管疾病的化学预防剂。

药典选录

"补中益气,盐水煮食养肺。"——《滇南本草图说》

"治脚气及妇人乳汁缺乏。"——《现代实用中药》

医生叮咛

①花生含油脂多,消化时需要多耗胆汁,故胆病患者不宜食用。

②花生能增进血凝、促进血栓形成,故血黏度高或有血栓的人不宜食用。

花生治病偏方 10例

1 治高脂血症偏方

花生全草（整株干品）50克。将花生全草切成小段，泡洗干净，加水煎汤，代茶饮。每日1剂，不拘时饮服。本方养肝益肾，主治高脂血症。（《偏方大全》）

2 治冠心病偏方

花生壳30克。将其洗净、水煎，每服100毫升，可治高脂血症和冠心病。（经验方）

3 治眩晕偏方

花生45克，粳米60克，冰糖适量。将花生去除泥土及发芽的坏花生，连衣捣碎，和洗净的粳米一起放于锅内，加入适量水和冰糖，煮成粥即可食用。每日早晨空腹温热食之。本方活血化瘀，主治眩晕。（经验方）

4 治水肿偏方

花生仁、梅肉各45克，蒜30克。上述三味煮熟食用。主治营养不良性水肿。（经验方）

5 治伤寒偏方

花生衣30克，红枣30颗。二味加水适量煎煮，去渣，一次服完。每日1剂，5日为一疗程。主治湿热型伤寒，症见大便下血、灼热烦躁等。（经验方）

6 治脚气病偏方

脚气病初起，用花生连衣熬成浓汤饮服，每次120克，每日4次，连服3日，对单纯性的脚气病有良效。如系慢性脚气病，宜每日用花生150克煮汤，持久饮服。（经验方）

7 治小儿百日咳偏方

1. 花生20克，西瓜子15克，红花1.5克，冰糖30克。将西瓜子捣碎，连同红花、花生、冰糖放入锅内，加水烧开煮半小时，取汁作茶饮，取花生食之。主治小儿百日咳，症见咳嗽反复不已，入夜尤甚。（《食物疗法》）

2. 花生30克，白芝麻50克，蜂蜜50毫升。上述三味同放锅中加水煮汤服。每日1次，连服3～5日。适用于小儿百日咳恢复期。（经验方）

8 治小儿感冒偏方

花生仁30克，红枣、蜜糖各20克。将上述三味加入适量水炖1～2小时，吃花生、枣，喝汤。主治小儿感冒、久咳不止。（经验方）

9 治小儿营养不良偏方

花生仁100克，干红枣10颗，红糖适量。花生仁用温水泡半小时，去皮。干红枣洗净后用温水泡发，与花生皮同放锅内，倒入泡花生仁的水，酌加清水，文火煎半小时，捞出花生衣，加红糖即成。每日3次，饮汁并吃枣。（经验方）

10 治产后缺乳偏方

花生仁60克，黄酒30毫升，红糖30克。花生仁煮熟加酒、糖略煮一下，吃花生饮汤。（经验方）

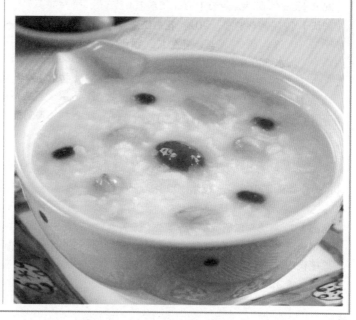

花生食疗方 5种

1 益智、抗早衰食疗方

花生中的卵磷脂是神经系统所必需的重要物质，不仅益智，还可延缓老化，并可使胆固醇降低。花生红衣中所含有的儿茶素对人体具有很强的抗氧化作用。

花生小豆鲫鱼汤

【配方】花生米200克，赤豆120克，鲫鱼1条，料酒、盐少许。

【制法】将花生米、赤豆分别洗净，沥去水分；鲫鱼剖腹去鳞及肚肠；将花生米、赤豆及洗净的鲫鱼同放一大碗中，加入料酒、盐，用大火隔水炖，待沸后，改用小火炖至花生烂熟即可。

【功效】本方具有健脾和胃、利水消肿、提神益智的功效，还能够防止早衰。

芦荟花生粥

【配方】花生仁60克，芦荟15克，粳米150克。

【制法】1. 将芦荟洗净，切块；花生仁洗净；粳米淘洗干净。2. 将芦荟、花生仁、粳米放入锅内，加水500毫升，置武火上烧沸，再用文火煮35分钟即成。

【功效】泻热通便、养阴润肺、提神益智，适用于便秘、肺燥咳嗽、小便不通、记忆力减退等症。

郁李仁花生粥

【配方】花生仁100克，粳米100克，郁李仁20克。

【制法】1. 将郁李仁研成细末；花生仁洗净；粳米淘洗干净。2. 将郁李仁、花生仁、粳米同放炖锅内，加水500毫升，置武火上烧沸，再用文火煮35分钟即成。

【功效】润肠通便、养血补脾，适用于便秘、水肿、记忆力减退等症。

2 促进骨髓造血功能、防治血友病食疗方

血友病是一种因先天性凝血因子缺乏而以致凝血活酶生成障碍的出血性疾病。花生红衣中含有油脂和多种维生素，并含有使凝血时间缩短的物质——白藜芦醇，能对抗纤维蛋白的溶解，有促进骨髓制造血小板的功能，对多种出血性疾病不但有止血的作用，而且对原发病有一定的治疗作用，对人体造血功能有益，可用于防治血友病。

红枣花生衣汤

【配方】花生米100克，红枣50克，红糖适量。

【制法】红枣洗净，用温水浸泡，去核；花生米略煮一下，冷后剥衣；将红枣和花生衣放在锅内，加入煮过花生米的水，再加适量的清水，用旺火煮沸后，改为小火焖煮半小时左右；捞出花生衣，加红糖溶化，收汁即可。

【功效】本方具有强体益气、补血止血的功效，适用于气血两虚所致的胃弱食少、短气乏力及各种出血病症。

3 营养不良食疗方

花生中钙含量极高，钙是构成人体骨骼的主要成分，故多食花生，可以促进人体的生长发育。花生的营养价值比粮食类高，可与鸡蛋、牛奶、肉类等一些动物性食品媲美，每日膳食中添加花生有助于改善营养缺乏和营养不良的状态。

花生猪骨粥

【配方】花生仁 100 克，猪骨 300 克，粳米 100 克，香菜 50 克，猪油 20 克，胡椒粉 2 克，香油 5 毫升，盐 3 克。

【制法】1. 粳米淘洗干净，用冷水浸泡半小时；猪骨洗净，敲断成小块；花生仁放入碗内，用开水浸泡 20 分钟，剥去外皮；香菜择洗干净，切成小段。2. 把锅置火上，放入猪骨块、猪油和适量水，用旺火烧沸后，继续煮约 1 小时，至汤色变白时，捞出猪骨，下粳米和花生仁，用旺火烧沸，改小火继续熬煮约 45 分钟；煮至米粒开花、花生仁酥软时，放盐搅拌均匀，淋入香油，撒上胡椒粉、香菜段，即可盛起食用。

【功效】促进骨骼发育，防治营养不良。

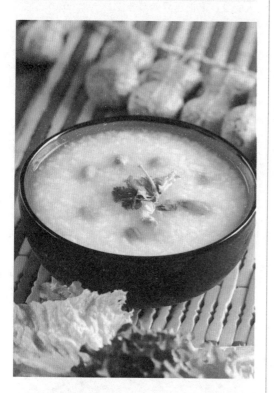

赤豆煮花生仁

【配方】花生仁 300 克，赤豆 50 克，料酒 10 毫升，姜 5 克，葱 10 克，盐 3 克，鸡精 3 克，鸡油 35 毫升。

【制法】1. 将赤豆洗净；花生仁洗净；姜切片，葱切段。2. 将赤豆、花生仁、姜、葱、料酒同放锅内，加水 800 毫升，置武火烧沸，再用文火煮 35 分钟，加入盐、鸡精、鸡油即成。

【功效】养血润肺、滋补脾胃、抗骨质疏松，适用于脾胃虚弱、骨折、营养不良等症。

花生杏仁粥

【配方】粳米 200 克，花生仁 50 克，杏仁 25 克，白糖 20 克，冷水 2500 毫升。

【制法】1. 花生仁洗净，用冷水浸泡回软；杏仁焯水烫透。2. 粳米淘洗干净，浸泡半小时，沥干水分，放入锅中，加入约 2500 毫升冷水，用旺火煮沸。转小火，下入花生仁，煮约 45 分钟，再下入杏仁及白糖，搅拌均匀，煮 15 分钟，出锅装碗即可。

【功效】清热解毒，可改善营养不良的状态。

4 老年痴呆症食疗方

花生中含有的白藜芦醇，在 1998 年被美国学者列为"100 种最热门有效的抗衰老物质"之一。花生蛋白质中含十多种人体必需的氨基酸，其中赖氨酸可使人提高智力，谷氨酸和天门冬氨酸可促使细胞发育、增强大脑的记忆能力、预防老年痴呆症。

核桃花生炒肉丁

【配方】花生仁 20 克，核桃仁 20 克，猪肉 250 克，胡萝卜 50 克，莴苣 50 克，料酒 10 毫升，姜 5 克，葱 10 克，盐 3 克，鸡精 2 克，植物油 35 毫升。

【制法】1. 将核桃仁、花生仁用植物油炸香；胡萝卜去皮洗净，切成丁；莴苣去皮，切成丁；姜切片，葱切段；猪肉洗净，切成丁。2. 将炒锅置武火上烧热，倒入植物油，烧至六成热时，下姜、葱爆香，随即下入猪肉丁、料酒，炒至变色，再下胡萝卜、莴苣、花生仁、核桃仁、盐、鸡精，炒熟即成。

【功效】益智补脑、润肠通便，适用于老年痴呆症。

花生山药粥

【配方】花生仁、山药各50克，粳米100克，冰糖10克。

【制法】1. 将花生仁、粳米洗净，用冷水分别浸透；山药洗净，去皮，切丁。2. 锅中加入约1000毫升冷水，将花生仁、粳米放入，用旺火烧沸，加入山药丁，然后改用小火熬煮成粥，加入冰糖，再略煮片刻，即可盛起食用。

【功效】抗衰老，预防老年痴呆症。

5 心脑血管疾病食疗方

花生中含有谷甾醇和木樨草素，能降低血脂。同时，花生含脂肪43%～55%，其中75%以上为不饱和脂肪酸，单不饱和脂肪酸含量在50%以上，有降低胆固醇的作用，对于预防动脉硬化、高血压和冠心病等心脑血管疾病十分有益。

花生菠菜粥

【配方】花生仁50克，粳米100克，菠菜200克，盐2克，味精1克，植物油10毫升。

【制法】1. 将菠菜去掉烂叶，洗净，切成细末；花生仁用沸水浸泡1小时，洗净；粳米淘洗干净，用冷水浸泡片刻。2. 将粳米与花生仁一同放入锅中，加入1500毫升冷水，加入植物油，先用旺火烧沸，再改用小火煮至花生仁熟透时放入菠菜末，加盐和味精调好口味，煮沸即成。

【功效】润肠通便，排毒净血，预防心脑血管疾病。

糙米核桃花生豆浆

【配方】糙米30克 核桃仁10克 花生仁15克 黄豆50克 白糖适量。

【制法】1. 黄豆洗净，用清水浸泡6～8小时；糙米洗净，用清水浸泡4小时；核桃仁、花生仁用温水泡开。2. 将以上食材全部倒入豆浆机中，加水至上、下水位线之间，按下"豆浆"键。3. 待豆浆机提示豆浆做好后，倒出过滤，再加入适量的白糖，即可饮用。

【功效】补中益气、调和五脏。

醋花生

【配方】花生500克，米醋1000毫升。

【制法】1. 将花生洗净，放入瓶中，再将米醋倒入瓶内，浸泡10天。2. 食用时从瓶内取出即可。

【食法】每日2次，每次吃花生30克。

【功效】消肿止泻、软化血管、降低血压，对大肠炎、高血压疗效较佳。

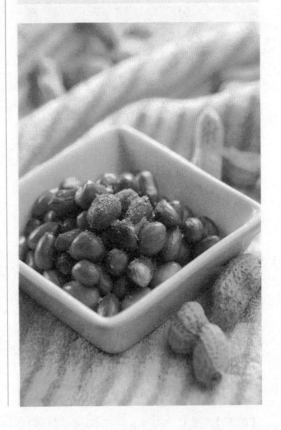

黑芝麻即色黑的芝麻，为一年生草本植物黑芝麻的干燥成熟种子，除西藏外，在我国各省区均有栽培。黑芝麻富含多种营养成分，经常食用还可预防多种疾病、延缓衰老，被誉为"仙家食品"。

传统中医认为，黑芝麻味甘，性平；入肝、肾经；具有滋补肝肾、生津润肠、润肤护发、抗衰祛斑、明目通乳的功效，可用于血虚视物模糊、耳鸣、津少便秘、面斑、久咳不愈、发枯不泽、乳汁不通、失眠等症。

现代医学和营养学研究证明，黑芝麻含有增进大脑营养的重要营养素，如亚油酸、黑芝麻油等不饱和脂肪酸，还含有优质蛋白质及提升大脑和全身机能的 B 族维生素。黑芝麻中铁元素的含量很高，不仅可以补充铁，有效预防缺铁性贫血，还可以改善因为缺铁导致的气喘、头晕、疲乏、脸色苍白等潜在性缺铁症状。黑芝麻中含钙非常丰富，对骨骼、牙齿的发育都大有益处，可以治疗因缺钙引起的小儿佝偻病、老年骨质疏松症、视力下降等症。黑芝麻色素可以治疗白头发。黑芝麻所含的维生素非常丰富，其维生素 E 居植物性食品之首，不仅具有强力抗氧化作用，还能促进人体对维生素 A 的利用，可与维生素 C 起协同作用，以维护皮肤的柔嫩与光泽。黑芝麻中的不饱和脂肪酸与维生素 C 联合发生作用，可去除附着在人体血管壁上多余的胆固醇，从而防治高血压病、冠心病、动脉硬化症、高脂血症等心血管疾病。黑芝麻木脂素具有强大的抗氧化作用，可以预防宿醉和肝癌。

黑芝麻 +

药典选录

"生嚼涂小儿头疮及浸淫恶疮。"——《唐本草》"润五藏，主火灼，填骨髓，补虚气。"——《食疗本草》

医生叮咛

脾弱便溏者勿服。

黑芝麻治病偏方15例

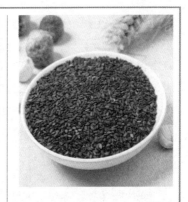

1 治高脂血症偏方

黑芝麻60克,桑葚40克,大米30克,白糖10克。将黑芝麻、桑葚、大米分别洗净后同放入瓷罐中捣烂。砂锅中先放清水1000毫升,煮沸后入白糖,水再沸后,徐徐将捣烂的碎末加入沸汤中,不断搅动,煮至成粥糊样即可。可常服之。本方滋阴清热降血脂,主治高脂血症。(经验方)

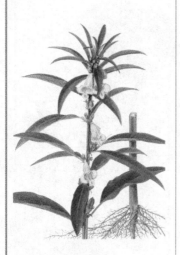

2 治胃溃疡偏方

黑芝麻250克,红糖500克。红糖、黑芝麻和匀研成细末。每日3次,每次1小匙(约6克),开水冲服。本方健脾理气润燥,适用于胃痛泛酸的胃炎、胃溃疡。注:中医认为芝麻是一种发物,患疮毒、湿疹等皮肤病患者应慎食。(经验方)

3 治哮喘偏方

黑芝麻250克,姜、冰糖各125克,蜂蜜100毫升。黑芝麻炒香,姜捣汁去渣,冰糖、蜂蜜混合均匀,将黑芝麻与姜汁浸拌,再炒一下,冷后与蜜糖混合拌匀,放瓶中。每日早晚各服一汤匙。主治肺虚喘,症见气短、咳声低微、言语无力、畏风自汗等。(经验方)

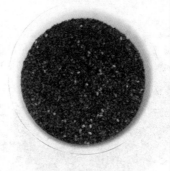

4 治便秘偏方

黑芝麻60克,北芪15克,蜂蜜50毫升。将黑芝麻捣烂磨成糊状,煮熟后调蜂蜜,用北芪煎汁冲服。分2次服完。每日1剂,连服数日。本方具有益气润肠之功效,主治排便无力、汗出气短等。(《常见病饮食疗法》)

5 治眩晕偏方

黑芝麻30克(炒黄研细),米醋30毫升,蜂蜜30毫升,鸡蛋清20克。上述四味混合调匀,分成6份。每服1份,开水冲服,每日3次。主治肝肾不足所致眩晕。(经验方)

6 治中风偏方

黑芝麻500克,蜂蜜、黄酒各少许。将黑芝麻洗净,重复上锅蒸3次,每次约20分钟,晒干后炒熟研成细末,加蜂蜜少许,做成约10克重的丸药,用温黄酒送下。每日3次,每次1丸。本方养血祛风,主治中风后偏瘫、半身不遂症。(经验方)

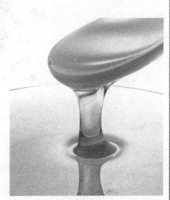

7 治感冒偏方

黑芝麻30克,茶叶5克,姜5克。黑芝麻嚼食,姜、茶叶煎汤冲服,盖被发汗。主治感冒初起。(经验方)

8 治小儿麻疹偏方

小儿疹出不透时,用黑芝

麻25克煮水，以其沾水贴敷全身，水冷了再煮，1小时后，疹子即遍出全身。（经验方）

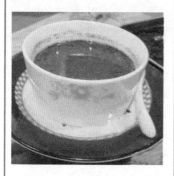

9 治神经衰弱偏方

1. 黑芝麻、核桃仁、桑叶各30克。上述三味共捣泥为丸，每丸约重9克。每日2次，每次服1丸。主治神经衰弱引起的头晕头痛、烦躁易怒。（经验方）

2. 黑芝麻50克，红糖25克，绿茶5克。黑芝麻炒熟，与红糖、绿茶研末备用。每次按配方量，加开水400～500毫升，搅匀后，分3次温服，每日服1剂。主治神经衰弱、遗精、阳痿早泄等。（经验方）

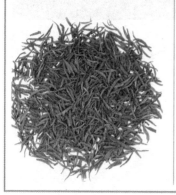

10 治咳嗽偏方

黑芝麻50克，姜30克，瓜蒌1个。上三味共捣为糊，水煎服取汗。主治咳嗽。（经验方）

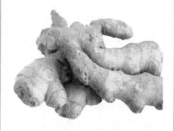

11 治关节炎偏方

黑芝麻叶100克。将其洗净切碎水煎服，每日2次。冬季无叶，可用芝麻秆水煎服。补血通络散寒，主治风寒性关节炎。（经验方）

12 治风疹偏方

1. 黑芝麻、黄酒、白糖各适量。黑芝麻微炒，研成细末备用。每次用黑芝麻与黄酒各3汤匙，调匀，放入碗中隔水炖，水开15分钟后，加白糖适量即可。于早晨空腹服或饭后2小时服下，每日2次，

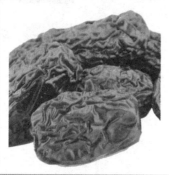

轻者连服3～4日可愈。适用于妇女冲任不调型风疹块，该型风疹块常在月经前2～3日发作较多，月经后渐渐减轻或消失。（经验方）

2. 黑芝麻9克，黑枣9克，黑豆30克。上述三味同煮汁服食。每日1剂，常服。（经验方）

13 治咽喉炎偏方

鲜黑芝麻叶6片。将其洗净，嚼烂慢慢吞咽。每日3次，连服3日有效。滋阴生津、润咽消炎，主治急慢性咽炎。（经验方）

14 治痛经偏方

黑芝麻20克，生地15克，枸杞子10克，冰糖适量。将黑芝麻、生地、枸杞子煎沸20分钟，去渣留汁。加入适量冰糖，稍煎，待溶即成。用于肝肾亏损兼虚热所致的痛经。（经验方）

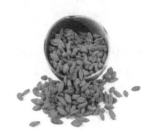

15 治产后缺乳偏方

黑芝麻适量。将其炒熟研末，用温水冲服。服前亦可加盐少许。主治产后气血虚弱所致的缺乳。（经验方）

黑芝麻食疗方 6种

1 健脑、增强记忆力食疗方

黑芝麻具有增进大脑营养的重要元素，如亚油酸、黑芝麻油等不饱和脂肪酸，常食用黑芝麻可以预防脑部细胞退化，从而达到健脑与增强记忆力的功效。黑芝麻中还含有优质蛋白质及提升大脑和全身机能的 B 族维生素。

山药黑芝麻糊

【配方】山药 15 克，黑芝麻 120 克，玫瑰糖 6 克，鲜牛奶 200 毫升，冰糖 120 克，粳米 60 克。

【制法】1. 粳米洗净，用清水浸泡 1 小时，捞出滤干；山药切成小丁；黑芝麻炒香。将以上三物放入盆中，加水和鲜牛奶拌匀，磨碎后滤出汁液。2. 锅中加清水、冰糖，溶化过滤。将冰糖水放入锅中，继续烧开后，将黑芝麻山药汁水慢慢倒入锅内，加入玫瑰糖，不断搅拌成糊，至熟即成。

【功效】滋阴补肾、益脾润肠、益智补脑，适用于病后体弱、记忆力减退、肝肾不足、大便燥结、须发早白等症。中老年人平时服用，可健体强身，延年益寿。

2 贫血食疗方

黑芝麻中铁元素的含量很高，长期适量食用黑芝麻，不仅可以补充铁，有效预防缺铁性贫血，还可以改善因为缺铁而导致的气喘、头晕、疲乏、脸色苍白等潜在性缺铁症状。

黑芝麻红枣粥

【配方】黑芝麻 20 克，红枣 8 颗，粳米 150 克，白糖 25 克。

【制法】1. 黑芝麻用小火炒香，研成粉末。2. 粳米淘洗干净，用冷水浸泡半小时；红枣洗净去核。3. 锅中加入冷水 1500 毫升，放入粳米和红枣，先用旺火烧沸，再改用小火熬煮。4. 待米粥烂熟时，调入芝麻粉及白糖，再稍煮片刻即可。

【功效】润肠通便、凉血止痢，不仅适用于痢疾下血等出血症，还对营养不良、贫血、便秘等患者有益。

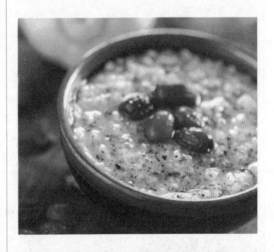

芝麻红枣甲鱼汤

【配方】黑芝麻 50 克，红枣 10 颗，黑豆 100 克，甲鱼 1 只，生姜 1 片，盐少许。

【制法】1. 甲鱼洗净，去内脏；黑芝麻、黑豆放入锅中，不加油，炒至豆衣裂开、黑芝麻炒香；红枣、生姜洗净，红枣去核，生姜去皮，切片。2. 瓦煲加入清水，用文火煲至水沸，放入全部食材及生姜，改用中火继续煲 3 小时，加少许盐调味，即可饮用。

【功效】补血通乳、美容乌发、降低血压、预防贫血。

3 缺钙引起的各种病症食疗方

黑芝麻中钙含量非常高，比蔬菜和豆类都高得多，仅次于虾皮，因此经常食用黑芝麻，对骨骼、牙齿的发育都大有益处，可以治疗因缺钙引起的小儿佝偻病、老年骨质疏松症、视力下降等症。

黑芝麻粥

【配方】黑芝麻10克，粳米60克，蜂蜜10毫升。

【制法】1.将黑芝麻炒香。2.将粳米淘洗干净，加入锅内，加水适量，置武火上烧沸，再用文火煮八成熟时，加入黑芝麻、蜂蜜，拌匀，煮成粥即成。

【食法】每日1次，每次吃粥60克，正餐食用。

【功效】润五脏、壮筋骨、通便，对胃酸过少、便秘以及缺钙引起的各种病症尤佳。

黑芝麻甜奶粥

【配方】熟黑芝麻30克，粳米100克，鲜牛奶250毫升，白糖10克。

【制法】1.粳米淘洗干净，用冷水浸泡半小时，捞出放入锅中，加入约1000毫升冷水，先用旺火烧沸后，再改用小火慢慢熬煮。2.粥将成时加入鲜牛奶，上中火烧沸，再加入白糖搅匀，最后撒上熟黑芝麻即可。

【功效】补钙壮骨，可治疗缺钙引起的各种病症。

4 白发食疗方

黑芝麻色素是一种具有较好的水溶性、热稳定性、光稳定性、耐氧化性及还原性的色素。适当食用黑芝麻可以治疗白头发。同时，黑芝麻所含的维生素非常丰富，其维生素E居植物性食品之首。维生素E能促进细胞分裂，推迟细胞衰老，常食可抵消或中和细胞内衰老物质氧自由基的积累，从而延缓衰老、延年益寿。

黑芝麻桃仁粥

【配方】黑芝麻10克，核桃仁8克，粳米100克，冰糖10克，冷水1000毫升。

【制法】1.黑芝麻放入炒锅，用小火炒香；核桃仁洗净，去杂质拍碎。2.粳米淘洗干净，用冷水浸泡半小时。3.锅中加入冷水，将粳米放入，旺火上烧沸，再改用小火熬煮。4.熬至八成熟时，放入黑芝麻、核桃仁、冰糖，搅拌均匀，继续煮至粥成，即可食用。

【功效】本方具有补肾养血、驻颜乌发的作用，对面容憔悴、皮肤干枯、头发早白均有明显疗效。

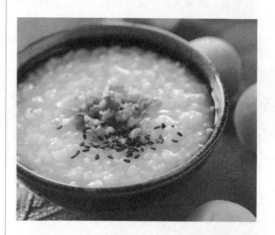

5 老年瘙痒症食疗方

人到老年常有皮肤瘙痒症状，反复发作，并常因情绪波动、温度变化等而诱发或加重。老年性皮肤瘙痒病的发生与老年人的生理变化密切相关。从皮肤上说，多由于皮脂腺功能减退，分泌的油脂过少，导致皮肤干燥、变脆；从内脏系统来说，多与内分泌失调、动脉硬化等因素有关。

黑芝麻中含有大量的维生素E，它能促进人体对维生素A的利用，可与维生素C起协同作用，保护皮肤的健康，减少皮肤发生感染；对皮肤中的胶原纤维和弹力纤维有"滋润"作用，从而改善、维护皮肤的弹性；能促进皮肤内的血液循环，使皮肤得到充分的营养物质与水分，以维护皮肤的柔嫩与光泽。

黑芝麻苓菊猪瘦肉汤

【配方】黑芝麻、茯苓各100克，鲜菊花10朵，猪瘦肉250克，盐适量。

【制法】1. 将黑芝麻洗净，用水略浸捣烂；茯苓洗净；鲜菊花洗净，摘取花瓣；猪瘦肉洗净，切片，用盐腌10分钟。2. 把黑芝麻、茯苓放入锅内，加清水适量，用武火煮沸15分钟，放入猪瘦肉、菊花瓣，煲至肉熟，放盐调味即可。

【注意】大便溏泄、脂溢性皮炎脱发及油性皮肤者不宜用本方。

【功效】本方适用于肝肾虚损、精血不足、须发早白、眩晕耳鸣、腰膝酸软、四肢乏力、产后血虚乳汁不足、血虚津亏的肠燥便秘、肝阴不足、肝热目赤、高血压、皮肤瘙痒等病症。

6 心脑血管疾病食疗方

黑芝麻中有50%是脂肪，以油酸和亚麻酸等不饱和脂肪酸为主，这些不饱和脂肪酸与维生素C联合发生作用，可去除附着在人体血管壁上多余的胆固醇，从而防治高血压病、冠心病、动脉硬化症、高脂血症等心血管疾病。

黑芝麻山药羹

【配方】黑芝麻50克，山药50克，白糖10克。

【制法】1. 将黑芝麻去杂质，炒香，研成细末；山药烘干研成细末；将二者混匀。2. 在锅内加水300毫升，置武火上烧沸，将黑芝麻和山药粉末徐徐倒入沸水锅内，同时放入白糖，不断搅拌，煮3～5分钟即成。

【食法】每日1次，每次服羹50克。

【功效】补肝肾、养心脾、降血压，适用于高血压病肝肾阴虚型患者，也能预防其他心脑血管疾病。

桑葚火麻仁黑芝麻糕

【配方】黑芝麻60克，桑葚30克，火麻仁10克，糯米粉700克，白糖30克，粳米粉300克。

【制法】1. 将桑葚、火麻仁洗净，放入锅内，加水适量，置武火上烧沸，用文火煮熬20分钟，滤取汁。2. 将黑芝麻放炒锅内置文火上炒香。3. 糯米粉、粳米粉、白糖拌匀，加入桑葚、火麻仁汁、水适量，揉成粉团，做成糕，在每块糕上撒上黑芝麻，上笼蒸15～20分钟即成。

【食法】每日1次，每次服羹50克。

【功效】健脾胃、补肝肾、美容颜，适用于预防心脑血管疾病，胃寒、肝肾虚弱患者食用尤佳。

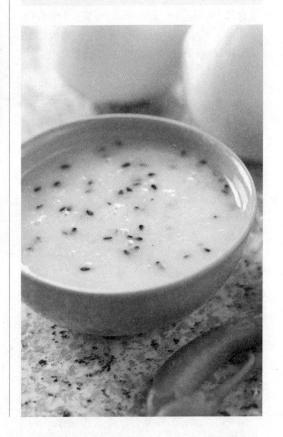

第二章
蔬菜瓜果能治病

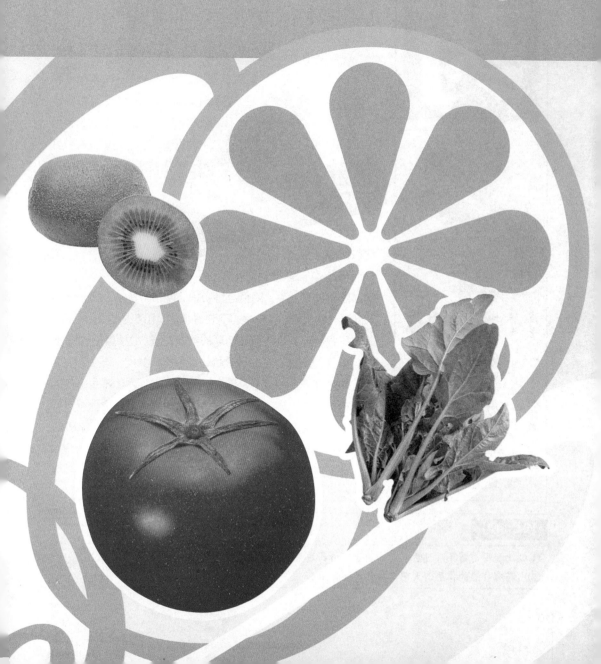

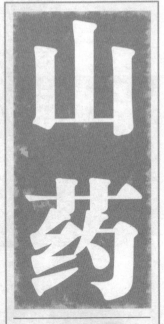

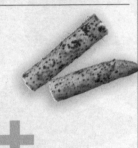

山药为薯蓣科植物薯蓣的根茎，是薯蓣的通称，又名淮山药、薯药、山芋、玉延等。山药作为保健食品，在我国至少已有2000多年的历史，自古即被视为物美价廉的补虚良药，素有"白人参"之美称。许多古典医籍都对山药有很高的评价，如东汉时期的《神农本草经》就将山药列为上品。

传统中医认为，山药性平、味甘，入肺、脾、肾经，具有健脾补肺、固肾益精、聪耳明目、助益五脏、强健筋骨、长志安神、延年益寿等功效，主治脾胃虚弱、倦怠无力、食欲不振、久泄久痢、肺气虚燥、痰喘咳嗽、肾气亏耗、腰膝酸软、下肢痿弱、消渴尿频、遗精早泄、带下白浊、皮肤赤肿、身体肥胖等病症。

现代医学和营养学研究证明，山药的最大特点是含有大量的黏蛋白。黏蛋白是一种多糖蛋白质的混合物，对人体具有特殊的保健作用，可以滋润黏膜，保护胃壁，对慢性胃炎有较好的治疗及预防作用；还能减少脂肪沉积，避免肥胖，并防止脂肪沉积在心血管上，从而保持血管弹性，阻止动脉粥样硬化过早发生，降低心脏负担，防治冠心病；也能避免胰岛素分泌过剩，使血糖得到良好调控。山药所含的多巴胺，具有扩张血管、改善血液循环的重要功能。山药中还含有胆碱、16种氨基酸、多酚氧化酶、蛋白质、糖类、维生素、脂肪、淀粉酶等多种成分及碘、钙、铁、磷等人体不可缺少的无机盐和微量元素，是助消化、降血糖之佳品。更值得一提的是，对于现代爱美的女性而言，山药本身就是一种高营养、低热量的食品，可以放心地多加食用而无发胖的后顾之忧，是一种天然的纤体美食。

药典选录

「主头面游风，风头，眼眩，下气，止腰痛，补虚劳羸瘦，充五脏，除烦热，强阴。」
——《名医别录》

「益肾气，健脾胃，止泻痢，化痰涎，润皮毛。」
——《本草纲目》

山药治病偏方 20例

1 治糖尿病偏方

1.山药30克，黄连10克。上药水煎，共2次，将两煎混匀，分早晚2次服用，每日1剂，连用10日。主治糖尿病口渴、尿多、易饥。（经验方）

2.山药120克，猪脾80克。山药切片，猪脾切成小块。先加水将山药炖熟，然后放入猪脾，熟后趁热吃。猪脾和汤须吃完，山药可以不吃。本方每日早晨吃1次，主治亢进性糖尿病。（经验方）

3.山药、天花粉等量。水煎服，每日2次，每次15克。（经验方）

2 治肾炎偏方

生山药500克，酒50毫升。将山药去皮，切碎，研细。酒加水煮沸后下山药，待熟后适当加盐、葱白、酒。顿服。本方健脾固肾、滋阴助阳，主治慢性肾炎属脾肾两虚者。（《寿亲养老新书》）

3 治眩晕偏方

山药150克，白酒500毫升。将山药切碎，入酒中浸之。每日2次，每次服30～40毫升。本方主治各型眩晕。（经验方）

4 治伤寒偏方

山药干粉、粳米各适量。粳米煮稀粥，加入山药干粉，其比例为1：4。顿服，每日1次。本方主治伤寒、烦闷呕吐、身热口渴等。（《中国食疗学》）

5 治腹泻偏方

1.山药60克，烤馒头1个。将馒头烤焦，研成细末，再将山药煮熟，蘸馒头末食之。每日3次。适用于慢性腹泻久治不愈者。（经验方）

2.山药200克，锅巴100克，焦山楂50克，砂仁30克。上四味共研为细末，用白糖调服。每日2次，每次服用10克。本方主治老人、小儿脾虚致消化不良、久泻不愈。（经验方）

6 治痢疾偏方

1.山药、扁豆、薏米、山楂各20克，葱白5根。将前四味入锅，加水适量煮粥，临熟时加入葱白，再沸时用盐调味，温服。主治慢性非典型菌痢。（《饮食治大病》）

2.山药250克，莲子、芡实各120克，白糖适量。前三味共研成细末。每次取10克，加白糖，蒸熟或用开水冲服。每日1～2次，连续服用。治疗慢性菌痢，腹泻。（经验方）

7 治遗精偏方

山药60克，米酒少许。山药研末，加水适量煮糊，煮熟后调入米酒1～2汤匙，温服。本方主治肾虚遗精、小便频数。（经验方）

8 治肾虚无精偏方

鲜山药150克，洗净，蒸熟，去皮，加白糖和胡椒粉少许，拌成泥状馅备用。糯米磨粉500克，揉团，与山药馅包成汤圆煮熟即可。每日2次。（经验方）

9 治气管炎偏方

鲜山药250克，甘蔗汁100毫升。鲜山药捣烂，与甘蔗汁和匀，炖热服之，每日2次。主治慢性气管炎、咳嗽痰喘。（经验方）

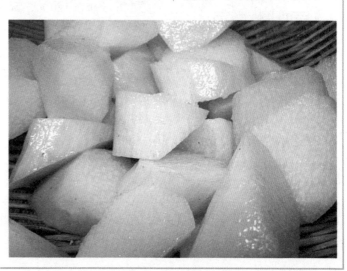

10 治湿疹偏方

生山药200克（去皮），茯苓100克，红枣5颗，蜂蜜30毫升。将生山药蒸熟，捣烂；红枣煮熟，去皮核留肉；茯苓研为细末，与枣肉、山药拌匀，上锅同蒸成糕，熟后淋上蜂蜜即可。本方主治皮损色暗、水疱不多但滋水浸淫之湿疹。（经验方）

11 治冻疮偏方

鲜山药200克。捣烂，涂敷于患部，干即更换，连用数次。本方主治冻疮初起。（经验方）

12 治痈疽偏方

鲜山药200克，鲜鱼脑50克。上二味共捣烂如泥，敷患处，每日2次。（经验方）

13 治小儿麻疹偏方

山药50克，莲子30克，鸭梨1个。将上三味同放锅内加火炖烂，分2～3次，1日服完。每日1剂，连服4～5日。本方适用于小儿麻疹恢复期。（经验方）

14 治小儿腹泻偏方

山药粉30克。山药粉加水200毫升，煮成100毫升。每日分3次服。本方益气健脾，适用于消化不良之腹泻。（经验方）

15 治小儿夜啼偏方

山药15克，茯苓10克，白糖适量。山药、茯苓共煎汤，加糖调服，连服半月。（经验方）

16 治小儿厌食症偏方

山药250克，党参200克，姜25克，蜂蜜300毫升。将姜捣碎去汁，党参、山药研末，三味同蜂蜜一起搅匀，慢慢熬成膏。每日3次，每次1汤匙，米汤送服，连服数日。本方主治小儿脾胃虚弱、厌食。（经验方）

17 治小儿遗尿偏方

1. 干炒山药适量。将干山药炒熟研末。每日3次，每次6克，用温开水冲服。（《四川中医》1983年第2期）

2. 山药、茯苓各100克，面粉200克，白糖300克，猪油、果料少许。山药、茯苓研末，放大碗内加水适量，浸泡成糊。蒸半小时后，调面粉、白糖及猪油、果料少许成馅。另取发面加馅料包成包子，蒸熟温热取食。本方适用于脾肾虚弱所致小儿遗尿。（经验方）

18 治妇女带下病偏方

1. 生山药120克，面粉、葱、姜适量，红糖少许。将山药洗净，刮去外皮，捣烂，同面粉调入冷水中煮成粥，将熟时加入葱、姜、红糖，稍煮一二沸即成。本方主治脾虚所致的带下病。（《神巧万金方》）

2. 山药、白扁豆各20克，白糖适量。将扁豆炒至黄色，捣碎，山药切片，二者煎汤取汁，加糖。代茶频饮。本方健脾益气，主治脾虚所致的带下病。（《常见病验方选编》）

19 治妊娠呕吐偏方

1. 山药细末50克，清半夏30克，白糖适量。用温水淘去清半夏矾味，以砂锅煎取清汤200毫升，去渣，入山药细末，煎二三沸，粥成后加白糖，每日作早晚点心服。本方主治脾胃虚弱引起的妊娠呕吐。（经验方）

2. 鲜山药100克，切片，姜丝5克，瘦肉50克，切片。山药片和肉片一起炒至将熟，然后加入姜丝，熟后即可食用。（经验方）

20 治不孕症偏方

山药30克，鹿茸10克，切片，白酒500毫升。山药、鹿茸浸泡酒内，密封7日后开取。每日3次，每次空腹饮1～2小杯。（经验方）

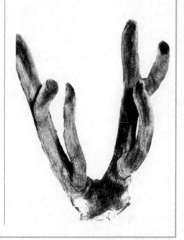

山药食疗方 7种

1 慢性胃炎食疗方

慢性胃炎是消化道常见的疾病之一，是由急性胃炎的遗留、不良的饮食习惯、药物对胃的刺激、胆汁反流、内分泌功能紊乱及感染等多种原因引起的胃黏膜的慢性炎性病变。对胃炎患者来说，饮食应定时定量，摄取的食物宜性味平和刺激小，养成良好的饮食习惯。

山药的性味较平和，而且它所含的黏蛋白可以滋润黏膜、保护胃壁、促进蛋白质的消化和吸收。因此，山药具有补脾益胃功能，经常食用对慢性胃炎有较好的预防及治疗作用。

山药炒荠菜

【配方】鲜山药300克，荠菜30克，料酒10毫升，姜5克，葱10克，盐3克，鸡精2克，植物油35毫升。

【制法】1. 山药去皮，切成4厘米长的丝；荠菜去黄叶，洗净；姜切丝，葱切段。2. 将炒锅置武火上烧热，倒入植物油，烧至六成热时，下姜、葱爆香，再下山药、荠菜、料酒炒熟，加盐、鸡精即成。

【食法】每日1次，佐餐食用。

【功效】健脾、保护胃壁，调治慢性胃炎。

山药木耳汤

【配方】山药500克，水发木耳25克，骨头汤650克，葱姜末、料酒、盐、味精、香油各适量。

【制法】1. 将山药洗净，放入沸水中煮一下，去皮后切成滚刀块，入清水中漂洗干净。2. 取砂锅一只，放入山药块、水发木耳、料酒、葱姜末、骨头汤，用旺火烧沸，改用小火炖至山药块断生，加盐、味精再稍炖至山药块熟烂，淋上香油即可。

【食法】每日1次，佐餐食用。

【功效】清热利尿、健脾和胃，用于治疗慢性胃炎。

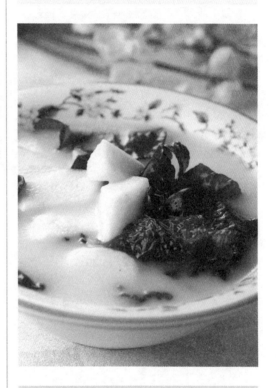

2 慢性肠炎食疗方

慢性肠炎是指小肠（空肠和回肠）和大肠（结肠）的慢性炎症，造成肠的吸收功能差，大便中常常带有许多没有吸收完的食物，并且经常腹痛和慢性腹泻。

山药含有淀粉酶、多酚氧化酶等有利于脾胃消化吸收功能的物质，是一味平补脾胃的药食两用之品。临床上常用于治脾胃虚弱、食少体倦、泄泻等病症。

荔枝山药粥

【配方】粳米150克，干荔枝肉50克，山药、莲子各10克，白糖15克，冷水适量。

【制法】1. 粳米淘洗干净，用冷水浸泡半小时，捞出，沥干水分。2. 山药洗净，去皮，捣成粉末。3. 莲子洗净，用冷水浸泡回软，除去莲心。4. 锅中加入约1500毫升冷水，将干荔枝肉和粳米放入，用旺火煮沸，下入山药粉和莲子，改用小火熬煮成粥，下入白糖调好味，再稍焖片刻，即可盛起食用。

【功效】补脾胃、止泻，对脾虚肠炎患者尤佳。

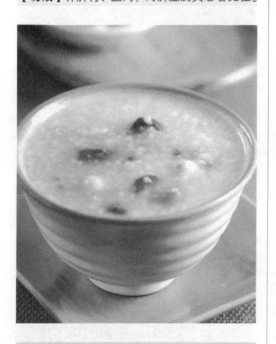

3 低血压食疗方

正常人体的血压应保持在一定的范围内，超过这一范围就被视为异常。而低血压症是血压低于正常范围的低限，即收缩压（高压）低于12kPa（90mmHg），舒张压（低压）低于8kPa（60mmHg）。本症大多属于气血不足或阳气不足，总属体虚，治当补益，并宜加强营养，以改善体质。

山药中富含蛋白质、糖、钾、维生素和膳食纤维，具有补脾开胃作用，常食滋补强壮效果明显，对低血压患者有益。

山药肉丸汤

【配方】山药粉50克，猪瘦肉泥150克，姜末10克，葱花10克，料酒10毫升，盐3克，味精3克，高汤适量。

【制法】将姜末、葱花、山药粉放入肉泥内，加盐拌匀，制成肉丸，用高汤煮熟，加味精、料酒即成。

【食法】佐餐食用。每日1次，每次吃肉丸50克，喝汤。

【功效】补脾胃、益气血，适用于低血压症患者。

山药三米粥

【配方】山药粉50克，大米30克，玉米粒30克，高粱米30克，白糖20克。

【制法】将大米、玉米粒、高粱米淘洗干净，煮50分钟，加入山药、白糖搅匀，再烧沸即成。

【食法】每日1次，每次100克，正餐食用。

【功效】健脾和胃、补益气血。低血压症、胃下垂患者食用尤佳。

4 肥胖症食疗方

肥胖是指人体中脂肪积聚过多，它通常分为两类，一类是继发性肥胖，它是伴随着某些疾病而发生的，如胰岛性肥胖、甲状腺功能低下性肥胖等（这类肥胖极为少见）；另一类为单纯性肥胖，它伴随内分泌等系统的变化，主要是由于碳水化合物及动物性脂肪摄取量超过了人体的消耗量，人体把多余的物质转化为脂肪储存在各组织及皮下而发生的，男性一般脂肪沉积在腹部，女性多沉积于乳房、臀部、大腿上部（这类肥胖是最常见的）。现代实验发现，山药内含有淀粉酶消化素，能分解蛋白质和糖，有减肥轻身的作用。另外，山药能够供给人体大量的黏蛋白质，可减少皮下脂肪沉积，避免出现肥胖。欲减肥者可以把山药作为主食，这样既可避免因节食对人体功能造成的破坏，又有利于达到减肥目的。

山药蘑菇粥

【配方】山药片 25 克，蘑菇片 20 克，大米 100 克。

【制法】将上述三味同放锅内，加适量水，置武火上烧沸，再用文火煮 35 分钟即成。

【功效】抗老、降压、减肥。

山药豆腐粥

【配方】山药片 20 克，豆腐丁 50 克，大米 100 克。

【制法】将上述三味同放锅内，加适量水，用武火烧沸，再用文火煮 35 分钟即成。

【功效】健脾、利尿、减肥。

红果山药

【配方】山药 300 克，山楂 200 克，桂花蜂蜜 25 克，白糖 10 克。

【制法】1. 山药去皮，洗净，切段，入锅蒸熟，放碗里捣成泥状，扣在盘中；山楂洗净去核，摆在山药旁。2. 热锅放白糖、桂花蜂蜜、少量水熬成浓稠汁，浇在山药和山楂上即可。

【功效】消脂减肥。

5 糖尿病食疗方

糖尿病因小便含糖而得名，而小便含糖是由于血糖浓度的升高，胰岛素又相对或绝对不足。山药中的黏蛋白能包裹肠内的其他食物，使糖分被缓慢地吸收，这一作用能抑制饭后血糖急剧上升，同时可以避免胰岛素分泌过剩，使血糖得到良好调控。

山药炖苦瓜

【配方】山药块 100 克，苦瓜块 100 克，料酒 10 毫升，姜 5 克，葱 10 克，盐 3 克，味精 2 克，鸡油 35 毫升。

【制法】将山药块、苦瓜块、料酒、姜、葱同放炖锅内，加适量水用武火烧沸，再用文火炖煮 35 分钟，加入盐、鸡油、味精即成。

【食法】每日 1 次，每次吃山药、苦瓜共 50 克，佐餐食用。

【功效】补气健脾、降血糖，适用于上消型糖尿病患者。

山药炖冬瓜

【配方】山药块 100 克，冬瓜块 100 克，料酒 10 毫升，姜 5 克，葱 10 克，盐 2 克，鸡精 2 克，鸡油 20 毫升。

【制法】将山药块、冬瓜块、料酒、姜、葱同放炖锅内，加适量水用武火烧沸，再用文火炖煮 35 分钟，加入盐、味精、鸡油即成。

【功效】健脾、利水、降血糖，适用于上消型糖尿病患者。

6 遗精食疗方

在没有性交、手淫或其他性刺激的情况下射精，叫遗精。成年男子偶有遗精属正常生理现象，但如果遗精过频，每周两次以上，多至一天数次，甚或见于非睡眠时，则属病理现象。遗精时可伴有不同程度的头晕、耳鸣、心慌、失眠、腰部隐痛、精神萎靡、形体消瘦等症状。

山药中富含蛋白质、糖、钾、维生素和膳食纤维等多种营养素，有强健机体、滋肾益精的作用。凡肾亏遗精、妇女白带多、小便频数等症，皆可经常服用。

一品山药

【配方】山药粉 500 克，面粉 150 克，核桃仁 10 克，果脯适量，蜂蜜 15 毫升，白糖 100 克，熟猪油 10 克，芡粉少许。

【制法】先将蜂蜜、白糖、猪油和芡粉搅在一起，加热制成蜜糖；再将山药粉与面粉加水调匀，揉成面团，按成饼状，撒上核桃仁、果脯，蒸 20 分钟；出锅后在圆饼上浇一层蜜糖。

【功效】补肾滋阴、强身健体，适用于肾虚体弱、消渴、尿频、遗精等症。

山药养身精力汁

【配方】紫山药 150 克，白山药 300 克，牛奶 500 毫升，糖水适量。

【制法】紫山药、白山药去皮洗净，切成小块，放入果汁机中，再加入牛奶与适量的糖水搅拌。搅拌好的山药汁不需过滤，直接饮用即可。

【食法】每日 1 次，佐餐食用。

【功效】补肾固精，适用于肾虚遗精等症。

7 冠心病食疗方

冠心病是由冠状动脉粥样硬化而导致冠状动脉狭窄，使血液灌流减少、心脏缺血、低氧而产生的疾病，而动脉硬化与高脂、高胆固醇关系极为紧密。另外，冠心病的发生也多与形体肥胖、体重超重有关。

山药供给人体的黏蛋白质，不但能减少皮下脂肪沉积，减轻体重，还能预防心血管系统的脂肪沉积，避免血管粥样硬化过早发生，降低心脏负担，防治冠心病的发生。

山药白萝卜粥

【配方】山药片 50 克，白萝卜片 20 克，大米 100 克。

【制法】将上述三味同放锅内，加适量水用武火烧沸，再用文火煮 35 分钟即成。

【功效】健脾生津、活血化瘀、消积减肥。适用于痰瘀内滞型之冠心病患者。

山药红花百合粥

【配方】山药 50 克，红花 6 克，百合 20 克，大米 100 克。

【制法】将上述四味同放锅内，加适量水用武火烧沸，再用文火煮 35 分钟即成。

【功效】清热健脾、减肥祛瘀，适用于冠心病患者。

西红柿山药粥

【配方】山药 20 克，西红柿 100 克，粳米 100 克，山楂 10 克，冰糖 15 克，油菜叶少许，冷水适量。

【制法】1. 山药刮洗干净，切成小薄片；西红柿洗净，切丁状；山楂洗净，去核，切片。2. 粳米洗干净，用冷水浸泡备用。3. 锅中加入约 1000 毫升冷水，将粳米、山药片、山楂片一起放入，先置旺火上烧沸，再改用小火煮半小时，加入西红柿、油菜叶，然后继续用小火熬煮，待粥成时下入冰糖，搅拌均匀，再稍焖片刻，即可盛起食用。

【功效】健脾消炎、镇静减肥，祛瘀血。适用于冠心病患者。

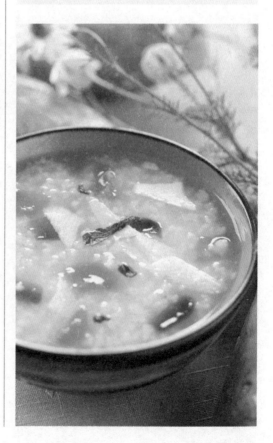

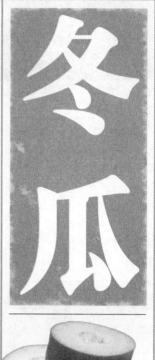

冬瓜为葫芦科一年生草本植物，又名东瓜、白冬瓜、白瓜、枕瓜，在我国已有2000多年的栽培历史。冬瓜盛产于夏季，但由于其表皮上附着一层白粉，如冬天的白霜，故而得名"冬瓜"。

冬瓜具有良好的烹调性，在全国各地市场都是最受欢迎的蔬菜之一。除了食用价值外，祖国医学很早就对冬瓜的药用价值进行了挖掘，发现其在消脂减肥方面功效显著，因此称其为"减肥妙品"。

传统中医认为，冬瓜性微寒，味甘淡；入肺、大肠、小肠、膀胱经；有清热解毒、利尿消肿、止渴除烦等功效，可用于治疗肾炎水肿、痔疮痈肿、妊娠水肿、中暑烦闷等症。

现代医学和营养学研究证明，冬瓜含有多种维生素和人体必需的微量元素，可调节人体的代谢平衡。

冬瓜含钠量较低，钾盐、维生素 C 的含量较高，对动脉粥样硬化、冠心病、高血压、肾炎、糖尿病、水肿、肝炎等疾病有良好疗效。

冬瓜不含脂肪，而含有一种叫丙醇二酸的物质，这种物质能阻止人体内的脂肪堆积，有利于减肥，防治高血压、冠心病、脂肪肝等症。

冬瓜清淡平和，有助于增进食欲；而且炖熟后汤汁美味可口，瓜肉软烂细嫩，能够保护胃黏膜不受粗糙食物的损伤。冬瓜清凉甘润，富含营养，有利于肺结核的治疗与恢复。

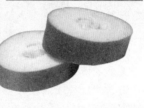

药典选录

"令人悦泽好颜色，益气不饥，久服轻身耐老。"——《神农本草经》"主治小腹水胀，利小便，止渴。"——《名医别录》

医生叮咛

①脾胃虚寒易泄泻者慎用。
②久病与阳虚肢冷者忌食。

冬瓜治病偏方 13例

1 治黄疸偏方

冬瓜2500克。挖黄土用水拌成稀泥，以稀泥将冬瓜厚厚封裹后用火烤，等冬瓜外面的稀泥干裂后即可取出，将瓜上泥巴去掉，于瓜上切一小口，将瓜内的汁液倒出，一般连用6～7个烤冬瓜后，黄疸即可消除。（经验方）

2 治糖尿病偏方

冬瓜皮、西瓜皮各15克，天花粉10克。上三味同入砂锅，加水适量，用文火煎煮去渣取汁，口服，每日2～3次。本方清热、养阴、润燥，主治口渴多饮、尿液混浊之糖尿病。（经验方）

3 治肝硬化偏方

冬瓜皮30克，姜片20克。将上述二味洗净，加适量水煎。当汤饮用。主治肝硬化。（《17种顽固病的食疗名方》）

4 治支气管炎偏方

冬瓜子仁15克，红糖适量。冬瓜子仁加红糖捣烂研细，开水冲服，每日2次。本方适用于剧烈咳嗽的支气管炎患者。（经验方）

5 治冠心病偏方

冬瓜250克，淡菜30克，盐、味精适量。淡菜洗净，冬瓜洗净切块，二者同煮汤，加入少许盐、味精，1日分几次喝尽。本方有降脂、降压、利水之功，主治冠心病。（经验方）

6 治肾炎偏方

冬瓜皮50克，葫芦壳30克，红枣10颗。把上述三味一起加水400毫升煎至150毫升，去渣饮用。每日1剂，服至浮肿消退为止。本方宣肺利气、运脾消肿，主治慢性肾炎兼浮肿。（《中国食疗学》）

7 治感冒偏方

冬瓜500克（去皮、子），鲜藿香、鲜佩兰各5克。先将藿香、佩兰煎煮，取药汁约1000毫升，再加入冬瓜及盐适量，一起煮汤食用。本方可消暑祛风，主治暑湿型感冒。（经验方）

8 治腰扭伤偏方

冬瓜皮30克，白酒适量。将冬瓜皮煅炭存性，研末，白酒送服，每日1次，3～5日为1疗程。本方理气、活血、止痛，主治腰扭伤。（经验方）

9 治哮喘偏方

冬瓜子15克，白果仁12克，麻黄6克，白糖或蜂蜜适量。麻黄、冬瓜子用纱布包，与白果仁同煮沸后再用文火煮30分钟，加白糖或蜂蜜，连汤服食。本方具有清肺平喘之功效，适用于哮喘发作期。（经验方）

10 治湿疹偏方

冬瓜、西瓜各500克。冬瓜去皮、瓤，切条，以水400毫升煮至150毫升，去渣待凉。再将西瓜瓤榨汁，加入冬瓜汁共饮之。每日1剂，连服1周。本方清热除湿，主治湿疹，伴有皮损潮红，剧痒，伴胸闷，无食欲等。（经验方）

11 治荨麻疹偏方

冬瓜皮（经霜）20克，黄菊花15克，赤芍12克，蜂蜜少许。前三味水煎后调入蜂蜜，当茶喝。每日1剂，连服7～8剂。（经验方）

12 治小儿哮喘偏方

小冬瓜（未脱花蒂的）250克，冰糖适量。将冬瓜洗净，刷去毛刺，切去冬瓜的上端当盖，挖出瓜瓤不用。在瓜中填入适量冰糖，盖上瓜盖，放锅内蒸。取瓜内糖水饮服，每日2次。本方利水平喘，辅治小儿哮喘症。（经验方）

13 治妇女带下病偏方

冬瓜子30克，冰糖适量。将冬瓜子洗净捣末，加冰糖，冲开水1碗放在陶瓷罐里，用文火隔水炖。每日2次，连服1～5日。主治湿毒引起的带下病。（《家庭巧用茶酒治百病》）

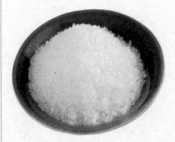

冬瓜食疗方 7种

1 消除水肿、补充营养食疗方

组织间隙液体过多而引起的全身或身体的一部分肿胀的症状称为水肿。水肿不是一种独立的疾病，而是与某些疾病相伴随的病理过程。

冬瓜含维生素C较多，且钾盐含量高，钠盐含量低。体内缺乏钾盐、需要补充钾盐的高血压、肾脏病、水肿病等患者食用冬瓜，可达到消肿而不伤正气的作用。

冬瓜粥

【配方】冬瓜、粳米各 100 克，鸭肉 150 克，瑶柱 25 克，香菇 5 个，鲜荷叶半张，陈皮 1 块，葱末 5 克，姜丝 3 克，酱油 5 毫升，花生油 10 毫升，冷水适量。

【制法】1. 冬瓜去皮，洗净，切厚块；香菇用温水泡发回软，去蒂，洗净，切抹刀片备用。

2. 瑶柱用温水浸软，撕开；鸭肉洗净切块。

3. 粳米洗净，浸泡半小时后沥干水分，放入

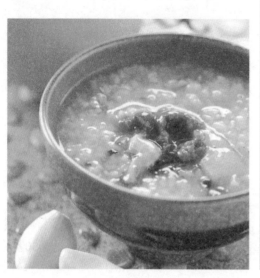

锅中，加入约 1000 毫升冷水，烧沸以后，将香菇片、冬瓜块、鲜荷叶、陈皮及瑶柱一同放入，改用小火慢煮。4. 另取一锅，将鸭肉煎爆至香，加于粥内同煮，见鸭肉熟透、米粥浓稠时，下入葱末、姜丝、酱油、花生油调味，再稍焖片刻，即可盛起食用。

【功效】本粥具有清热利尿、减肥之功效，适用于暑热烦闷、水肿、肺热咳嗽等病症，可起到利尿消肿作用。

2 肾炎食疗方

肾炎以男性患者较多，发病年龄大多在青壮年期，其临床表现有水肿、蛋白尿、血尿、管型尿、高血压以及不同程度的肾功能减退。

肾功能不全时，病人处于少尿或无尿状态，在饮食上宜注意经常摄取低钠盐、利尿的食物，如冬瓜、西瓜、赤豆、玉米等。冬瓜中的胡卢巴碱可调节人体的代谢平衡，对防治肾炎有一定效果。

玉米粒冬瓜汤

【配方】冬瓜 500 克，嫩玉米粒 50 克，料酒 10 毫升，姜 5 克，葱 10 克，盐 3 克，鸡精 3 克，鸡油 35 毫升，胡椒粉 3 克。

【制法】1. 冬瓜去皮、瓤，切成 4 厘米见方的块；姜切片，葱切段。2. 将玉米粒、冬瓜块、料酒、姜片、葱段同放炖锅内，加水 1800 毫升，置武火上烧沸，再用文火炖煮 28 分钟，加入盐、鸡精、鸡油、胡椒粉即成。

【功效】祛风湿、清热利尿、减肥，适用于风湿疼痛、肥胖病、肾炎、小便不利、中暑高热等症。

薏米冬瓜盅

【配方】冬瓜 500 克，薏米 60 克，火腿丁 50 克，盐少许。

【制法】1. 将冬瓜从上端 1/3 处切下，把瓜瓤挖出，放入薏米、火腿丁、盐，加少许水。2. 将瓜置蒸盆内，上笼蒸 1 小时即成。

【食法】每日 1 个，分 3 次食用，吃瓜喝汤，既可单食，又可佐餐。

【功效】清热解毒、消肿利水，可用于治疗慢性肾炎。

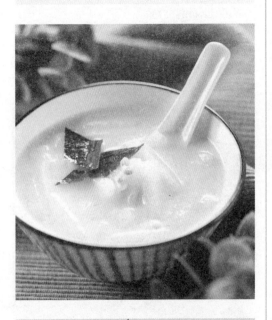

薏米冬瓜脯

【配方】冬瓜 1000 克，薏米 20 克，草菇 30 克，蘑菇 30 克，植物油 50 毫升，盐 5 克，高汤 50 毫升，淀粉 25 克，香油 5 克。

【制法】1. 冬瓜切成大块，用沸水焯一下，捞起沥干水分；将薏米加适量水煮熟；草菇、蘑菇一切两半。2. 将冬瓜块放蒸盆内，加入高汤和煮熟的薏米，上笼蒸 35 分钟，取出待用。3. 把炒锅置中火上烧热，加入植物油，将草菇、蘑菇下锅略爆，加入盐、高汤、淀粉、香油，勾好芡，淋在冬瓜脯上即成。

【功效】清热解毒、利水消肿，适用于上消型糖尿病患者。

芦笋扒冬瓜

【配方】冬瓜 500 克，芦笋 250 克，盐、味精、高汤、水淀粉各适量，植物油 30 毫升。

【制法】1. 将芦笋洗净，切段；冬瓜削皮、洗净，切成 5 厘米长 1 厘米粗细的条，放沸水中焯透，捞出沥水。2. 锅置火上，放油，烧热，下盐炸一下，加入高汤、味精、芦笋、冬瓜条，用旺火烧沸后改小火煨烧，汤汁不多时改用旺火，用水淀粉勾芡，出锅装盘即成。

【功效】本方适于高血压、心脏病、糖尿病等患者食用。

3 糖尿病食疗方

根据病因的不同，糖尿病可分为上消、中消、下消 3 种类型。上消型糖尿病的发病与肺脏通调水道的功能受损，使水液循环受阻，津液无法滋润周身脏器有关。上消型糖尿病患者的主要症状是烦渴多饮、咽干唇燥、舌红少津、苔黄、脉数等。治疗上消型糖尿病应以生津止渴、清热润肺为主，且饮食宜清淡。冬瓜性寒，能养胃生津、清降胃火，且含有多种维生素和人体必需的微量元素，其中胡卢巴碱可调节人体的代谢平衡，丙醇二酸则能有效地阻止糖类在体内的沉积，对治疗上消型糖尿病有显著效果。

4 抑制糖转脂、防治肥胖食疗方

食欲旺盛，吃得太多，又不爱运动的人，由于热量摄入过多、消耗过少，最终极易导致肥胖。多食冬瓜能使人食量减少，并且冬瓜中所含的丙醇二酸能有效地抑制糖类转化为脂肪，加之冬瓜本身不含脂肪，热量不高，对于防止人体发胖具有重要作用。因此，冬瓜是肥胖者的理想蔬菜。

冬瓜菠菜羹

【配方】冬瓜 300 克，菠菜 200 克，羊肉 30 克，植物油、高汤、盐、味精、酱油、淀粉、姜、葱各适量。

【制法】 1. 将冬瓜去皮、瓤，洗净，切成方块；菠菜择好洗净，切成 4 厘米长的段；羊肉切薄片；姜切片，葱切段。2. 将炒锅放火上，加油烧热，投入葱花，放羊肉片煸炒，接着加入葱段、姜片、菠菜、冬瓜块，翻炒几下，加高汤，煮沸约 10 分钟，加入盐、酱油、味精，最后倒入湿淀粉汁调匀即成。

【功效】 本方具有补虚消肿、减肥健体的功效，适用于妇女妊娠水肿、形体肥胖者。

蒜酱冬瓜块

【配方】 冬瓜 500 克，豆瓣酱、酱油、蒜末、盐、味精各适量。

【制法】 1. 冬瓜洗净，去皮，去瓤，切成 1 厘米见方的小块，用沸水焯一下，取出，沥去水分，放在盘内。2. 在冬瓜块上放入蒜末、酱油、豆瓣酱、盐、味精，充分拌匀即可食用。

【功效】 清热、利尿、化痰、解渴、减肥等。

绿豆冬瓜汤

【配方】 冬瓜 200 克，绿豆 100 克，姜 3 片，盐 5 克，葱、高汤各适量。

【制法】 1. 锅中倒入高汤，烧沸后撇去浮沫；姜洗净拍破，放入锅内；葱去根洗净，挽结入锅；绿豆洗净，放入汤锅内炖熟。2. 将冬瓜去皮、瓤，洗净后切块投入汤锅内，烧至熟而不烂时加入盐即可。

【功效】 健脾和中、瘦身减肥。

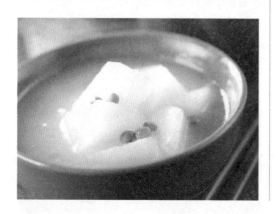

5 降低腹压、间接降低高血压食疗方

高血压病非常多见，国内调查发现患病率达 7.8% 左右，且收缩压（高压）在 21.3kPa（160mmHg）或以上，舒张压（低压）在 12.7 kPa（95mmHg）或以上。

高血压病的成因是多方面的，除与遗传及年龄有关外，饮食因素起了很大的作用。一般认为，后天因素中高盐、高脂肪的饮食是造成本病的祸首，故调整饮食习惯和饮食结构，能对本病起到预防及治疗的作用。冬瓜低盐、低脂肪，且含有大量的维生素和矿物质，能够促进胃肠蠕动，使腑气通畅，腹压减小，从而间接地使血压下降。

冬瓜银耳羹

【配方】 冬瓜 250 克，银耳 30 克，植物油、高汤、盐、味精、料酒适量。

【制法】 1. 将冬瓜去皮、瓤，切片；银耳用水泡发，洗净。2. 炒锅放火上加油烧热，把冬瓜片倒入煸炒片刻，加高汤、盐，烧至冬瓜将熟时，加入银耳、味精、料酒调匀即成。

【功效】 此方具有清热生津、利尿消肿之功效，适宜于高血压、心脏病、肾炎水肿等患者服食。

陈皮煮冬瓜

【配方】 冬瓜 300 克，陈皮 25 克，冬菇 50 克，姜 5 克，香油 3 毫升，白糖 8 克，盐 5 克，高汤适量。

【制法】 1. 冬瓜去皮洗净，切成马蹄形，在沸水中焯过，捞出沥干。2. 陈皮浸软洗净；冬菇去蒂浸软洗净。3. 取锅倒入高汤煮沸，放入冬瓜、陈皮、冬菇、姜、白糖，加盖小火煮约 40 分钟，加入盐、香油调味即可。

【食法】 每日 1 次，佐餐食用。

【功效】 补肝肾、利尿化痰、降低血压，适用于慢性肾炎、小便不利、高血压病等症。

6 肝硬化食疗方

肝腹水是肝硬化最突出的临床表现，形成的原因为钠、水的过量潴留。腹水出现前常伴有腹胀，大量水使腹部膨隆、腹壁绷紧发亮。冬瓜营养丰富，富含利水的钾元素，经常食用不仅可补充肝炎患者的多种营养需求，对急性乙型肝炎湿热内蕴型的患者也可起到清利湿热、消退黄疸的作用，对乙肝后肝硬化腹水的患者还具有一定的利尿消肿功能。若食用冬瓜皮，则疗效更佳。

冬瓜清炖鸭

【配方】冬瓜750克，仔鸭350克，水发香菇50克，姜片12克，葱段10克，高汤250毫升，味精、盐适量，料酒少许。

【制法】1. 将仔鸭用清水洗净，剁去头、脚，剖去鸭腺，放入沸水锅内焯一下，去掉血水腥气，再用清水洗净，装入大汤碗，放入肉汤，上屉，用旺火蒸至八成熟取出。2. 冬瓜带皮、留底、去瓤、洗净，立放在汤碗中；然后，将全鸭（连汤）倒入冬瓜空心内；再放入香菇丁、姜片、葱段、盐、味精、料酒，再上屉蒸1小时取出，拣去姜片、葱段即成。

【功效】此方适于孕妇，乳尽及营养不良、皮炎、贫血、舌炎、心脑血管、肝炎患者食用。

冬瓜盅

【配方】小冬瓜750克，冬菇100克，冬笋100克，莲子100克，白果100克，山药100克，盐、高汤各适量，味精3克，香菜、香油各少许。

【制法】1. 先将冬瓜洗净，刮皮，把上端切下1/3做盖，将上、下两块挖去瓜瓤，去子，用沸水烫至断生，再放入清水中浸泡一会儿；香菜择洗干净，切段。2. 将冬菇用温水浸泡回软后，去蒂、去杂质，冬笋洗净，山药去皮，洗净，均切成1厘米见方的丁；白果去皮，洗净，去心；莲子洗净去心。3. 锅内放高汤，将冬菇丁、冬笋丁、山药丁、白果、莲子一起下锅，用大火烧开，改用小火煮熟，放入冬瓜

盅内。4. 冬瓜盅内另添高汤，加盐、味精、香油，调好口味后，用冬瓜盖盖好，上屉，蒸15分钟取出，放在汤碗内，撒上香菜段即可。

【功效】此方清鲜适口，老少皆宜，适于心脑血管疾病、肝炎患者食用。

7 改变淀粉和糖类、防治脂肪肝食疗方

脂肪肝是指由各种原因引起的肝细胞内脂肪堆积过多的病变，一般可分为急性和慢性两种。慢性脂肪肝较为常见，部分病人可出现食欲减退、恶心、乏力、肝区疼痛、腹胀，以及右上腹胀满和压迫感。脂肪肝患者在保证营养素全面摄入的前提下，应适当减少脂肪、糖类及总热量的摄入，限制高胆固醇食物。冬瓜中含有多量的B族维生素，能改变食物中的淀粉和糖类，使其不转化为脂肪，不但起到瘦体轻身的作用，还能防治脂肪肝症。

雪菜煮冬瓜

【配方】冬瓜（去皮去瓤）300克，雪里蕻100克，高汤1000毫升，香油、盐、味精各适量。

【制法】1. 将冬瓜洗净切成块；雪里蕻洗净，切成末。2. 将冬瓜块放入沸水锅中煮4分钟，捞出浸在凉水里。3. 将锅置于旺火上，倒入高汤，放入冬瓜块和雪里蕻末，烧开后打净浮沫，加入盐、味精，盖上锅盖烧2分钟，淋上香油即可。

【食法】每日1次，佐餐食用。

【功效】软坚消痰、利水降压、清热解毒，主治肥胖症、脂肪肝，也适用于慢性胃炎、肾炎、小便不利、中暑高烧、昏迷等症。

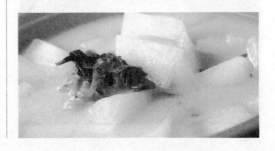

苦瓜为葫芦科植物苦瓜的果实，又名凉瓜、癞瓜、锦荔枝。苦瓜原产于东印度热带地区，于 17 世纪传入欧洲，多作观赏用。南宋传入我国，至今在我国南方地区已经有几百年的栽培历史。

苦瓜一直受到大众的喜爱，这不但因为它的口味特殊，还因为其根、茎、叶、果实、种子均可入药，具有一般蔬菜无法比拟的神奇保健作用。

另外苦瓜虽苦，却从不会把苦味传给"别人"，如用苦瓜烧鱼，鱼块绝不沾苦味，所以苦瓜又有"君子菜"的雅称。

传统中医认为，苦瓜味苦，入心、肺经，生则性寒，熟则性温，无毒；生则有清热解毒、泻心明目、消暑止渴等功效，可用于治疗中暑、痢疾、赤眼疼痛诸症；熟则有补脾固肾、养血滋肝等功效，可用于治疗阳痿、遗精、流感、糖尿病诸症。

现代医学和营养学研究证明，苦瓜含有大量苦瓜苷，这是一种类胰岛素的物质，有降低血糖的作用。

苦瓜中含有大量的矿物质钾，能促进体内钠盐的排出，可有效降低血压。苦瓜的果实或种子的萃取物也能促进糖分解，使消化道功能正常，改善体内的脂肪平衡。

苦瓜富含锌、维生素 E 等，对内分泌调理很有好处。苦瓜含有大量奎宁，有清热解毒作用，常服可辅助治疗风热咳嗽、久咳不愈、眼结膜炎、中暑等症。苦瓜中含有生物活性蛋白质、脂类和维生素 B_{17}，对肿瘤细胞有抑制作用。

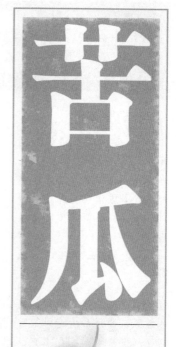

苦瓜

药典选录

「苦寒无毒，除邪热，解劳乏，清心明目，益气壮阳。」——《本草纲目》「主治烦热消渴引饮，风热赤眼，中暑下痢。」——《泉州本草》

医生叮咛

苦瓜性凉，脾胃虚寒者不宜食用。

苦瓜治病偏方 12例

1 治糖尿病偏方

鲜苦瓜60克。将苦瓜剖开去子，洗净切丝，加油盐炒，当菜吃，每日2次，可经常食用。本方清热生津，主治口干烦渴、小便频数之糖尿病。（经验方）

2 治肾炎偏方

鲜苦瓜100克，绿茶适量。把苦瓜上端切开，去瓤，装入绿茶，阴干后，连同茶叶切碎，和匀，每次取10克，放入保温杯中，以沸水冲泡，盖严温浸半小时。频饮之。主治脾肾两虚、精气外泄型肾炎。（经验方）

3 治阳痿偏方

苦瓜子80克，黄酒30克。苦瓜子炒熟，研成细末，每次服10克，每日2～3次，黄酒送服，10日为1疗程。主治阳痿。（经验方）

4 治痢疾偏方

生苦瓜100克，红糖100克。将苦瓜捣烂如泥，加糖搅匀，2小时后将水滤出，一次冷服。每日1～2次，连服数日。本方主治急性菌痢，症见畏寒发热、腹痛腹泻、里急后重、便次增多等。（经验方）

5 治中暑偏方

鲜苦瓜250克，茶叶100克。苦瓜截断去瓤，纳入茶叶，再用干净细线接合，悬通风处阴干，水煎后取汁凉凉，代茶饮，每次8克。主治中暑发热。（经验方）

6 治腹泻偏方

鲜苦瓜根30克。将其切为粗末，水煎取汁，代茶饮。亦可加冰糖调饮。本方清热止泻，适用于夏季腹泻。（经验方）

7 治感冒偏方

苦瓜瓤50克，白糖适量。取去子瓜瓤煮熟，加白糖食之。本方疏风清热，适用于风热感冒。（经验方）

8 治疔疮偏方

苦瓜叶100克，黄酒50克。将苦瓜叶晒干研末，用黄酒送服，每次10克。主治疔毒痛不可忍。（经验方）

9 治丹毒偏方

苦瓜茎叶100克。捣烂绞汁，涂患部，可减轻下肢丹毒的疼痛症状。（经验方）

10 治汗斑偏方

苦瓜250克，密陀僧10克。将密陀僧研为细末，苦瓜去瓤、子。取密陀僧末灌入苦瓜内，放火上烧熟，切片，擦患处，每日1～2次。（《四川中医》1984年第3期）

11 治牙痛偏方

苦瓜250克，白糖100克。将苦瓜捣烂如泥，加糖捣匀。2小时后将水滤出，一次冷服。本方清热解毒，对风热牙痛有一定疗效。（经验方）

12 治流行性腮腺炎偏方

苦瓜250克，茶叶100克，冰糖50克。苦瓜截断去瓤，纳入茶叶，再接合，阴干。每用6克，沸水冲泡，当茶饮，可加少许冰糖。本方疏风清热、散结消肿，主治流行性腮腺炎属瘟毒在表型。（经验方）

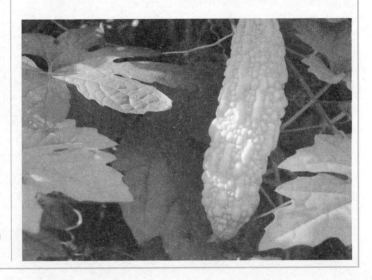

苦瓜食疗方 5. 种

1 糖尿病食疗方

无论何种类型的糖尿病，都存在功能性胰岛 β 细胞的缺失。胰岛 β 细胞是胰腺中的重要组成部分，其颗粒减少，会使 β 细胞分泌胰岛素的能力丧失或部分丧失。

苦瓜含有大量苦瓜苷，苦瓜苷是一种类胰岛素的物质，可以减轻胰岛 β 细胞的负担，恢复 β 细胞功能，然后通过增加细胞膜对糖的通透性、促进糖氧化、抑制肝糖原分解及糖异生，减少血糖的来源达到降低血糖的目的。因对改善糖尿病的"三多症"有一定的效果，所以苦瓜苷又被称为"植物胰岛素"。

枸杞子黄精炒苦瓜

【配方】苦瓜 250 克，枸杞子 20 克，黄精 20 克，猪瘦肉 150 克，料酒 10 毫升，姜 5 克，葱 10 克，盐 3 克，水淀粉 20 克，鸡蛋清 1 个，鸡精 2 克，植物油 35 毫升。

【制法】1. 将枸杞子去杂质，洗净；黄精洗净，切薄片；苦瓜去瓤，切成薄片；猪瘦肉洗净，切成 3 厘米见方的块；姜切片，葱切段。2. 猪瘦肉片放入碗中，加入水淀粉、鸡蛋清，抓匀。3. 将炒锅置武火上烧热，加入植物油，烧至六成热时，下姜片、葱段爆香，再下猪瘦肉、料酒炒变色，加苦瓜片、黄精、枸杞子炒熟，再加盐、鸡精即成。

【功效】清心明目、调理血糖，适用于中消型糖尿病患者。

干煸苦瓜

【配方】苦瓜 500 克，植物油 20 毫升，盐 3 克，白糖 3 克，味精 2 克，葱花、蒜泥、香油各适量。

【制法】1. 苦瓜洗净剖成两半，挖去瓜瓤，切成 3 厘米长的条。2. 炒锅上火，把苦瓜条放入锅中干爆，除去水分。3. 另用一锅烧旺火，倒入植物油烧热，下蒜泥，稍炒，投入苦瓜，加盐、白糖、味精再炒片刻，放葱花、香油即可食用。

【功效】此方味苦干香，增进食欲，别有风味，适于糖尿病患者食用。

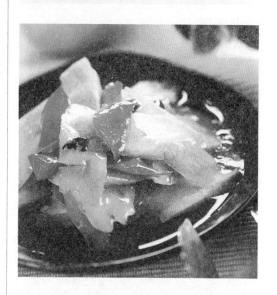

2 直接、间接降低高血压食疗方

高血压患者饮食宜淡忌咸，因为摄入过多钠盐，会导致口干舌燥，然后大量饮水。随着大量盐和水分进入体内，必然导致血容量的急剧增加，而使血管内压力增高。

苦瓜中含有大量的矿物质钾，能促进体内钠盐的排出，可有效降低血压。另外，苦瓜中含有大量的维生素 C，能促进人体的新陈代谢，保护细胞膜和血管内膜的完整性，消除疲劳与精神紧张，间接起到降低血压的作用。

苦瓜拌芹菜

【配方】苦瓜、芹菜各150克，芝麻酱、蒜泥各适量。

【制法】1. 先将苦瓜去皮、瓤，切成细丝，用开水焯一下，再用凉开水过一遍，沥掉水分。2. 将芹菜、苦瓜同拌，加入芝麻酱、蒜泥调匀即可。

【功效】本方具有凉肝降压的功效，适用于肝阳上亢之高血压患者。

牛膝炒苦瓜

【配方】苦瓜300克，牛膝20克，鸡蛋1个，姜5克，葱10克，盐2克，鸡精2克，植物油35毫升。

【制法】1. 将牛膝洗净，润透，切成3厘米见方的块；苦瓜去瓤，洗净，也切成3厘米见方的块；鸡蛋打入碗中，搅匀；姜切片，葱切段。2. 将炒锅置武火上烧热，加入植物油，烧至六成热时，下入姜片、葱段爆锅后不用，立即下入鸡蛋，炒成金黄色，下入苦瓜、牛膝，炒熟，加入盐、鸡精即成。

【功效】补肝肾，降血压。适用于肝肾虚损之高血压病等症。

3 结膜炎食疗方

结膜炎是由细菌或病毒引起的，有急性和慢性两种。急性结膜炎俗称"红眼病"，发病较急，易互相传染，以夏秋两季为甚，其表现为：眼睛红肿、充血流泪，有多量脓性或黏性分泌物，有异物感、奇痒或灼热感，严重者影响视力。慢性结膜炎多因急性结膜炎治疗不彻底，也可由风尘刺激、泪囊炎引起。

苦瓜中的奎宁不但具有清热去暑的作用，而且还有滋肝明目、消炎止痢的功效，对治疗结膜炎、痢疾、疮肿、中暑发热、痱子过多等症有较好的效果。

猪油炒苦瓜

【配方】苦瓜250克，猪油、姜、盐、葱各适量。

【制法】1. 将苦瓜洗净，剖开，去瓤，切成薄片。2. 将锅烧热，放入猪油，烧熟，倒入苦瓜片，加入葱、姜、盐、爆炒至熟即成。

【食法】每日1次，佐餐食用。

【功效】清热养肝、明目润脾、补肾，适用于热性目疾、高血压病、体衰等症。

4 癌症食疗方

在正常情况下，人体内的细胞有序地、受调控地进行分裂和生长；在失控的情况下，细胞生长出现异常并快速形成大量异常细胞，然后结成一团组织，这时就已经发生癌变。癌症与饮食习惯密切相关，若平时多摄取抑制肿瘤细胞活性的食物，那么得癌症的机会将可大为减少。苦瓜中含有生物活性蛋白质、脂类和维生素B_{17}，有科研人员将这些物质提取液注入已患淋巴瘤的小鼠体内，发现其对肿瘤细胞有抑制作用。这是因为维生素B_{17}中含有"氰"分子，正常细胞吸收维生素B_{17}时，会将"氰"毒分解从尿中排出，而肿瘤细胞无法分解"氰"，且被其攻击。因此，经常食用苦瓜能提高人体免疫功能，防癌抗癌。

豉香苦瓜

【配方】苦瓜400克，豆豉15克，鲜红辣椒半个，蒜瓣20克，植物油50毫升，盐5克，味精2克。

【制法】1. 将苦瓜洗净、去瓤后，切成薄片；豆豉用水泡后洗净、拍碎；鲜红辣椒洗净切成斜片。2. 炒锅上火，倒入植物油，烧热后爆香豆豉、蒜瓣、辣椒，再投入苦瓜和少许清水，用中火焖煮至熟透，加入盐和味精调味，拌匀即成。

【功效】清热抗癌。

5 健脾益胃、调治中暑食疗方

中暑是指在高温环境下因人体体温调节功能紊乱而引起的以中枢神经系统和循环系统障碍为主要表现的急性疾病。除了高温、烈日暴晒外，工作强度过大、时间过长、睡眠不足、过度疲劳等均为常见的诱因。

苦瓜中含有大量奎宁，不但有清热解毒的作用，能刺激人的味觉神经，使人增进食欲，还可加快胃肠运动，健脾益胃，促进消化，有助于中暑后尽快恢复健康。

干煸苦瓜青椒

【配方】苦瓜300克，小青椒100克，盐8克，味精3克，香油50毫升，植物油20毫升。

【制法】1. 苦瓜洗净，劈成两半，去瓤，斜切成片；青椒去蒂洗净切小块。2. 锅上火不放油，用文火分别将苦瓜、青椒放入锅中干煸，煸去水分倒出。3. 洗净锅烧热注入油，油热时下青椒、苦瓜翻炒，加盐、味精炒匀即可。

【功效】清热防暑。

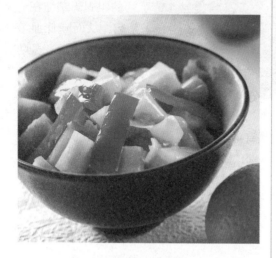

苦瓜荠菜猪肉汤

【配方】苦瓜100克，荠菜50克，猪瘦肉100克，料酒、盐各少许，冷水适量。

【制法】1. 先将猪瘦肉切成肉片，用料酒、盐腌10分钟。2. 将肉片加水煮沸3分钟，加入苦瓜、荠菜煮10分钟，调味即成。

【功效】滋阴润燥、清肝明目。

苦瓜炖蛤汤

【配方】苦瓜25克，文蛤500克，香油、料酒、生姜、盐各少许。

【制法】1. 文蛤洗净；苦瓜洗净，切片。2. 将文蛤入沸水锅内煮至壳张，去壳挖肉，除净内脏，入热油锅内爆炒，加料酒、生姜、盐拌匀。3. 将苦瓜片铺入砂锅底，上面放蛤肉，加适量水，炖至蛤肉熟透入味，淋上香油即成。

【功效】清热润肠，防止便秘，治疗肥胖症。

苦瓜绿豆浆

【配方】苦苦瓜半根，绿豆50克，白糖适量。

【制法】1. 绿豆洗净，用清水浸泡6～8小时；大米洗净，用清水浸泡2小时。2. 将以上食材全部倒入豆浆机中，加水至上、下水位线之间，按下"豆浆"键。3. 待豆浆机提示豆浆做好后，倒出过滤，再加入适量的白糖，即可饮用。

【功效】清热防暑、祛湿。

苦瓜豆腐汤

【配方】鲜苦瓜、嫩豆腐各200克，植物油香油、盐各少许，冷水适量。

【制法】1. 苦瓜洗净，去瓤子切薄片；豆腐以清水漂净，划成小块。2. 将豆腐入植物油锅稍煸，加适量水，倒入瓜片煮熟，加香油、盐即成。

【功效】清热除烦、补钙降压。

苦瓜大米糊

【配方】苦瓜半根，大米100克，冰糖适量。

【制法】1. 大米洗净，用清水浸泡1小时；苦瓜洗净，切注水入锅，大火烧开后下大米，边煮边适当翻搅。2. 待米煮开后，加入苦瓜片转小火慢慢熬至粥成，再加入适量的冰糖，待冰糖溶化后，倒入碗中，即可食用。

【功效】清热防暑。

南瓜为葫芦科植物南瓜的果实，又名倭瓜、番瓜、麦瓜、饭瓜等。在我国，南瓜为夏秋季节的优良蔬菜之一。近两年，随着国内外专家对蔬菜的进一步研究，发现南瓜不仅营养丰富，而且长期食用还具有保健和防病治病的功能，在国际上已被视为"特效保健蔬菜"。

传统中医认为，南瓜性温，味甘；入脾、胃经；具有补中益气、解毒杀虫、降糖止渴等多种功效，主治久病气虚、脾胃虚弱、气短倦怠、便溏、糖尿病、蛔虫等病症。

现代医学和营养学研究证明，南瓜所含果胶可以保护胃肠道黏膜，使其免受粗糙食品刺激，促进溃疡面愈合。

果胶有很好的吸附性，能黏结消除铅、汞等有毒金属，降低亚硝酸盐致癌性，并能帮助肝、肾功能的恢复，增强肝、肾细胞的再生能力，起到抵御环境中毒的作用；果胶还可大大延缓肠道对糖和脂质吸收，所以能够减肥。

南瓜还含有丰富的钴，对治疗糖尿病有特殊的效果。南瓜是高钾、低钠食品，特别适合中老年人和高血压、动脉硬化患者食用。

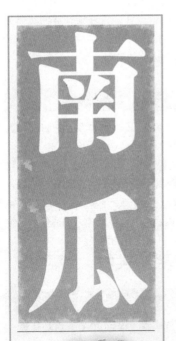

南瓜所含的果胶还能和体内过剩的胆固醇黏结在一起，从而降低血液胆固醇的含量，预防动脉硬化。南瓜含有丰富的β−胡萝卜素和维生素A，对上皮组织的生长分化、维持正常视觉具有重要生理功能，还有明目护肤的作用。南瓜中富含南瓜多糖，能提高机体的免疫能力，防癌抗癌。

药典选录

「甘温，无毒，补中益气。」——《本草纲目》「横行经络，利小便。」——《滇南本草》

医生叮咛

①南瓜性温，素体胃热炽盛者少食。

②南瓜性偏壅滞，气滞中满者慎食。

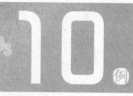

南瓜治病偏方 10例

1 治慢性喉炎偏方

南瓜花20克，竹叶6克，蜂蜜30毫升。前二味水煎，调入蜂蜜，每日2次。治疗慢性喉炎。（经验方）

2 治支气管炎偏方

选秋季败蔓南瓜，离根60厘米剪断，把南瓜蔓茎插入干净的玻璃瓶中，任茎中汁液流入瓶内，从傍晚到第二天早晨可收取自然汁一大瓶，隔水蒸过。每次服30～50毫升，一日2次。（经验方）

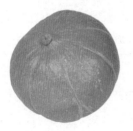

3 治糖尿病偏方

南瓜100克。煮汤服食，每日早晚餐各用一次，连服1个月。病情稳定后，可间歇食用。主治口渴多饮、形体消瘦、大便燥结之糖尿病。（经验方）

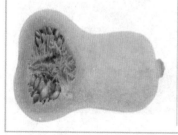

4 治小儿寄生虫病偏方

南瓜子仁、槟榔各15克。南瓜子仁研细，与槟榔煎汤，可加适量白糖，每日空腹服食一次。（经验方）

5 治呃逆偏方

南瓜蒂100克。将其用水煎服，连服3～5次。主治胃寒呃逆，症见呃声沉缓有力、遇冷易发、胃脘不舒等。（经验方）

6 治疔疮偏方

南瓜蒂100克，黄酒50克。将南瓜蒂焙焦存性，研末，每次取2.5克以黄酒冲服，每日2次。另可加醋调外敷。主治疔疮、疖肿。（经验方）

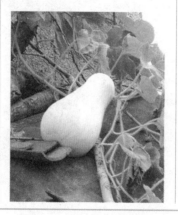

7 治痔疮偏方

南瓜子1000克。上药加水煎煮，趁热熏肛门。每日最少2次，连熏数日。治疗内痔。（经验方）

8 治小儿哮喘偏方

南瓜500克，蜂蜜60毫升，冰糖30克。先在瓜顶上开口，挖去部分瓜瓤，纳入蜂蜜、冰糖盖好，放在盘中蒸1小时即可。每日早晚各服适量，连服5～7日。主治小儿寒性哮喘。（经验方）

9 治胎动不安偏方

南瓜蒂80克。南瓜蒂水煎，一日2次分服。主治胎动不安。（经验方）

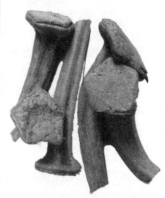

10 治痛经偏方

南瓜蒂30克，红花5克，红糖30克。前二味先煎2次，去渣，加入红糖溶化，于经前分2日服用。（《浙江中医》1989年第6期）

南瓜食疗方 5 种

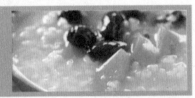

1 胃溃疡食疗方

胃溃疡是消化系统常见疾病，其典型表现为饥饿不适、饱胀嗳气、泛酸或餐后定时的慢性中上腹疼痛，严重时可有黑便与呕血。比较明显的病因为幽门螺杆菌感染、服用非甾体消炎药（NSAID）以及胃酸分泌过多；另外还可以由遗传因素和情绪波动、过度劳累、饮食失调、吸烟、酗酒等因素引起。

南瓜所含果胶可以保护胃肠道黏膜，使其免受粗糙食品刺激，促进溃疡面愈合。另外，南瓜所含的某些成分能促进胆汁分泌，加强胃肠蠕动，帮助食物消化，有利于慢性胃病恢复。

▌煎南瓜 ▌

【配方】南瓜 500 克，植物油 40 毫升，胡椒粉、盐少许，芹菜末 25 克，面粉 40 克。

【制法】1. 南瓜削去皮，切成长片，用盐腌一下，挤出水，撒匀面粉，用盐和胡椒粉调好味。

2. 煎锅放入适量植物油，置火上烧热，下入南瓜片，在文火上把两面煎成金黄色即可装盘，最后撒上切碎的芹菜末。

【功效】香脆松软，尤适于慢性胃溃疡患者食用。

2 增强肝肾功能、抵御环境中毒食疗方

肝功能不全指的是肝功能不正常，患者会出现黄疸、食欲不振等症状，病情如果发展到了肝硬化程度，则有腹水等临床表现。另外，肝功能不全的人化验血液会发现转氨酶、胆红素等指标异常。而肾功能不全临床上分为三个阶段：代偿期、氮质血症期和尿毒症期。在第一个阶段，肾功能就开始减弱，患者需要引起重视。

南瓜有较好的抗毒能力，因为果胶有很好的吸附性，能黏结、消除铅、汞等有毒金属，降低亚硝酸盐致癌性，并能帮助肝、肾功能的恢复，增强肝、肾细胞的再生能力，起到抵御环境中毒的作用。

▌南瓜粥 ▌

【配方】南瓜 1000 克，粳米 100 克，红枣数颗，植物油少许，盐少许。

【制法】1. 南瓜去皮，洗净，切成块；粳米淘洗干净，用少许油、盐腌拌；红枣洗净、去核。2. 锅中加入 1000 毫升水，下米煮沸后与南瓜块、红枣同煮，约 30 分钟至熟，即可食用。缓倒入，勾成稀糊状，撒入核桃仁末即成。

【功效】此方具有护肝补肾强体之功效，适宜于肝肾功能不全患者食用。

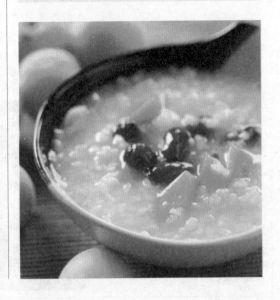

南瓜大米粥

【配方】南瓜 100 克，大米 150 克。

【制法】1. 南瓜去皮，洗净，切成 2 厘米见方的块；大米淘洗干净。2. 将大米放入锅内，加入南瓜块及水适量，置武火上烧沸，再用文火炖煮 40 分钟即成。

【食法】当正餐食用，每日 1 次，每次吃粥 100 ~ 150 克。

【功效】此方易于消化吸收，适宜于肝肾功能不全患者食用。

3 夜盲症食疗方

夜盲症是由于体内缺乏维生素等物质而引起的到黄昏后即看不清外界事物的疾病。其主要症状为白天视觉几乎正常，但眼睛对弱光的敏感度下降，黄昏后由于光线渐暗而看不清物体。

南瓜含有丰富的 β-胡萝卜素和维生素A，前者对上皮组织的生长分化、维持正常视觉具有重要生理功能，后者则具有明目护肤的作用。

蚬肉西红柿南瓜汤

【配方】速冻蚬肉 100 克，西红柿 2 个，南瓜 300 克，猪瘦肉 100 克，姜 2 片，葱 1 段，盐适量，冷水适量。

【制法】1. 蚬肉解冻后洗干净。烧滚适量水，放入姜、葱，把蚬肉汆烫后，再洗干净。2. 西红柿去籽后洗干净；南瓜去皮、去籽后洗干净，切块。3. 洗干净猪瘦肉，汆烫后再冲洗干净。4. 煲滚适量水，放入蚬肉、西红柿、南瓜、猪瘦肉和姜片，水滚后改文火煲约 2 小时，下盐调味即成。

【功效】清肝明目及防治夜盲症。

南瓜煮猪肝

【配方】南瓜 200 克，猪肝 50 克，葱 10 克，盐 5 克，姜 5 克，酱油 10 毫升，鸡蛋 1 个，生粉 20 克。

【制法】1. 把南瓜洗净，去瓤，切成 4 厘米见方的块；猪肝洗净，切成 3 厘米宽的片；葱切末，姜切丝。2. 把猪肝装入碗内，加入盐、葱、姜、酱油腌渍 15 分钟，打入鸡蛋、生粉，加少量水调匀。3. 南瓜放入锅内，加水 1000 毫升，用武火烧沸，文火炖煮 40 分钟，再用武火烧沸，下入猪肝，煮至熟透即成。

【食法】每日 1 次，每次吃猪肝 30 ~ 50 克，佐餐食用。

【功效】补肝肾、止消渴，此方具有健脾养肝明目的功效，长期食之，对夜盲症有一定治疗效果。

南瓜百合粥

【配方】南瓜 150 克，百合 75 克，粳米 100 克，盐 1 克，味精 1 克，冷水适量。

【制法】1. 粳米淘洗干净，用冷水浸泡半小时，捞出，沥干水分。2. 南瓜去皮、子，洗净切块。3. 百合洗净，掰瓣，用开水焯透，捞出，沥干水分。4. 锅中加入适量冷水，将粳米放入，用旺火烧沸，再下入南瓜块，转小火煮约半小时。5. 下入百合及盐、味精，煮至粥稠，即可盛起食用。

【功效】除湿退热、滋补肝肾、明目，适用于血糖增高所致视物不清及夜盲症患者。

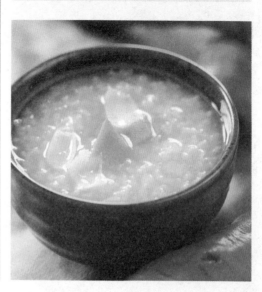

南瓜猪脚汤

【配方】南瓜 600 克，生姜 1 片，猪脚 1 个，生抽、生油、白砂糖、盐各少许，生粉、冷水适量。

【制法】1. 先将生抽、生油、白砂糖和生粉拌匀，调开成腌料。2. 将猪脚洗干净，切成块，加入腌料拌匀，腌透入味。3. 南瓜洗净，去皮、核，切成小块。4. 瓦煲内加入适量冷水和生姜，待水煲开之后放入南瓜，煲至南瓜熟，再放入猪脚，滚至熟，以少许盐调味即可。

【功效】保护眼睛、提高视力。

4 动脉硬化食疗方

动脉硬化症是指动脉内壁的钙质或脂肪沉积，造成动脉加厚与变硬。脂肪沉积所产生的动脉硬化又称为动脉粥样硬化。这两种状况对血液循环造成的影响大致相同，动脉硬化容易造成中风、冠心病及高血压。高血压也能引起动脉硬化。

南瓜是高钾、低钠食品，特别适合中老年人和高血压、动脉硬化患者食用。钾能促进体内钠盐的排出，有利于降低血压、预防动脉硬化。南瓜所含的果胶还能和体内过剩的胆固醇黏结在一起，从而降低血液胆固醇的含量，预防动脉硬化。

糖醋南瓜丸

【配方】南瓜 500 克，面粉 50 克，白糖 50 克，醋 50 毫升，淀粉 10 克，盐适量，植物油 250 毫升（实耗 50 毫升）。

【制法】1. 将南瓜洗净，去皮，切成块，上笼蒸熟，沥去水，加入面粉、白糖、盐，揉成面团状。2. 炒锅上火，放油，烧至七成热，用手将南瓜蓉挤成山楂大小的丸子，入热油锅中炸至金黄色捞出。3. 锅内留底油约 10 毫升，放清水 100 毫升，加白糖和少许盐，勾芡，淋醋，倒入丸子，稍拌炒即出锅。

【功效】此方适于孕妇及高血压患者食用。

山楂赤豆南瓜粥

【配方】南瓜 100 克，山楂 10 克，赤豆 30 克，大米 50 克。

【制法】1. 赤豆浸泡一夜，洗净；山楂洗净，去子；大米淘洗干净；南瓜去皮，切成 3 厘米见方的块。2. 将大米、南瓜块、山楂、赤豆同放锅内，加水 800 毫升，置武火上烧沸，再用文火煮 35 分钟即成。

【功效】消肿利尿、减肥降压、祛瘀，适用于高血压、冠心病患者食用。

5 糖尿病食疗方

下消型糖尿病的发病与肾脏亏虚，致使肾脏不能固摄水液有关。下消型糖尿病患者的主要症状是小便频数量多、尿浑如脂膏、腰膝酸软、舌红少苔、脉沉细数等。

除了果胶能够增强肾功能外，南瓜还含有丰富的钴，在各类蔬菜中含钴量居首位。钴能活跃人体的新陈代谢，促进造血功能，并参与人体内维生素 B_{12} 的合成，是人体胰岛素分泌正常所必需的微量元素，对治疗糖尿病有特殊的效果。

天冬南瓜汤

【配方】南瓜 100 克，天冬 15 克。

【制法】1. 把南瓜洗净，切成 3 厘米见方的块，可不去皮；天冬洗净，顺切成 3 片。2. 把南瓜、天冬放入炖锅内，加入清水 600 毫升（可放少许盐，或不放盐），先用武火烧沸，再用文火炖煮 45 分钟即成。

【食法】每日 1 次，每次吃南瓜 100 克，当主食或菜肴食用。

【功效】本方滋阴补血、清热润燥，适用于下消型糖尿病患者。

芹菜为伞形花科植物旱芹的全草，又名香芹、药芹、野芹、蒲芹等。芹菜是我国百姓最常食用的蔬菜之一，其气味芳香、口感清脆，既可热炒，又能凉拌，深受人们喜爱。芹菜的营养十分丰富，含有较多的蛋白质、氨基酸、维生素、挥发性芳香油和多种人体必需的矿物元素，是一种理想的"延年益寿菜"。

近年来诸多研究表明，芹菜还是一种具有很好药用价值的蔬菜，常吃可防治多种疾病，尤其能提高性欲，因此被誉为"夫妻菜"。

传统中医认为，芹菜性凉，味甘辛，无毒；入肺、胃、肝经；具有清热除烦、平肝、利水消肿、凉血止血等功效，主治高血压、头痛、头晕、暴热烦渴、黄疸、水肿、小便热涩不利、妇女月经不调、赤白带下、瘰疬、腮腺炎等病症。

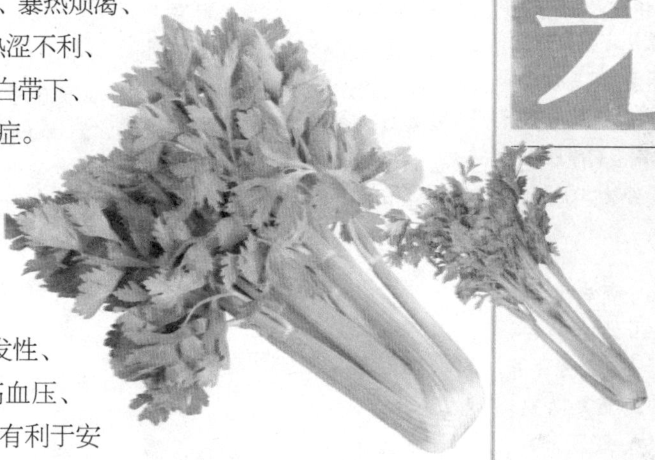

现代医学和营养学研究证明，芹菜含黄酮类降压、降糖成分，临床对于原发性、妊娠性及更年期高血压、糖尿病均有效；还有利于安定情绪，消除烦躁，可用来治疗神经衰弱。芹菜是高纤维食物，能促进人体内脂肪的排泄，对瘦身有很好的效果；芹菜中的纤维经肠内消化作用会产生一种木质素或肠内脂的物质，有较好的防癌抗癌效果。芹菜中含丰富的硫质等营养物质，是一种强有力的肠胃"清洁剂"，具有软化粪便、防治便秘的效果。芹菜中还发现了"雄甾酮"，这种物质可以促进人体激素的分泌，改善性功能障碍和其他生理不调、更年综合征等。同时，常吃芹菜能减少男性精子的数量，对避孕也有所帮助。芹菜中含有丰富的铁元素，是缺铁性贫血患者上好的食疗蔬菜。

芹菜

药典选录

"旱芹，其性滑利。"——《本草纲目》"和醋食损齿，赤色者害人。"——《食鉴本草》

医生叮咛

芹菜性凉质滑，脾胃虚寒、肠滑不固者慎食。

芹菜治病偏方 9例

1 治肝炎偏方

1. 芹菜100～150克，蜂蜜适量。芹菜洗净捣烂取汁，加蜂蜜炖沸后温服，每日一次，疗程不限。主治传染性肝炎。（经验方）

2. 芹菜150克，萝卜60克，车前草30克，蜂蜜适量。将芹菜、萝卜、车前草洗净捣烂取汁，加蜂蜜炖沸后温服。每日一次，疗程不限。主治肝郁气滞型肝炎，症见胁肋作痛、胸腹胀闷、食欲不振等。（经验方）

2 治便秘偏方

芹菜100克，香油5毫升，盐5克。芹菜用开水略焯，加入香油、盐拌匀。经常食用。本方具有清热通便之功效，适用于大便干结、脘腹胀满、口臭等。（经验方）

3 治高血压偏方

1. 芹菜500克，蜂蜜50毫升。将芹菜洗净捣烂绞汁，拌蜂蜜温服，每日3次。主治原发性高血压。（经验方）

2. 鲜芹菜30克，鲜茭白20克。将芹菜、茭白分别切成小段，放于锅内，加水适量煎煮10分钟后，取汁去渣，饮服。本方平潜肝阳，降血压。（经验方）

4 治眩晕偏方

芹菜150克、嫩竹笋100克，麦冬10克。将麦冬洗净，蒸熟；芹菜洗净切寸段；嫩竹笋剥壳洗净切片。共入油锅炒熟，加入少许盐、味精即成。本方具有养阴清肝之功效，主治头晕眼花、血压偏高等。（经验方）

5 治中风偏方

芹菜60克，粳米100克。将芹菜洗净切碎，与粳米同放砂锅内，加水（最好用井水）如常法煮粥。每日早晚温热服食。本方清热平肝降火，主治中风属肝火炽盛者。注：作为治疗时宜频服久食，并应现煮现吃，不宜久放。（经验方）

6 治小儿百日咳偏方

芹菜500克，盐少许。芹菜洗净捣烂取汁，加盐，隔水温热，早晚各服1小杯，连服3～5日。（经验方）

7 治小儿麻疹偏方

芹菜叶、茎各30克。小儿麻疹透发后，取芹菜叶、茎洗净，捣烂取汁服下，每日1次，可促麻疹早愈。（经验方）

8 治妇女带下病偏方

1. 芹菜250克，调料适量。将芹菜洗净切断，放锅中加水700毫升烧煮，不宜久煎，沸后即可，酌加少量调料。每日一料，分2～3次服食。10日为1疗程。主治湿毒引起的带下病。（经验方）

2. 芹菜子30克，黄酒适量。芹菜子水煎，黄酒为引送服，分2次服完。主治湿毒引起的带下病。（经验方）

9 治妊娠呕吐偏方

芹菜根10克，甘草15克，鸡蛋1个。芹菜根、甘草先煎汤，水沸后打入鸡蛋冲服。（经验方）

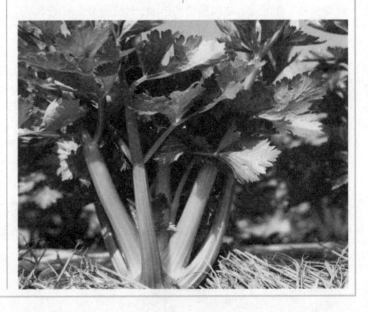

芹菜食疗方 8种

1 神经衰弱食疗方

神经衰弱以精神易兴奋和脑力易疲乏为主要临床症状，常有情绪烦恼和躯体性体诉及症状的神经症性障碍，它不是继发于躯体或脑的疾病，也不是任何精神障碍的一部分。病前可有持久的情绪紧张和精神压力史。现代医学实验证明，黄酮类化合物能对抗咖啡因引起的小鼠兴奋，有利于安定情绪、消除烦躁。而芹菜中恰恰含有大量的黄酮类化合物，对人体也能起安定作用，可用来治疗神经衰弱。

黑木耳芹菜粥

【配方】芹菜100克，黑木耳30克，大米100克。

【制法】1. 把黑木耳发透，去蒂根，撕成瓣；芹菜洗净，切碎；大米淘洗干净。2. 把大米放入锅内，加水1000毫升，置武火上烧沸，再撇去浮沫，加入芹菜、黑木耳，用文火煮45分钟即可。

【食法】每日1次，每次吃粥80～100克。

【功效】除烦润燥，可用于治疗神经衰弱。

杜仲红枣芹菜汤

【配方】芹菜200克，杜仲15克，红枣10颗，姜5克，葱10克，盐5克，植物油30毫升。

【制法】1. 杜仲烘干，研成细粉；红枣去核，切片；芹菜洗净，切成4厘米长细段；姜切片，葱切段。2. 把炒锅置武火上烧热，加入植物油，烧至六成热时，下姜片、葱段爆香，再加清水600毫升，烧沸，将芹菜、红枣、杜仲粉、盐加入，煮25分钟即成。

【食法】每日1次，佐餐食用。

【功效】补肝肾、降血压、安神除烦。适用于神经衰弱、失眠、高血压病患者。

2 高血压食疗方

高血压是一种不容易彻底治愈的慢性疾病，病情有时厉害，有时平稳，而且气候与血压的关系也非常密切，冬天血压偏高，夏天血压则趋于正常。在药物治疗的同时，若食疗得法，便能够达到事半功倍的目的。芹菜含黄酮类降压成分，实验时对兔、犬静脉注射有明显降压作用；血管灌流，可使血管扩张；用主动脉弓灌流法，能抵抗烟碱、山梗茶碱引起的升压反应，并可引起降压。临床对于原发性、妊娠性及更年期高血压均有效。

糖醋芹菜

【配方】芹菜500克，糖、盐、香油、醋各适量。

【制法】将芹菜去老叶洗净，入沸水焯过，待茎软时，捞起沥干水，切寸段，加糖、盐、醋拌匀，淋上香油，装盘即可。

【功效】本方具有降压、降脂的功效，孕妇、高血压病患者可常食。

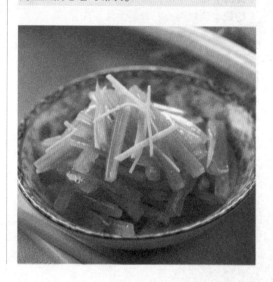

3 糖尿病食疗方

中消型糖尿病的发病与胃火炽盛，致使胃腐熟水谷的能力过强有关。中消型糖尿病患者的主要症状是多食易饥、形体消瘦、口苦、口臭、大便干结、舌质红、苔黄、脉实有力等。

治疗中消型糖尿病应以清胃泻火、养阴生津为主，芹菜不但具有上述功用，且含有利尿降糖的有效成分——黄酮类化合物，可消除体内水钠潴留、利尿、消肿、防治糖尿病。

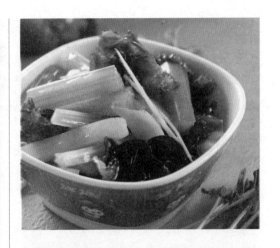

瘦肉炒芹菜

【配方】芹菜300克，枸杞子15克，猪瘦肉100克，料酒10毫升，淀粉20克，姜5克，葱10克，盐3克，鸡蛋清1个，鸡精2克，植物油35毫升。

【制法】1. 将枸杞子去杂质、果柄，洗净；芹菜去老梗、黄叶，洗净，切成4厘米长的段；姜切丝，葱切段。2. 猪瘦肉洗净，切成4厘米长的丝，放入碗中，加入淀粉、鸡蛋清，抓匀。3. 将炒锅置武火上烧热，加入植物油，烧至六成热时，下姜葱爆香，再下猪瘦肉丝、料酒，炒变色，加入芹菜段、枸杞子，炒熟，加入盐、鸡精即成。

【食法】每日1次，佐餐食用。

【功效】清胃泻火、养阴生津、降血压、降血糖。适用于中消型糖尿病患者。

黑木耳炒芹菜

【配方】芹菜150克，黑木耳200克，精盐5克，姜5克，葱10克，蒜15克，植物油50毫升。

【制法】1. 黑木耳发透去蒂根；芹菜洗净切段；姜切片；葱切段；大蒜去皮，切片。2. 炒锅置武火上烧热，加入植物油烧六成热时，下入姜、葱、蒜爆香，随即下芹菜、木耳、盐，炒至芹菜断生即成。

【功效】此方具有益胃养阴、止血通淋的功效，中消型糖尿病、小便出血、小便淋痛者均可常食。

4 癌症食疗方

癌症的病因和病理机制尚不完全清楚，但许多研究表明，癌症的发生半数以上是外界环境中的致癌物质引起的，与食物中所含的有害物质（如黄曲霉素、亚硝酸盐、多环芳烃、苯并芘等）以及多种原因造成的机体某些营养物质、微量元素的缺乏密切相关。芹菜是高纤维食物，它经肠内消化作用可产生一种木质素的物质，这类物质是一种抗氧化剂，高浓度时可抑制肠道内细菌产生的致癌物质和食物中所含的有害物质，有较好的防癌抗癌效果。

芹菜小汤

【配方】芹菜150克，盐10克，奶油50毫升，牛奶150毫升，面粉20克。

【制法】芹菜洗净，切段，用150毫升水煮开，并将盐、奶油及面粉调入牛奶内，一并倒入芹菜汤中，一滚即成。

【功效】次方具有养血润燥、防癌抗癌的功效，适宜作为防癌食疗食品食用。

芹菜炒玉米笋

【配方】芹菜200克，玉米笋100克，酱油10毫升，盐5克，味精3克，姜5克，葱10克，植物油适量。

【制法】1. 将玉米笋洗净，斜切成薄片；芹菜去叶，留茎，洗净，切3厘米长的段；姜切片；葱洗净，切段。2.将炒锅置武火上烧热，加入适量的植物油烧至六成热时，倒入姜片、葱段爆香，然后放玉米笋、芹菜、盐、酱油、味精，炒熟即成。

【功效】平肝清热、祛风利湿、降血压、防癌抗癌。

5 排便通畅食疗方

习惯性便秘发病的原因之一是由于进食过少，或食物过于精细，缺乏植物膳食纤维，使结肠得不到一定量的刺激，蠕动减弱而引起的。这种便秘的治疗关键在于建立科学合理的饮食和生活习惯。比如要养成每天定时排便的习惯；饮食应该增加含植物膳食纤维较多的粗质蔬菜和水果。

芹菜中含有丰富的硫质等营养物质，是一种强有力的肠胃"清洁剂"。同时，芹菜中还含有大量的膳食纤维，可刺激胃肠蠕动、保持大便通畅，具有软化粪便、防治便秘的效果。

香油拌芹菜

【配方】芹菜300克，香油6毫升，蒜3克，盐3克，鸡精2克。

【制法】1.将芹菜洗干净，去叶，留茎，切成3厘米长的段，放入开水锅内烫熟，捞出，滤水；蒜去皮，切成末。2.将烫熟的芹菜段、蒜末一起放入盘内，加入盐、鸡精、香油，拌匀即可。

【食法】每日1次，佐餐食用。

【功效】清热利湿、润肠通便，适用于便秘症。

芦荟炒芹菜

【配方】芹菜300克，鲜芦荟15克，植物油10毫升，盐3克，鸡精5克，姜5克，葱5克，鸡精2克。

【制法】1.将鲜芦荟洗干净，去皮，切成小丁；芹菜洗干净，去老叶，切成段；葱切丝，姜切片。2.将炒锅置武火上烧热，加入植物油，烧至六

成热时，放入姜、葱爆香，再放入芦荟丁、芹菜、盐煸炒，熟后加入鸡精即可。

【功效】清热利湿、润肠通便，适用于习惯性便秘及热结便秘等症。

6 促进脂肪分解、防治肥胖症食疗方

肥胖人群中，有的人对食物有一种特殊的嗜好。有的好吃肉，有的爱饮酒。而酒精在肠胃内被吸收后，其中约有90%在组织内被氧化放出热量；即使是少量饮酒，也可增进食欲，使人发胖。

芹菜中的膳食纤维含量非常丰富，它能促进人体内脂肪的分解，并吸收体内多余的热量，因此对瘦身有很好的效果。

熏干炒芹菜

【配方】芹菜200克，熏干100克，精盐3克，味精1克，植物油25毫升。

【制法】1.芹菜洗净，斜切成薄片，熏干也切薄片。2.炒锅上火倒入植物油，待油热后将切好的芹菜、熏干倒入锅内，再放精盐、味精爆炒2分钟即可。

【功效】清热利水、降压祛脂。

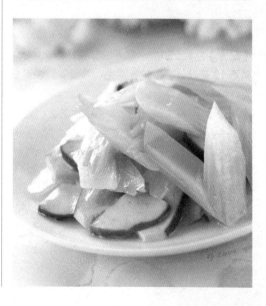

枸杞子拌芹菜

【配方】芹菜300克，枸杞子20克，料酒10毫升，姜5克，葱10克，盐4克，味精4克，醋4毫升。

【制法】1. 将芹菜去老叶，洗净，用开水焯熟，捞起沥干水分，切成段；枸杞子去果柄、杂质，洗净，用开水泡30分钟，沥干水分；姜切片，葱切花。2. 将芹菜、枸杞子、姜、葱、盐、味精、料酒、醋拌匀即成。

【功效】降压减肥。

7 性功能障碍食疗方

性功能障碍是指不能进行正常的性行为或者在正常性行为中不能得到性满足的一类障碍。性功能障碍大多为心因性而非器质性，即心理因素是造成性功能障碍的主要原因，故有人将其称为性心理功能障碍。性功能障碍通常表现为性欲减退、早泄、射精延迟、女性性高潮缺乏等。芹菜富含"雄甾酮"，是一种性功能食品，能促进人体的性兴奋，改善性功能障碍，西方称之为"夫妻菜"。另外，常吃芹菜能减少男性精子的数量，对避孕也有一定的帮助。在我国古代男子避孕的处方里就有芹菜。

双耳炒西芹

【配方】芹菜250克，黑木耳、银耳各20克，料酒10毫升，姜、盐各4克，味精3克，葱8克，植物油35毫升。

【制法】1. 将银耳、黑木耳用温水发2小时，去蒂头，撕成瓣状；芹菜洗净，切段。2. 将锅置武火上烧热，倒入植物油，烧至六成热时，下姜、葱爆香，随即加其他材料，炒熟即成。

【功效】降压、润肺、促进兴奋、改善性功能。

花生仁拌芹菜

【配方】芹菜30克，花生仁150克，植物油250毫升，花椒油5克，盐8克，味精2克。

【制法】1. 将花生仁用凉水泡10分钟后，沥干，放入热油锅内炸酥捞出，去掉红衣。2. 将芹菜洗净，切段，焯水后沥干备用。3. 把芹菜围成圈状，均匀地码在盘子边上，再将炸花生仁堆放在芹菜圈中。4. 将盐、味精、花椒油放在小碗内调匀，浇在芹菜上，拌匀即成。

【功效】促进性欲、改善性功能。

8 缺铁性贫血食疗方

缺铁性贫血是指体内可用来制造血红蛋白的贮存铁已被用尽，红细胞生成障碍所致的贫血，特点是骨髓、肝、脾及其他组织中缺乏可染色铁，血清铁蛋白浓度降低，血清铁浓度和血清转铁蛋白饱和度亦均降低。芹菜中含有丰富的铁元素，比西红柿的高15倍左右，是缺铁性贫血患者上好的食疗蔬菜，还能补充妇女经血的损失，避免皮肤苍白、干燥、面色无华，而且可使目光有神、头发黑亮。

芸豆拌芹菜叶

【配方】芹菜叶200克，芸豆100克，胡萝卜50克，香油20毫升，盐2克，白醋15毫升。

【制法】1. 芹菜叶洗净，入沸水中焯一下，捞入冷水中过凉，捞出，挤去水分，切成碎末，放在容器中。2. 芸豆用清水浸泡，发透，洗净，放锅中，加清水煮至烂熟，捞出凉凉。3. 胡萝卜去皮，洗净，放沸水锅中煮熟，捞出凉凉，切成小丁。4. 芸豆、胡萝卜丁放入盛芹菜叶的容器中，加盐、白醋和香油拌匀，盛入盘中即成。

【功效】健脾补血，可用于缺铁性贫血的治疗。

洋 葱为百合科植物洋葱的鳞茎，又名葱头、玉葱、圆葱、胡葱。洋葱的表面覆盖着一层金色透明而又非常致密的薄膜，它可以保护洋葱在一年内不致干枯。

洋葱是一种非常特殊的植物，虽然它有一种让人不易接受的辛辣气味，但自古以来，许多民族都知道洋葱有医疗的功能，在国外还被誉为"菜中皇后"。现代医学证明，洋葱确实可以医治许多疾病。人们只要把洋葱咀嚼3分钟，就可以把口腔里的一切细菌杀死。因此，常吃些洋葱对人体健康是大有好处的。

现代医学和营养学研究证明，洋葱鳞茎和叶子中含有一种称为硫化丙烯的油脂性挥发物，具有辛香辣味，这种物质能抗寒，有较强的杀菌消毒作用，可抵御并杀灭流感病毒，也可杀灭黄色葡萄球菌、白喉杆菌、痢疾杆菌等。洋葱含有环蒜氨酸、硫氨基酸等有助于血栓溶解、改善血管壁弹性，防止血管硬化的物质，对血管硬化、脑中风有一定的预防和治疗作用。洋葱是含前列腺素的植物，能有效降低血压。洋葱含磺脲丁酸，类似常用的口服降血糖剂甲磺丁胺。洋葱中有一种能够缓解骨骼损失的化合物，叫GPCS的多肽。洋葱内还含有丰富的具有抗癌效能的微量元素硒。

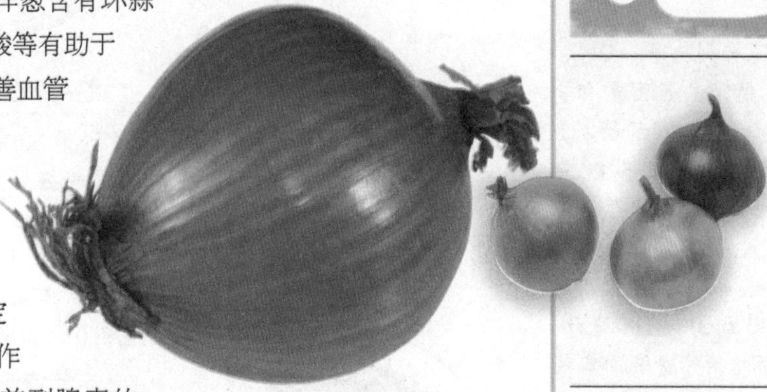

传统中医认为，洋葱性温，味辛；入心、脾、胃经；具有发散风寒、温中通阳、消食化肉、提神健体、散瘀解毒等功效，主治外感风寒无汗、鼻塞、食积纳呆、宿食不消、高血压、高脂血症、腹泻痢疾等症。

药典选录

"又，食诸毒肉，吐血不止，病黄传者：取子一升洗，煮使破，取汁停冷。服半升，日一服夜一服，血定止。"

医生叮咛

①洋葱性味辛温，热病患者慎食。
②洋葱所含香辣味对眼睛有刺激作用，患有眼疾时，不宜切洋葱。

洋葱治病偏方 17例

1 治糖尿病偏方

1. 洋葱150克，盐少许。将洋葱切成片，按常法煮汤（加少许盐）食用，每日1剂，宜常服。本方化湿祛痰、解毒杀虫，可用以治糖尿病之尿频量多、浑浊如膏脂、口干唇燥等。（经验方）

2. 洋葱500克。将其洗净，切成2～6瓣，放泡菜坛内淹浸2～4日（夏季1～2日），待其味酸甜而略带辛辣时，佐餐食用。本方可治疗糖尿病。（经验方）

3. 洋葱100克，红枣2颗，芹菜50克，糯米50克。将洋葱、芹菜分别洗净，切碎，与红枣、糯米共煮粥常食。辅助治疗糖尿病。（经验方）

4. 洋葱100克，葡萄酒500～750毫升。将洋葱平分成8份，浸入红葡萄酒中，8日后饮用。每餐前空腹吃洋葱1份，喝酒60～100毫升。可长期服用。治疗糖尿病。（经验方）

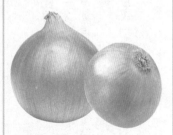

2 治高血压偏方

1. 洋葱100克。将洋葱切成块，加适量水放榨汁机里榨汁，一次服下，经常服用。可治高血压，保护心脏。（经验方）

2. 洋葱50克，葡萄酒100毫升。将洋葱捣烂，在葡萄酒中浸泡1日，饮酒食洋葱。每日分成3～4次服用。本方治疗高血压。（经验方）

3 治冠心病偏方

洋葱100克，陈醋200毫升。将洋葱削去薄皮放入大口玻璃瓶中，再倒入陈醋。浸泡4～5日后，每日食用洋葱1/3至1/4，分2～3次吃。一般食用一两个月后即产生效果。此法可以降低胆固醇、防治冠心病、脑梗塞、心肌梗死、动脉硬化、脑卒中、高血压、头痛、肩周炎、便秘、更年期综合征及肥胖症等。（经验方）

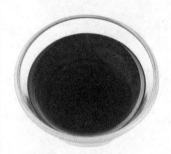

4 治气管炎偏方

洋葱50克。将洋葱烘干、研为细末，加适量温开水搅拌成糊，涂于胸部。本方可治支气管炎及呼吸系统疾病。（经验方）

5 治感冒偏方

洋葱100克，蜂蜜5毫升。将洋葱捣烂取汁，加蜂蜜半汤匙，冲开水50毫升，浸泡半小时后滴鼻，每次滴2～3滴。（经验方）

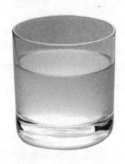

6 治胃痛偏方

洋葱50克，红糖20克。将洋葱捣烂如泥，加入红糖拌匀，蒸熟。每日服食3次，3日为1疗程。本方可治虚寒性胃脘疼痛、胃酸过多及消化不良。（经验方）

7 治痔疮偏方

洋葱50克。将洋葱捣烂取汁。每日服3次，每次服1汤匙。可治痔疮、便秘。（经验方）

8 治咽炎偏方

1. 洋葱250克，牛奶500毫升，蜂蜜100毫升。洋葱捣碎，用牛奶煮烂，加蜂蜜调匀，每隔1小时服1汤匙。本方可治咽炎、喉痛。（经验方）

2. 洋葱250克，苹果50克，蜂蜜20毫升。将洋葱、苹果一起切碎捣烂取汁，加蜂蜜调匀，每日服3次，每次服

1小匙。本方可治咽炎、嗓子发炎、咽喉肿痛。（经验方）

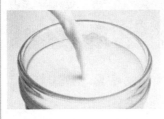

9 治菌痢偏方

1. 洋葱100克，陈醋适量。将洋葱剥去外皮，切碎榨汁，将汁加入等量醋，煮沸后喝汤。本方可治疗细菌性痢疾。（经验方）

2. 洋葱100克，陈粳米50克，白糖50克。上述三料共煮粥服食。本方可治疗细菌性痢疾。（经验方）

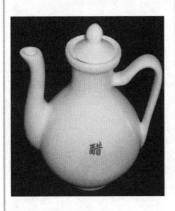

10 治腹泻偏方

洋葱100克，白糖10克。将洋葱捣烂，在温水中浸泡2小时，取汁加糖制成洋葱浆。每日服3～4次，每次10～15毫升。此方有杀菌止痢之功效，适用于肠炎、腹泻、菌痢诸症。（经验方）

11 治失眠偏方

洋葱200克。将洋葱切碎捣烂，塞在一个广口瓶内，放于枕旁，使人躺在床上嗅闻那刺鼻的洋葱气味，不消片刻，便酣然入睡。（经验方）

12 治皮炎偏方

洋葱250克。将其对切成半，把切口按在患部缓缓涂擦，如果一次不能止痒，可多擦几次。洋葱成分中的硫化丙烯有止痒之功效，可用于皮炎的辅助治疗。（经验方）

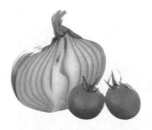

13 治耳朵感染偏方

洋葱250克。将其剁碎，用一块纱布包起来，放在耳朵上，用热的湿毛巾覆盖30分钟，每日两次，直到炎症消失。洋葱有杀菌功效，可治耳朵感染。（经验方）

14 治耳鸣偏方

洋葱250克。将其切碎，捣烂，用棉球浸些洋葱汁放入耳道，每日两次。注：不要把棉球推得过深，以免伤害鼓膜。（经验方）

15 治头皮屑偏方

洋葱250克。将其切碎，捣烂，用干净的纱布包好，反复揉擦头皮，使洋葱汁渗到头皮上，待24小时之后，再用温水洗头，既可止痒又能去屑。（经验方）

16 治秃顶偏方

洋葱50克，蜂蜜少许。将洋葱切片在秃顶上摩擦，再用蜂蜜在涂过的头顶抹敷，使其刺激毛囊，促进头发生长。坚持每天擦。（经验方）

17 治小儿蛔虫偏方

洋葱30克，切碎，菜油15克，用中火炒熟（不加盐水），捣烂成泥，于每日早晨空腹服食，一次15克，连服3日，服后2小时再进食。（经验方）

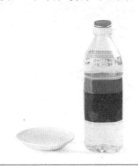

洋葱食疗方 7种

1 流行性感冒食疗方

普通感冒和流行性感冒都是常见病、多发病。普通感冒常由细菌或病毒引起，流行性感冒则是流感病毒感染，并在一定范围内造成流行，即多人同时或先后发病，症状相类似。一般说来，普通感冒是一种自限性疾病，只要适当休息，不再受风着凉，经过1周左右，大多可自行缓解。但流行性感冒若治疗不当，休息不好，就会出现并发症。洋葱的鳞茎和叶子中含有一种称为硫化丙烯的油脂性挥发物，具有辛香辣味，这种物质能抗寒，有较强的杀菌消毒作用，可抵御并杀灭流感病毒。

凉拌洋葱

【配方】洋葱250克，盐5克，醋20毫升，白糖15克，香油10毫升。

【制法】洋葱去外皮，洗净，切片成丝，放在盆中，加盐轻揉，见出汁，再放醋和白糖拌匀，1小时后，浇上香油即可食用。

【功效】辛辣利口，开胃杀菌，能够防治流行性感冒。

2 痢疾食疗方

细菌性痢疾的病灶主要在结肠，急性期以化脓性炎症为主，慢性期则主要是结肠的溃疡性病变，并可导致肠壁溃疡边缘黏膜增生，愈合后常留下疤痕，疤痕收缩还可致肠腔狭窄等，从而影响消化吸收功能，故慢性期尤其应当注意饮食的配合，才能加速本病的痊愈。

洋葱的辣味主要来自一种叫硫化丙烯的挥发性物质。硫化丙烯有杀菌作用，可杀灭黄色葡萄球菌、白喉杆菌、痢疾杆菌等。

辣椒炒洋葱

【配方】洋葱200克，鲜辣椒100克，盐5克，味精2克，白糖30克，白醋15毫升，陈醋少许，植物油50毫升。

【制法】1.将洋葱剥皮，洗净切丁，辣椒洗后也切丁。2.油锅上火烧热后，将辣椒倒入炒香，再放入洋葱炒片刻，放入盐、白糖、味精、白醋、陈醋，翻炒均匀即可出锅。

【功效】杀菌止痢。

3 高血压食疗方

长期高血压可使脑部的小动脉严重受损。脑动脉硬化，小动脉管壁发生病变，管壁增厚，管腔狭窄，形成脑血栓。微小血管堵塞，形成腔隙性梗塞，致使脑萎缩，导致老年痴呆症。因为脑血管较薄，硬化时更为脆弱，血压波动时容易出现痉挛破裂，导致脑出血。洋葱是含前列腺素的植物，能减少外周血管和心脏冠状动脉的阻力，对抗人体内儿茶酚胺等升压物质的作用，又能促进钠盐的排泄，从而使血压下降。另外，洋葱中所含有的多种含硫化合物可以降低胆固醇，降低血糖，使血液保持清澈，抑制血管收缩，是高脂血症、高血压患者的佳蔬良药。

菠菜洋葱牛肋骨汤

【配方】洋葱20克，牛筋125克，带肉牛肋骨500克，菠菜50克，盐、胡椒粉少许。

【制法】1.牛筋、牛肋骨洗净，将牛筋切成长条。2.洋葱对切成4大瓣；菠菜洗净、切段。3.以汤锅烧开水，滚沸后放进牛肋骨、牛筋和洋葱。待再次滚沸将炉火调成文火，再煮40

分钟，放进菠菜，加适量盐调味，菠菜烫熟即可熄火，撒上少许胡椒粉来提增香气。

【功效】此方有健胃理气、降低血压之功效，可用于治疗胃肠不适、高血压等症。

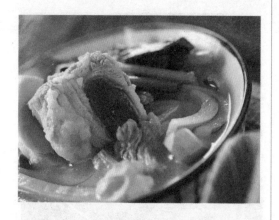

4 骨质疏松症食疗方

骨质疏松症就是一种骨吸收（丢失）超过骨形成而导致骨质松脆容易折断的病理状态。它的原意为充满空洞的骨骼。从某种意义上说，骨质疏松是一种自然的中老年退行性疾病，任何人都会存在，因为一个人50岁时的骨头当然比不上40岁时硬。不过，有些人骨量丢失得特别快，处于不正常的状态，就会出现骨头疼痛、身长缩短、驼背、非暴力性骨折等较为严重的骨质疏松症临床表现。2005年，瑞士伯尔尼大学的研究人员在洋葱中找到了一种能够缓解骨骼损失的化合物——多肽GPCS。有一个实验是让摘除卵巢的雌性大白鼠每天吃1.5克的洋葱，结果骨质流失的速度降低了25%。更值得注意的是，洋葱的保健功效在短短12小时内就看到了。

洋葱炒鸡蛋

【配方】洋葱150克，鸡蛋4个，火腿80克，盐10克，酱油、香油、植物油各适量，胡椒粉少许。

【制法】1. 把鸡蛋磕在一大碗里，加入盐和少许胡椒粉打匀；把洋葱去皮、洗净，切成丁；将火腿洗干净，切成细丝或末。2. 炒锅里放少量油，烧热后，下洋葱丁炒片刻，铲出；凉凉后和火腿一起倒入鸡蛋液中，拌匀。3. 把混合液分成两份，每份用2汤匙油炒熟上盘，倒入适量酱油、香油即可。

【功效】补中益气、补肾固精，适用于消渴羸瘦、胃热呕吐、便血、骨折、腿抽筋、骨质疏松等症。

洋葱炒牛肉丝

【配方】洋葱250克，牛肉100克，植物油500毫升（实耗50毫升），盐2克，味精2克，酱油5毫升，料酒10毫升，湿淀粉15克，小苏打少许，高汤适量。

【制法】1. 将洋葱剥去老皮，切去老根，洗净，先切两半，再切成丝；牛肉剔筋，洗净，先切成薄片，再按横纹切成与洋葱粗细相同的丝，放入碗内，加少许湿淀粉、小苏打，抓匀上浆。2. 锅置火上，放油，烧至六成热，下入浆好的牛肉丝，用筷子划开，2～3分钟后，炒至牛肉丝八成熟时，捞出控油；原锅内留适量油，烧至七成热，下入洋葱丝，快速煸炒，见洋葱丝变色、呈透明状时，加入料酒、酱油、盐和少许高汤，烧开，放入炒好的牛肉丝，放进味精，用湿淀粉勾芡，颠翻均匀即可。

【功效】补肝肾、壮筋骨，适用于虚羸、体弱、气虚、骨折、骨质疏松等症。

5 糖尿病食疗方

糖尿病有现代文明病之称，是一种复合病因的综合病症，凡是可导致胰岛素缺乏或胰岛素抵抗的因素均可使具有糖尿病遗传易感性的个体发生糖尿病。例如血液循环中，对抗胰岛素的物质可分为激素类与非激素类，两类均有对抗胰岛素的作用，使血糖升高。现代医学研究证明洋葱能够降低血糖，而且不论生食或熟食，都同样有效。因为洋葱含磺脲丁酸，它在人体黄酮醇的诱发作用下，可以成为药用配糖体，具有刺激胰岛素合成及释放的作用，类似常用的口服降血糖剂甲磺丁胺。

洋葱炒肉片

【配方】洋葱 150 克，猪瘦肉 200 克，青椒 30 克，植物油 50 毫升，姜末 4 克，高汤 50 毫升，酱油 20 毫升，盐 2 克，味精 2 克，湿淀粉 10 克，香油 5 毫升。

【制法】1. 洋葱去掉老皮，切成 2 厘米大小的滚刀块；青椒去子，洗净后切成小块；猪瘦肉去筋膜，洗净，切成薄片。2. 锅置火上，放植物油烧至五成热，放入洋葱块炸一下，捞出控油。3. 锅内留少许底油，重新置于火上烧热，放入猪肉片炒至变色，倒入姜末、洋葱块和青椒块炒匀，加上高汤、酱油、盐和味精，烧沸后用湿淀粉勾薄芡，淋上香油即可。

【功效】降低血糖，防治糖尿病。

6 防癌抗癌食疗方

洋葱中含有一种名为"栎皮黄素"的物质，这是目前所知最有效的天然抗癌物质之一，它能阻止体内的生物化学机制出现变异，抑制肿瘤细胞的生长。

洋葱内还含有丰富的具有抗癌效能的微量元素硒。硒是一种极强的抗氧化剂，能加速体内过氧化物的分解，使恶性肿瘤得不到分子氧的供应，从而起到抑制作用。同时，硒还可促使人体产生一种叫谷胱甘肽的物质，谷胱甘肽能"铐住"致癌物质，使之失去"毒性"，然后再把它排出体外。

洋葱炒土豆片

【配方】洋葱 150 克，土豆 400 克，芹菜 35 克，香菜少许，盐、胡椒粉各适量，植物油 100 毫升。

【制法】1. 洋葱剥去老皮洗净，切成碎末；香菜、芹菜择洗干净，切成碎末。2. 土豆去皮洗净，放入锅里加入清水，上火煮沸，加上锅盖把土豆煮至嫩熟为止（不要煮得太熟，以免炒时土豆碎烂）。把煮好的土豆凉凉，切成小薄片。3. 在煎盘内放入植物油，置火上烧热后，先下熟土豆片，不停地晃动煎盘，使土豆片在煎盘里转动，待其一面呈金黄色时翻面，

加入洋葱末、芹菜末，再撒盐和胡椒粉，待土豆片两面颜色均呈金黄色、洋葱散出香味时撒上香菜末即可。

【功效】强身健体、防癌抗癌。

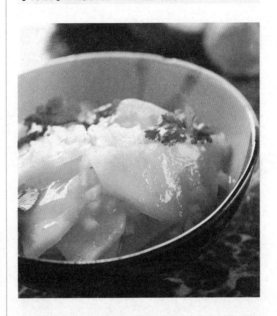

7 脑中风食疗方

脑中风是一组以脑部缺血性及出血性损伤症状为主要临床表现的疾病，是脑卒中的通称，又称脑血管意外，具有极高的病死率和致残率，主要分为出血性脑中风（脑出血或蛛网膜下腔出血）和缺血性脑中风（脑梗塞、脑血栓形成）两大类。洋葱含有环蒜氨酸、硫氨基酸等有助于血栓溶解、改善血管壁弹性、防止血管硬化的物质，对血管硬化、脑中风有一定的预防和治疗作用。

卷心菜洋葱汁

【配方】卷心菜 100 克，洋葱 250 克，红酒 50 毫升，凉开水 100 毫升。

【制法】将卷心菜和洋葱洗净切碎，和凉开水一起放入榨汁机中榨成汁后倒入杯中，加入红酒调匀即可。

【功效】防止血管硬化，预防脑中风。

韭菜为百合科植物韭的叶，又名草钟乳、懒人菜、壮阳草等。韭菜在中国已有 3000 多年的栽培历史，自古以来就受到国人的喜爱。韭菜菜质柔嫩、味道香辛，是一种营养价值极高的蔬菜，富含胡萝卜素、维生素 B_2、维生素 C 及钙、磷、铁等矿物质。同时，韭菜还有一定的药用效果，是一味治病良药，尤其具有温补肝肾、助阳固精的作用，在药典上有"起阳草"之称。

传统中医认为，韭菜性温，味辛微甘；入心、肝、胃经；具有补肾益胃、充肺气、散瘀行滞、安五脏、行气血、止汗固涩、平嗝逆等功效，主治阳痿、早泄、遗精、多尿、腹中冷痛、胃中虚热、泄泻、白浊、经闭、白带、腰膝痛和产后出血等病症。

现代医学和营养学研究证明，韭菜中含有大量的膳食纤维，对便秘、痔疮等都有明显疗效。韭菜中的挥发性成分及硫化物有扩张血管、降低血脂的作用，还有助于疏肝理气、增进食欲、增强消化功能。韭菜中的钙含量也非常高，而钙能起到松弛血管平滑肌、降低血管紧张度的作用，有助于稳定血压。韭菜里含有能够增强性能力的锌，可补益肝肾，改善阳痿症状；锌还具有收敛固涩作用，可用于治疗阳虚自汗、遗精等病症。韭菜中含有对人体健康十分有益的植物性芳香挥发油、硫化物、膳食纤维等成分。韭菜里所含的挥发性酶能激活巨噬细胞，预防肿瘤细胞转移，预防癌症复发，从而具有抗癌的功效。韭菜中还含有丰富的钙和铁元素，而这两种元素分别对于骨骼、牙齿的形成和预防缺铁性贫血有很大意义。

韭菜

药典选录

"韭叶味辛，微酸温无毒，归心，安五脏，除胃中热，病人可久食。"——《名医别录》

"韭菜生用辛而散血，熟则甘而补中。"——《本草纲目》

医生叮咛

韭菜多食会"上火"，且不易消化，因此阴虚火旺、有眼疾和胃肠虚弱者不宜多食。

韭菜治病偏方 24例

1 治眩晕偏方

韭菜30克，淡菜、料酒各适量。韭菜洗净切细，淡菜用料酒浸泡，同煮服食，每日1次。适用于脾肾虚弱所致的眩晕。（经验方）

2 治中暑偏方

韭菜50克。捣烂取汁，滴入鼻内。每侧鼻孔滴入5～7滴，15分钟一次，至患者苏醒为止。（经验方）

3 治遗精偏方

韭菜子10克，黄酒适量。韭菜子水煎，黄酒送服，每日2次。可治无梦遗精。注：忌与蜂蜜或牛肉同食。（经验方）

4 治阳痿偏方

1. 韭菜子5～10克，粳米50克。韭菜子研为细末；煮粳米为粥，加入韭菜子末，略煮。每日晚食1次。本方可治疗阳痿。（经验方）

2. 韭菜30～60克，粳米60克，盐少许。韭菜洗净切细末；先煮粳米为粥，待粥沸后，加入韭菜细末、盐，同煮成稀粥，每日1次。治疗阳痿。注：阴虚内热、身有疮疡及患有眼疾的人忌用。炎夏季节亦不宜食用。（经验方）

3. 韭菜子、覆盆子各150克，黄酒1500毫升。将前两药炒熟、研细、混匀，浸黄酒中7日，每日喝药酒2次，每次100毫升。治疗阳痿。（经验方）

4. 韭菜150克，鲜虾仁150克，鸡蛋1个，白酒50毫升。韭菜炒虾仁，鸡蛋做佐膳，喝白酒，每日一次，10日为1疗程。主治肾阳衰弱型阳痿。（经验方）

5 治呃逆偏方

韭菜子50克。韭菜子研末，日服3次，每次9克，温开水送服，连服可愈。本方主治脾肾虚弱之呃逆，症见呃声低弱、面色苍白、食少困倦等。（《民间偏方秘方精选》）

6 治痔疮偏方

鲫鱼1条，韭菜适量，酱油、盐少许。将鱼开膛去杂物留鳞，鱼腹内洗净纳入韭菜装满，放入盖碗内，加酱油、盐，盖上盖，蒸半小时即成。食鱼肉喝汤，每日1剂。本方凉血利肠，主治内外痔。（经验方）

7 治疔疮偏方

韭菜根30克。将韭菜根捣碎如泥，敷于疔疮上，一昼夜揭开，挑出水泡即愈。适用于疔疮初起。（经验方）

8 治关节扭伤偏方

鲜韭菜250克，盐3克，白酒30毫升。将新鲜韭菜切碎，放盐拌匀，捣成菜泥，外敷于软组织损伤表面，以清洁纱布包住并固定，再将酒分次倒于纱布上，保持纱布湿润。敷3～4小时后去掉韭菜泥和纱布，第2日再敷一次。主治足踝部软组织损伤。（经验方）

9 治胃肠炎偏方

韭菜连根250克。韭菜洗净，捣汁，以温开水冲服。一次服下，每日3次。主治急性胃肠炎之上吐下泻。（经验方）

10 治腰扭伤偏方

1. 韭菜60克，虾米30克，黄酒、植物油各适量，盐少许。按常法炒韭菜、虾米，用黄酒送服，每日一次。本方壮腰益肾、活血止痛，主治急性腰扭伤。（经验方）

2. 韭菜根30克，黄酒100毫升。韭菜根切细，用黄酒煮热，过滤取汁，趁热饮，每日1～2次。主治急性腰扭伤。（经验方）

11 治骨折偏方

韭菜60克，葱白30克，地龙20克。上三味共捣烂，用白酒调匀，敷骨折处。（经验方）

12 治牛皮癣偏方

韭菜50克，蒜30克。将韭菜与去皮的蒜共捣如泥，放火上烘热，涂擦患处，每日1～2次，连用数日。本方具有清热凉血之功效，适用于牛皮癣进行期。（经验方）

13 治皮炎偏方

韭菜、糯米各50克。上二味混合捣碎，局部外敷，以敷料包扎，每日1次。治

疗接触性皮炎。(《四川中医》1990年第3期)

14 治荨麻疹偏方

1. 韭菜80克。将韭菜放火上烤热,涂擦患部,每日数次。疏风、清热、解表,主治荨麻疹,伴发热、恶寒,咽喉红痛等。(经验方)

2. 韭菜80克,粳米100克。粳米煮粥,加入韭菜(切碎),加入油、盐、姜丝再煮片刻。趁热服食,每日1次,3日为1疗程。本方温中活血,适用于风寒型荨麻疹。(经验方)

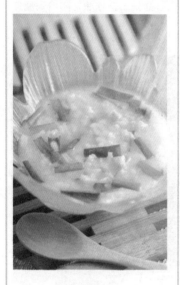

15 治鸡眼偏方

韭菜80克。将其切碎,用研钵磨过,再以纱布过滤,绞汁,用来涂患部,每日1次即可。(经验方)

16 治鼻出血偏方

韭菜500克。将其洗净,绞汁。夏天冷服,冬天温服。本方温脾暖胃、和中止血。适用于鼻出血伴脾胃不足、虚寒者。(经验方)

17 治牙痛偏方

韭菜90克,咸鸭蛋2个,盐适量。将韭菜和咸鸭蛋放砂锅内加水、加盐同煮。空腹服,每日1次。温经散寒,养阴止痛。适用于寒性牙痛。(经验方)

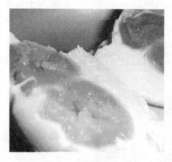

18 治鱼骨鲠喉偏方

韭菜80克。将其洗干净,不必切,放入粥中煮,食下后,鱼骨可随韭菜脱离喉道,与粪便一同排出。(经验方)

19 治小儿腹泻偏方

韭菜连根250克。将其洗净捣汁,温开水冲饮适量,每日3次。(经验方)

20 治小儿遗尿偏方

1. 韭菜子、白面各80克。将韭菜子研成细末,和入白面少许,加水搓作蒸饼食。(《巧吃治百病》)

2. 韭菜根25克。将韭菜根洗净后,放入干净纱布中绞取汁液,煮开温服。每日2次,连服10日。主治小儿脾肺虚弱所致的遗尿。(经验方)

21 治小儿夜啼偏方

韭菜子30克。把韭菜子烘干,研成细末,用水调成膏,纳入脐中。外用纱布固定。12~24小时换一次药,连续用药3~4日。主治小儿脾虚寒湿之夜啼者。(经验方)

22 治痛经偏方

韭菜30克,月季花3~5朵,红糖10克,黄酒10毫升。将韭菜和月季花洗净压汁,加入红糖,兑入黄酒冲服。服后俯卧半小时。本方理气活血止痛,适用于气滞血瘀之痛经,效果较好。(经验方)

23 治妊娠呕吐偏方

1. 韭菜200克,生姜150克,白糖适量。将韭菜、姜切碎,捣烂取汁,用白糖调匀饮汁。主治妊娠早期呕吐频发,伴胸胁胀痛、烦渴口苦等症。(经验方)

2. 韭菜末10克,牛奶200毫升。牛奶煮开,调入韭菜末,温服之。本方和胃温阳,主治肾虚所致的妊娠呕吐。(经验方)

24 治产后血晕偏方

韭菜(切碎)250克,黄酒适量。黄酒煮沸,冲入韭菜末,趁热灌服。(经验方)

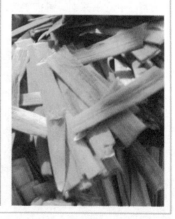

韭菜食疗方 8 种

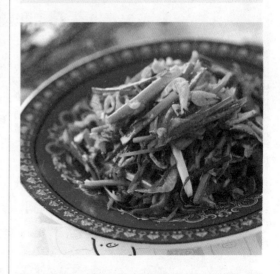

1 便秘和痔疮食疗方

便秘时，由于干燥粪便压迫直肠，使直肠黏膜下层的静脉直接受压迫，直肠肛门静脉血液回流障碍，久而久之则容易发生痔疮。便秘可以引起痔疮的发生，而由于痔疮可引起排便疼痛，有些病人惧怕排便时疼痛不敢排便或强忍不排，使粪便在肠内停留过久，从而又可引起便秘或加重便秘。韭菜中含有大量的膳食纤维，可促进胃肠蠕动，使胃肠道排空时间加快，减少胆固醇和胆酸同细菌作用的时间，减少有毒物质在肠道里滞留及吸收的机会，对便秘、痔疮等都有明显疗效。

香油炒韭菜

【配方】韭菜300克，香油30毫升，姜5克，葱10克，盐3克，鸡精3克，植物油35毫升。

【制法】1. 将韭菜洗净，切成3厘米长的段；姜切片，葱切段。2. 将炒锅置武火上烧热，加入植物油，烧至六成热时，下姜、葱爆香，随即下韭菜，炒熟，加入盐、鸡精、香油即成。

【食法】每日1次，佐餐食用。

【功效】润肠通便、温中散寒。适用于肠燥便秘、反胃、吐血、尿血、痢疾等症。

2 扩张血管、降低血脂食疗方

人体内的脂肪物质，是体内所必需的主要能量来源。但是，若体内的脂肪过剩，会粥样硬化斑块，使血管腔逐渐变窄或阻塞，从而引起所供血的组织器官缺血或梗塞。韭菜中的挥发性成分及硫化物有扩张血管、降低血脂的作用，多食韭菜能帮助高脂血症及冠心病病人降血脂。

虾皮炒韭菜

【配方】韭菜300克，虾皮25克，精盐3克，酱油10毫升，料酒15毫升，味精1克，植物油适量。

【制法】1. 韭菜去老叶、茎衣，洗净，切成段。虾皮用水淘一下，控干。2. 锅内放油烧热，投入虾皮炸出香味，投入韭菜煸炒，加精盐、料酒、酱油、味精，颠炒一会儿即可出锅。

【功效】降低胆固醇、三酰甘油，防治高脂血症及冠心病等。

韭菜炒豆芽

【配方】韭菜50克，绿豆芽450克，花椒20粒，精盐、味精少许，植物油40毫升。

【制法】1. 炒锅内倒少许油，将花椒油炸，然后把花椒取出。2. 旺火炒豆芽至八成熟，取盘子盛出。3. 锅里另放少许底油烧热，下韭菜略炒后倒入绿豆芽迅速拌和，加盐和味精，炒几下出锅装盘。

【功效】促进食欲，降低血脂，对心血管病有很好的疗效。

3 高血压食疗方

高血压病的发生和发展与高脂血症密切相关。大量研究资料表明，许多高血压病人伴有脂质代谢紊乱，血中低密度脂蛋白胆固醇和三酰甘油的含量较正常人显著增高，而高密度脂蛋白胆固醇含量则较低。

对高血压和高脂血症并存的患者来说，韭菜既有利于脂质代谢，又可降压。因为韭菜中含有大量的膳食纤维，可增加肠胃蠕动，使胃肠道排空时间加快，降低腹压；另外，韭菜中的钙含量也非常高，而钙能起到松弛血管平滑肌、降低血管紧张度的作用，还能镇静神经，有助于稳定血压。

锁阳炒韭菜

【配方】韭菜400克，锁阳20克，酱油10毫升，盐5克，味精3克，姜5克，葱10克，植物油50毫升。

【制法】1. 将锁阳用清水泡一夜，切片，煮熟；韭菜洗净，去老叶，切成4厘米长的段；姜切片，葱切段。2. 将炒锅置武火上烧热，倒入植物油，烧至六成热时，下姜、葱爆香，随即加锁阳片、韭菜、盐、酱油、味精，炒熟即成。

【功效】温中壮阳、行气散血。适用于高血压病、阳痿不举、胸痹、噎膈、反胃、吐血、衄血、尿血、痢疾、消渴、痔瘘、脱肛、跌打损伤、虫蝎蜇伤等症。

4 盗汗食疗方

盗汗有多种原因，中医学认为本病是由于阴阳失调、腠理不固而导致汗液外泄失常，多与心肺肾三脏阴虚有关，特点是睡时全身汗出，醒则汗止，病人神倦无力，面色少华，手、足欠温，舌质淡，舌苔薄白。治疗时，应选用具有益气固表作用的药物及食物。韭菜中含有的锌不但能够改善阳痿症状，而且还具有酸敛固涩作用，可用于治疗阳虚自汗、遗精等病症。

韭菜炒火腿

【配方】韭菜500克，熟火腿50克，植物油50毫升，盐2克，味精1克。

【制法】1. 将韭菜择洗干净，切成2厘米长的段。2. 将火腿切成3厘米长的细丝。3. 锅置旺火上，加油烧至五成热，放入韭菜段急速煸炒，随即加入盐、味精、火腿丝炒匀即成。

【功效】温肾、固精、补肝、健体，适用于体虚盗汗、更年期综合征、食欲不振等症。

5 儿童骨骼发育不良食疗方

身高是反映儿童骨骼发育的一个重要指标，孩子的高矮是由骨骼发育优劣决定的，钙供给不足或体内钙缺乏，就可能导致骨骼发育不良，生长发育迟缓，影响到身材的长高，甚至使骨骼畸形生长。韭菜中含有丰富的钙和铁元素，而这两种元素分别对于骨骼、牙齿的形成和预防缺铁性贫血有很大作用。

韭菜炒粉条

【配方】韭菜200克，粉条300克，盐3克，酱油10毫升，料酒15毫升，味精1克，植物油适量。

【制法】1. 韭菜去老叶、茎衣，洗净，切成段；粉条用热水泡软，控干。2. 锅内放油烧热，投入粉条炒至七成熟，投入韭菜煸炒，加盐、料酒、酱油、味精，翻炒一会儿即可出锅。

【功效】促进骨骼生长，使儿童正常发育。

6 癌症食疗方

便秘是癌症患者治疗中常见的副作用，但在治疗过程中，许多癌症病人往往只注意对癌症的治疗，而忽视了便秘问题。不少病人只是在便秘十分严重或反复发生时，才对其注意。韭菜能够防止便秘，减少致癌有毒物质在肠道里滞留及吸收的机会，因此能够防治结肠癌。另外，韭菜里所含的挥发性酶能激活巨噬细胞，预防肿瘤细胞转移，预防癌症复发，从而具有抗癌的功效。

豆腐干炒韭菜

【配方】韭菜 300 克，豆腐干 30 克，姜 5 克，葱 10 克，盐 3 克，植物油 30 毫升，味精 3 克，酱油 3 毫升。

【制法】1. 豆腐干洗净，切成丝；韭菜洗净，去老叶，切成段；姜切丝，葱切段。2. 将炒锅置武火上烧热，倒入植物油，烧至六成热时，下姜、葱爆香，随即加入韭菜段、豆腐干、盐、味精、酱油后炒熟即成。

【功效】益气血、润肠通便、防癌抗癌。适用于气血两亏、肾虚腰痛、便秘、各种癌症。

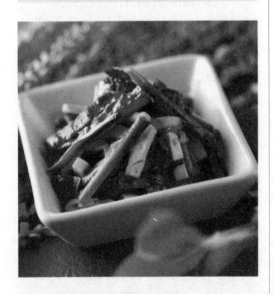

7 阳痿症状食疗方

慢性疲劳可带来性功能障碍。因为肌肉过度疲劳或因过度用脑、忧郁不安、紧张等所致的心因性疲劳干扰性欲的唤起，其中包括大脑功能降低抑制了性兴趣、皮层边缘系统情感中枢兴奋性降低，以及垂体的促性腺激素和睾丸的雄激素分泌减少而降低性兴奋，最终引起阳痿。传统中医认为，韭菜可温暖五脏，温阳散寒，减轻身体疲劳，补充精力，在治疗阳痿中是疗效较好的食品。现代医学也发现韭菜里含有能够增强性能力的锌，可补益肝肾，改善阳痿症状。

桃仁炒韭菜

【配方】韭菜 300 克，核桃仁 100 克，香油 50 毫升，姜末 5 克，盐 3 克，味精 2 克，花椒粉少许。

【制法】1. 将韭菜去叶留梗，洗净后切成长 3 厘米的段；核桃仁放清水里浸泡，剥去表皮。2. 锅置火上，放香油烧至五成热，放入核桃仁炸熟脆，捞出控油。3. 原锅留少许香油，复置火上烧热，投入姜末和韭菜段炒几下，加上盐、味精和花椒粉炒匀，加上核桃仁调匀即成。

【功效】温中壮阳、行气散血，适用于阳痿不举。

8 消化不良食疗方

功能性消化不良是消化系统的常见病，其主要表现为上腹部胀痛、食欲减退、大便不规则、全身乏力等。现代医学研究认为，功能性消化不良是一种身心疾病，与精神紧张和情绪不良直接相关。每个人都会有过这样的体会：当你心情抑郁、情绪低落时，一定会感到腹胀难受、食欲不振；当你心情愉快时，就觉得胃口大增；当你感到十分气愤时，你会产生恶心、呕吐的症状；当你心情紧张时，就会出现腹痛、腹泻等症状。韭菜中含有植物性芳香挥发油、硫化物、膳食纤维等成分，有助于疏肝理气、增进食欲、增强消化功能。

山药炒韭菜

【配方】韭菜 300 克，山药（鲜品）30 克，料酒 10 毫升，姜 5 克，葱 10 克，盐 3 克，鸡精 2 克，植物油 35 毫升。

【制法】1. 将山药去皮，切成丝；韭菜去黄叶老梗，切成段；姜切片，葱切段。2. 将炒锅置武火上烧热，倒入植物油，烧至六成热时，下姜、葱爆香，再加入山药、韭菜、料酒、盐、鸡精炒熟即可。

【食法】每日 1 次，佐餐食用。

【功效】温中散寒、行气解毒、促进消化。

西红柿为茄科植物番茄的新鲜果实，学名番茄，又名洋柿子、番李子、火柿子。西红柿原产南美洲，因色彩娇艳，人们对它十分警惕，还给它起了个可怕的名字——狼桃。"狼桃"在很长时间内只供观赏，没人敢品尝。但如今它早已是人们餐桌上的美味。西红柿含有丰富的胡萝卜素、维生素 C 和 B 族维生素，享有"天然维生素"的美称。

传统中医认为，西红柿性微寒，味甘酸；入脾、胃、肾经；具有生津止渴、健胃消食、凉血平肝、清热解毒等功效，主治热病津伤口渴、食欲不振、肝阳上亢、胃热口苦、烦热等病症。现代医学和营养学研究证明，西红柿中的维生素 B_2 能够消炎，而维生素 C 能够抗氧化，可用于治疗口角炎。西红柿中的番茄红素对多种细菌有抑制作用，同时也具有帮助消化的功能。西红柿中的果胶有防治便秘的作用。西红柿中的膳食纤维可将胆固醇排出体外，防治高血压。西红柿中的尼克酸有利于保持血管壁的弹性和保护皮肤，对防治动脉硬化、高血压和冠心病也有帮助。西红柿中储量丰富的番茄红素，可抑制某些可致癌的氧自由基，防止癌症的发生；还有助于增强体内免疫系统 T 细胞的功能。西红柿还含有谷胱甘肽，也具有降低恶性肿瘤发病率的作用。西红柿中的维生素 C 和谷胱甘肽对蔬菜中的铁具有还原作用，能将三价铁还原为二价铁，有利于铁的吸收，贫血的人应该多食西红柿。研究发现，前列腺疾病患者通过补充番茄红素，由前列腺炎、前列腺肥大引起的尿频、尿急、尿痛、小便浑浊、腰酸背痛、性功能障碍等均可得到明显改善。西红柿含有远多于其他果蔬的维生素 P，可降低毛细血管通透性和防止其破裂。

西红柿

药典选录

"生津止渴，健胃消食，治口渴，食欲不振。"——《陆川本草》"清热解毒，凉血平肝。"——《食物中药与便方》

医生叮咛

①西红柿性寒，便溏泄泻者不宜多食。

②不宜空腹大量食用。

西红柿治病偏方 10.

1 治眩晕偏方

西红柿100克，天麻10克。西红柿洗净绞汁，天麻水煎取浓汁，二汁兑匀温服。每日2次，每次30毫升。可治高血压引起的眩晕。（经验方）

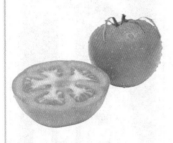

2 治高血压偏方

西红柿250克。每日晨起空腹食用鲜西红柿。15日为一疗程。可降低高血压。（经验方）

3 治中暑偏方

西红柿300克，洗净榨汁。每日2～3次，每次20～30毫升冷服。（经验方）

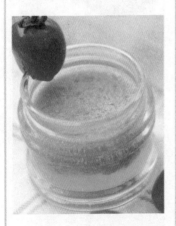

4 治胃炎、胃溃疡偏方

西红柿汁、土豆汁各100毫升。西红柿汁、土豆汁混合后服下，早晚各一次。本方健脾理气和中，对胃炎、胃溃疡有一定疗效。（经验方）

5 治痔疮偏方

西红柿30克，栀子20克，甘草10克。上述三味水煎温服，每日2次，每次100毫升。本方可治内外痔。（经验方）

6 治感冒偏方

西红柿400克，去子西瓜瓤300克。将西红柿用开水泡一下，去皮。将两物分别用干净纱布包起来，绞挤汁液（或放入果汁机内榨取汁液），将等量的两种汁液混合，代茶饮，适量为度。本方用于退烧，可治疗夏季风热夹湿感冒。（经验方）

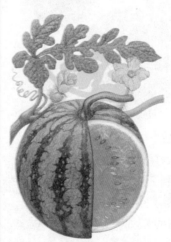

7 治鼻衄偏方

西红柿250克。将西红柿用开水烫过后去皮吃。每日2～3次，每次1～2个，连服2周。可治疗齿龈出血、鼻衄。（经验方）

8 治皮肤病偏方

西红柿250克。将鲜熟西红柿去皮和子后捣烂敷患处，每日2～3次。可治真菌、感染性皮肤病。（经验方）

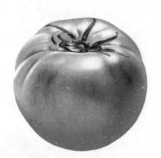

9 治腋臭偏方

西红柿汁300克。用其擦腋窝，每日1次。可治疗轻度腋臭。（经验方）

10 治脚癣偏方

西红柿叶20克，西红柿汁10毫升。将西红柿叶洗净，捣汁，与西红柿汁混合均匀，涂患处，每日4～5次。可治脚癣。（经验方）

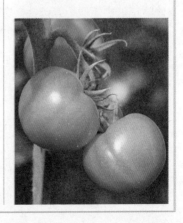

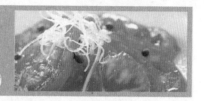

西红柿食疗方 4种

1 口角炎食疗方

口角炎俗称烂嘴。口角炎的病因主要有两种，一种是维生素 B_2 缺乏症，即由于缺乏营养素引起的；另一种是由于感染引起的，也叫传染性口炎，病原可以是链球菌，也可以是霉菌。西红柿的维生素含量丰富，其中维生素 B_2 能够消炎，而维生素 C 能够抗氧化。多喝新鲜的西红柿汁便能有效预防并治疗口角炎。

薏米莲子西红柿汤

【配方】西红柿 100 克，薏米 20 克，莲子 20 克，葱 10 克，姜 5 克，料酒 10 毫升，植物油 50 毫升，味精 5 克，鸡蛋 1 个。

【制法】1. 把薏米、莲子发透，莲子去心；西红柿洗净、去皮切成薄片；葱切段，姜切片。2. 把薏米、莲子用武火煮熟，待用。3. 把炒锅置中火上烧热，倒入植物油，烧至六成热时，打入鸡蛋，两面煎黄，加入清水 800 毫升，加入熟薏米、莲子，放入姜、葱和西红柿，加入料酒、味精，煮沸 5 分钟即成。

【食法】每日 1 次，佐餐食用。

【功效】健胃消食、生津止渴，适用于口角炎、口渴、轻度消化性溃疡等症。

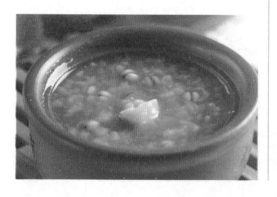

2 加强胃动力、帮助消化食疗方

消化不良是一种由胃动力障碍所引起的疾病，也包括胃蠕动不好的胃轻瘫和食道反流病。大都由于情绪不好、工作过于紧张、天寒受凉或多食不易消化食物所引起，有轻微的上腹不适、饱胀、烧心等症状。

西红柿所含的尼克酸、柠檬酸、苹果酸和糖类可增进胃液分泌，具有帮助消化的作用；而番茄红素对多种细菌有抑制作用，同时也具有帮助消化的功能。

西红柿优酪饮料

【配方】西红柿 1 个，芹菜 30 克，柠檬汁 10 毫升，苹果 1/2 个，优酪乳 50 克。

【制法】将西红柿去皮、子，切块；芹菜去叶，切块；苹果去皮、核，切块；所有材料放在一起打成汁，加入柠檬汁、优酪乳。

【食法】每日饭后食用。

【功效】缓解消化不良，最适合胃肠虚弱者饮用。

牛奶西红柿

【配方】西红柿 250 克，鲜牛奶 200 毫升，鲜鸡蛋 3 个，淀粉 20 克，盐、白糖、胡椒粉适量，植物油 30 毫升。

【制法】1. 将西红柿洗净，切块；淀粉与鲜牛奶调成汁，鸡蛋煎成荷包蛋。2. 鲜牛奶汁煮沸，加入西红柿、荷包蛋煮片刻，然后加入盐、白糖、植物油、胡椒粉调匀即成。

【功效】此羹鲜美可口，营养丰富，具有健脾和胃、补中益气之功效，适用于年老体弱、脾胃虚弱、消化不良者。

3 便秘食疗方

便秘是消化道常见病症，可由肠道器质性疾病引起，但绝大多数属于功能性便秘。常由不规则的排便习惯而渐渐形成，如每有便意时抑制排便，时间一久，则直肠感受充涨刺激的敏感性下降，从而使粪便在直肠内停留较久，其中的水分被肠壁吸收，大便变得干燥，难于排出，这就是所谓的习惯性便秘。西红柿中含有一种名叫果胶的膳食纤维，经常食用能够促进肠部蠕动，有效减少粪便在直肠内停留的时间，从而有防治便秘的作用。

泡西红柿

【配方】西红柿5000克，香菜50克，葱30克，白酒60克毫升，花椒40克，盐400克，香油50毫升。

【制法】1. 西红柿洗净，放入50℃左右的温水中清洗一遍，捞出，用竹签在西红柿底部戳几个小孔，以便于进咸味；香菜择洗干净后用凉开水冲洗一下，切碎；葱去根洗净，切成2厘米长的细丝。2. 锅中放入适量的清水煮沸，冷却至50℃时倒入坛中，随即加入西红柿、盐、白酒和花椒浸泡。待坛内的水温晾至室温后，盖上坛盖，再在坛外水槽中添满凉开水，泡制10日左右即可。食用时，捞出西红柿，切成片，撒上香菜末和葱丝，淋上香油，拌匀即成。

【食法】每日1次，佐餐食用。

【功效】润肠通便、健胃消食，适用于肠燥便秘、口渴、食欲不振等症。

4 贫血食疗方

红色的食物含有大量的血红素，而血红素的核心元素就是铁，人体如果缺乏铁元素，就会因无法合成血红素、红血球数量太少而造成贫血。贫血是一种常见的疾病，确切地说贫血只是一种症状而不是具体的疾病，各种疾病都可以伴有贫血。

建议平时多吃一些红色食品，如西红柿、红枣等含有丰富的维生素以及钙、铁等矿物质的食物。此外，西红柿中的维生素C和谷胱甘肽对蔬菜中的铁具有还原作用，能将三价铁还原为二价铁，并与铁分子合成可溶性小分子络合物，有利于铁的吸收。因此，贫血的人应该多食西红柿。

西红柿牛腩

【配方】西红柿、牛腩各300克，青椒2个，八角1粒，葱1棵，蒜1瓣，姜1块，植物油100毫升，湿淀粉10克，生抽30毫升，精盐2克，白糖5克，胡椒粉适量。

【制法】1. 牛腩洗净切大块，用一汤匙半油拌匀，加入八角及适量清水（约5碗），中火煮约1小时，至汁液余约2/3杯（留用）。2. 西红柿切角块，青椒去子切大块，葱切段，蒜拍裂，姜切片。3. 炒锅上火倒油烧热，下青椒略炒即取出，再下葱、蒜、姜炒匀，加牛腩及西红柿炒匀。4. 调匀调味料，拌入牛腩中，加入煮剩余的牛腩汁煮滚，加青椒炒匀，以湿淀粉勾芡即成。

【功效】补气血、美容颜，适用于气血虚弱之更年期综合征患者食用。

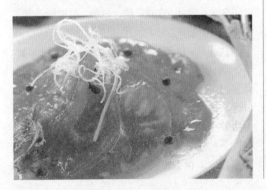

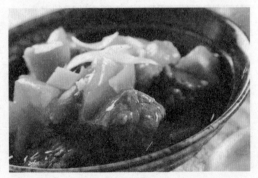

白萝卜为十字花科植物莱菔的新鲜肥大根，又名萝白、萝卜、荠根。我国是白萝卜的故乡，栽培食用历史悠久，早在《诗经》中就有关于白萝卜的记载。

它既可用于制作菜肴，炒、煮、凉拌等俱佳；又可当水果生吃，味道鲜美；还可腌制泡菜、酱菜。

白萝卜营养丰富，有很好的食用、医疗价值，被誉为"十月小人参"，民间有"冬吃萝卜夏吃姜，一年四季保安康"的说法。

传统中医认为，白萝卜性寒，味甘辛；入脾、胃、肺经；具有消积滞、化痰热、下气宽中、解毒的功效，主治食积胀满、痰嗽失音、吐血、衄血、消渴、肿瘤、痢疾、便结、偏正头痛等病症。

现代医学和营养学研究证明，白萝卜中含有胆碱物质，有利于防治高血压。

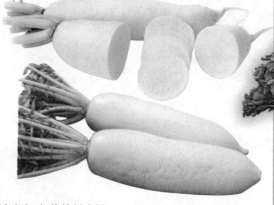

白萝卜所含淀粉酶、氧化酶能促进脂肪的代谢，防止肥胖。白萝卜中丰富的芥子油、消化酶能促进胃肠蠕动，还能防治老年人药物性便秘。

白萝卜中的水分、矿物质和维生素的含量高，对小便的通畅十分有利。

同时白萝卜所含的木质素、钼元素和酶等物质，对癌症的防治有重要意义。白萝卜不含草酸，使白萝卜或与其搭配的其他蔬菜中的钙更加容易吸收。

白萝卜

药典选录

"行风气，去邪热气。"——《食性本草》

"治咳嗽失音，咽喉诸病。"——《随息居饮食谱》

医生叮咛

①白萝卜不可与胡萝卜、人参、西洋参、橘子同食。

②宜与紫菜、豆腐、金针菇、猪肉同食。

白萝卜治病偏方 25例

1 治高血压偏方

白萝卜750克,荸荠500克,蜂蜜50毫升。前二味切碎捣烂,置消毒纱布中拧汁,去渣,加入蜂蜜,1日内分2～3次服完。治原发性高血压。(经验方)

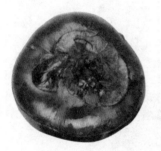

2 治哮喘偏方

1. 白萝卜子120克,姜汁适量。白萝卜子洗净,在锅内蒸熟晒干,研成细末。加入姜汁调匀,制成丸如绿豆大。每次服10丸,早中晚各1次。本方有散寒定喘之功效,主治哮喘发作兼畏风寒、鼻塞流清涕等。(经验方)

2. 白萝卜500克,苦杏仁10克,牛肺250克。白萝卜、苦杏仁、牛肺同放锅内炖至烂熟,调味服食。每日或隔日1次,连服30日。本方清热平喘,主治咳嗽黄痰、口渴喜冷等。(经验方)

3. 白萝卜150克,荸荠50克,猪肺75克。白萝卜切块,荸荠、猪肺切片。3味加水及作料共煮熟,即可食用。本方清热化痰、下气宽中,适用于痰热引起的哮喘症。(经验方)

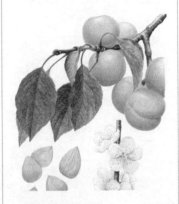

3 治痢疾偏方

白萝卜60克,姜汁15毫升,蜂蜜30毫升,茶叶适量。茶叶先用沸水冲泡浓茶1杯。白萝卜绞汁,与姜汁、蜂蜜、浓茶一起搅拌均匀,放入锅中蒸煮,1次服完。主治细菌性痢疾。(经验方)

4 治伤寒偏方

白萝卜、老姜、连须葱各等份。上物共捣烂,分2份入锅炒热,布包,置脐部轮流热敷,连用3～5次,待头脚有汗为度。用于伤寒愈后复发。(经验方)

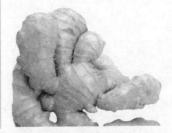

5 治咳嗽偏方

1. 白萝卜1根,麦芽糖(冰糖亦可)适量。白萝卜洗净带皮切丝,加入适量麦芽糖,放清水煮,熟后即可食用,冬吃热,夏吃温或凉,一般2～3日即可痊愈。主治咳嗽、咽干口苦等。(经验方)

2. 白萝卜1根,梨1个,蜂蜜50毫升,白胡椒7粒。将白萝卜、梨洗净,与蜂蜜、白胡椒一起放入碗内,蒸熟。顿服。本方具有疏散风寒、化痰止咳之功效。(经验方)

3. 白萝卜、姜汁适量。白萝卜捣汁后加入姜汁搅匀,代茶饮。主治风寒咳嗽。(经验方)

4. 白萝卜子10克,桃仁30克,冰糖适量。全部放入锅中,用水煮,饮汁吃桃仁。(经验方)

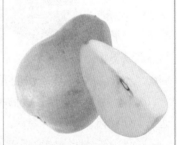

6 治肝炎偏方

白萝卜250克。将白萝卜洗净,用绞汁机绞汁。每日1次,饮服。本方解毒疏肝、利气散瘀,主治气滞血瘀型慢性肝炎。(经验方)

7 治支气管炎偏方

白萝卜子20克,粳米50克。白萝卜子水研,滤过去渣取汁100毫升,加入粳米,再加水500毫升，煮粥。每日早晚各服1次。健脾养胃、祛痰止咳，主治支气管炎，症见咳嗽痰多、痰白而黏、胸脘胀闷等。（经验方）

8 治感冒偏方

1. 白萝卜250克，米醋适量。白萝卜洗净切片，加米醋浸数小时，当菜下饭，每日1剂。防治流行性感冒。（经验方）

2. 白萝卜适量。白萝卜削皮，切成细丝，挤汁以去其辛辣味，1小时后即可食用。此方可防治感冒、喉痛。（经验方）

3. 白萝卜250克，红糖适量。将白萝卜洗净切片，加300毫升水，煎成100毫升，去渣，加入红糖搅匀。趁热喝1杯，半小时后再温服1杯。主治风寒感冒。（经验方）

9 治腹痛偏方

1. 白萝卜子120克，姜60克，连须葱白500克。共捣烂，加酒炒，布包熨腹部。本方主治气滞腹痛。（经验方）

2. 白萝卜子、艾叶各30克，盐10克。共炒热，以布包裹熨脐腹部，痛止为度。主治腹痛。（经验方）

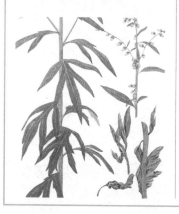

10 治腹泻偏方

1. 白萝卜500克。将白萝卜洗净，切片晒干，每次取50克，加水200毫升，煎至100毫升，温服，每日2次。本方行气健胃止泻，主治腹泻腹胀。（经验方）

2. 白萝卜250克，粳米100克。将白萝卜洗净，切碎，捣汁去渣。与淘净粳米同放锅内，加水适量，置武火上烧沸，用文火熬成粥即成。本方消食利嗝、化痰止咳，适用于咳喘多痰、伤食腹泻等症。（经验方）

3. 白萝卜叶30～60克。白萝卜叶水煎，入保温瓶。代茶频饮。本方理气消积，适用于伤食积滞之泄泻。（经验方）

11 治胃炎偏方

白萝卜250克，面粉200克，肉末150克，水150毫升，植物油30毫升。将白萝卜洗净，制成丝，用植物油煸炒至五成熟，加肉末，调匀做馅。面粉适量，加水揉拌，和面团，稍软，擀成片，包萝卜丝馅，烙成小饼，每次吃1～2个小饼，每日3次。主治慢性胃炎，症见胃痛连胁、恶心呕吐、泛酸等。（《中国食疗学》）

12 治便血偏方

白萝卜、绿豆芽、椿树根白皮各120克，黄酒50毫升。将前二味榨取鲜汁，加入切碎的椿树根白皮及水500毫升，水煎至300毫升，冲入黄酒，晚上临睡时炖温口服。主治便血。（经验方）

13 治中风偏方

白萝卜适量（或白萝卜汁100毫升），粳米100克。白萝卜洗净切成薄片，捣汁，与粳米一起加水如常法煮成稀粥。早晚温热服食。本方祛痰宽气、消食行滞，用于痰热内结型中风的治疗。（经验方）

14 治肠梗阻偏方

白萝卜片1000克，芒硝60克。二味共加水500毫升，煎至200毫升，口服，每日2～3次，每次1剂。主治肠梗阻。（经验方）

15 治水肿偏方

白萝卜500克，玉米须100克，白毛茶100克。前二味共煎，然后下白毛茶，取汤代茶常饮。主治水肿。（经验方）

16 治痈疮偏方

白萝卜100克，茶叶5克，盐适量。白萝卜洗净切片，加盐水煮烂，掺入茶叶，每日服2次。主治痈疮、痱子、疖肿等肿毒。（经验方）

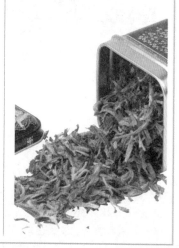

17 治冻疮偏方

白萝卜100克，姜、桂枝各15克，白附子1.5克。上述四味一同煎水趁热洗患部，每日早、晚各洗1次，连洗2日见效。适用于冻疮初起未溃破者。（经验方）

18 治鼻出血偏方

1. 白萝卜500克，荸荠、莲藕各300克。上三味分别洗净切片，水煎服，每日1剂，连服3~4剂。本方清泄肺热、安络止血，主治肺热引起的鼻出血。（《湖南药物杂志》）

2. 白萝卜250克，白糖少许。将白萝卜洗净切碎绞汁，白糖调服。每日3次，每次服50毫升，连服数剂。清胃泻热、凉血止血，主治胃热引起的鼻出血。（《常见病饮食疗法》）

3. 白萝卜30克，酒50毫升。将白萝卜研细，先煎酒沸后再下白萝卜，再蒸一二沸，稍温滤去渣顿服。主治肺热引起的鼻出血。（《普济方》）

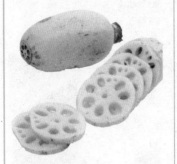

19 治口疮偏方

白萝卜100克，白糖30克。白萝卜洗净，切碎，捣取汁，加白糖少许调味，频频含漱和饮用。清热止渴、

消食宽中，有促进口疮愈合的作用。（经验方）

20 治小儿感冒偏方

1. 白萝卜250克，红糖50克。将白萝卜洗净切片，加300毫升水，煎至200毫升，去渣，加入红糖搅匀。趁热喝1杯，半小时后再温服1杯。本方疏风散寒，主治小儿风寒感冒。（经验方）

2. 白萝卜200克，姜50克，葱25克，酒20毫升。前三物共捣烂，炒热后用酒调匀，白布包裹，熨于前胸后背，冷则再换。主治小儿流感，症见咳嗽、气喘、胸闷等。（经验方）

21 治小儿麻疹偏方

白萝卜250克，荸荠150克，香菜50克，冰糖30克。将白萝卜、荸荠洗净切片，加400毫升水，煎成200毫升，去渣。加入切碎的香菜和白糖，趁热喝1杯，半小时后再温服1杯。适用于小儿麻疹出疹期。（经验方）

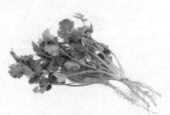

22 治声音沙哑偏方

1. 白萝卜100克，皂角3克。上二物水煎，吃萝卜喝汤。每日2次。（经验方）

2. 白萝卜500克，姜80克，白糖50克。前二物分别捣烂取汁，两汁混合，加白糖和

适量水，煮沸后频服。每日1剂。（经验方）

3. 白萝卜100克，白糖30克。白萝卜去皮，切成长条，蘸白糖食用。（经验方）

23 治小儿肺炎偏方

白萝卜100克，青橄榄30克，糯米50克。将橄榄用水洗净去核，再将白萝卜洗净切片，与糯米一同入水熬粥，粥成后食之。本方清热降火、止咳化痰，适用于小儿肺炎，发热、咳嗽、痰黄稠黏等。（经验方）

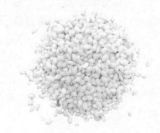

24 治流行性乙型脑炎偏方

白萝卜250克，橄榄5枚。上二味洗净煎汤，当茶饮。（经验方）

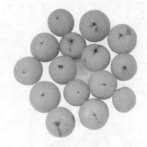

25 治妊娠呕吐偏方

白萝卜子、鲜姜、柚皮各15克。上三味用水500毫升煮成250毫升后温服，每日1剂。（经验方）

白萝卜食疗方 7种

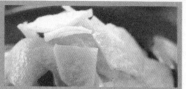

1 高血压食疗方

高血压症是顽固性常见病，不是吃一两次药或汤水即能降压稳定病情，一定要有恒心，经常量度，及时治理，才有可能达到最后的成功。

白萝卜中含有胆碱物质，可阻碍血液凝结，调节血脂，降低血液的黏滞性，扩张血管，保持血管弹性，有利于防治高血压。

蜂蜜荠菜白萝卜汁

【配方】白萝卜500克，蜂蜜10毫升，荠菜50克。

【制法】①荠菜洗净，白萝卜洗净切丝，二者用洁净白纱布绞取汁液。②在汁液内调入蜂蜜，拌匀即成。

【食法】每日2次，每次1剂。

【功效】此方具有平肝降逆的功效，常饮可缓慢降低血压和血脂，是高血压和动脉硬化病人的良好辅助食疗品。

2 减少脂肪沉积、防治肥胖食疗方

中老年肥胖者中至少有一半患脂肪肝，脂肪肝与身体脂肪分布有关，腹部皮下脂肪的厚度可以作为预测脂肪肝的良好指标。

白萝卜所含的淀粉酶、氧化酶能分解食物中的淀粉和脂肪，促进脂肪的代谢，防止肥胖。另外，白萝卜中的胆碱物质也可以减少皮下脂肪沉积，防治肥胖症。

泽泻煮白萝卜

【配方】白萝卜30克，泽泻15克，料酒10毫升，姜5克，葱15克，盐2克，鸡精3克，鸡油35毫升。

【制法】①泽泻研成细末；白萝卜去皮，切成4厘米见方的块；姜切片，葱切段。②将泽泻、白萝卜、料酒、姜、葱同放锅内，加水800毫升，置武火上烧沸，再用文火煮30分钟，加入盐、鸡精、鸡油即成。

【食法】每日1次，佐餐食用。

【功效】渗湿利水、健胃消食、祛脂减肥，适用于食积胀满、肺热吐血、肥胖等症。

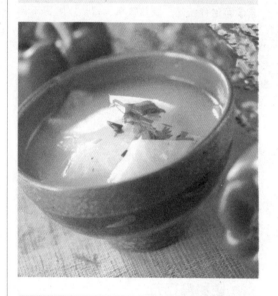

3 消化道肿瘤食疗方

消化不良是一个笼统的术语，包括与进食有关的多种胃肠道异常情况，不过通常人们所说的消化不良主要是指腹痛、腹胀或食积不化，一般情况下都可以选择能够理气顺气、帮助消化的食物进行家庭食疗。

白萝卜中丰富的芥子油能促进胃肠蠕动，增进食欲，帮助消化；白萝卜还含有消化酶，能促进胃肠蠕动，增进食欲，帮助消化，对于预防消化道癌肿也有很大帮助。

红梅白萝卜团

【配方】大白萝卜100克，香菇、冬笋各50克，鸡蛋1个，盐8克，味精5克，香油5毫升，淀粉10克，面粉15克，植物油30毫升，西红柿酱20克。

【制法】1. 白萝卜洗净切成细丝，下沸水焯，置凉水中浸泡，捞出挤干水分，放在小盆内备用。2. 香菇、冬笋洗净切成末，与白萝卜丝一起，加盐、味精、香油调料拌均匀，做成白萝卜球；鸡蛋磕入碗内，放淀粉、面粉拌匀备用。3. 炒锅放油，烧热后用白萝卜球蘸鸡蛋糊，下油锅后下西红柿酱煮片刻，即可食用。此肴制作精巧，味道鲜美。

【功效】本方具有养益脾胃、化痰止咳的功效，常食可治疗疾热、肺热咳嗽、胃热、脾胃不和等病症。

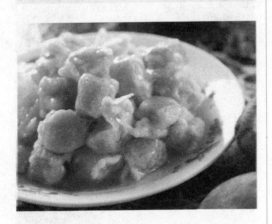

4 便秘食疗方

便秘主要是因为活动量减少，肠蠕动减弱，排便功能衰退而引起的。但也有些是疾病所致，另一些则与服药有关。比如抗高血压药物甲基多巴、美加明等；风湿镇痛药布洛芬、芬必得；抗过敏药苯海拉明；治胃病药氢氧化铝、硫糖铝等等。

白萝卜中的芥子油能促进胃肠蠕动，将肠中有害物质迅速从体内排出，防治药物性便秘。传统中医认为，白萝卜有很强的行气作用，也有利于大便的通畅。

香油拌白萝卜丝

【配方】白萝卜300克，香油30毫升，蒜15克，白糖10克，盐3克，鸡精3克，醋10毫升。

【制法】1. 将白萝卜洗净，去皮，切成4厘米长的细丝；蒜去皮，切碎，捣成蒜泥。2. 将白萝卜丝放入碗内，加入香油、蒜泥、盐、鸡精、白糖、醋，拌匀即成。

【食法】每日1次，佐餐食用。

【功效】润肠通便、健胃消食、止咳化痰、利尿，适用于肠燥便秘、食积胀满、肺热吐血等症。

5 通利小便食疗方

小便不利，就其病性来说，有虚实寒热之分，从其症状而论，有小便次数的多寡、尿量的多少及排尿困难与否之别。可见凡是小便排出异常，或频数，或尿少，或排尿困难等，皆可以小便不利名之。白萝卜含水分91.7%，还含有维生素、钙、磷、碳水化合物及少量的蛋白质、铁，具有清热生津、益肾利水、疏肝理气的功效，对小便的通畅十分有利。

荠菜萝卜汁

【配方】荠菜500克，白萝卜300克，蜂蜜10克。

【制法】1. 荠菜洗净，切成细末；白萝卜洗净，切丝。2. 将荠菜、白萝卜放入榨汁机中，榨取汁液。3. 将榨好的汁液倒入杯中，放入蜂蜜调匀，即可直接饮用。

【功效】宽中行气、生津清热、化积导滞。

红椒丝拌白萝卜

【配方】白萝卜250克，干红椒2个，盐5克，味精2克，白糖15克，醋10毫升。

【制法】1. 白萝卜洗净，纵向剖开，然后切成薄片，放碗内加盐拌匀，至白萝卜片柔软后，放凉开水中洗一下，挤干水分放盘内。2. 干红椒放水中泡软后去蒂、去子，洗净，切成细丝，放白萝卜片上。3. 加醋、白糖、味精拌匀，腌渍10分钟即可食用。

【功效】健脾开胃、通利二便。适用于肠燥便秘、小便不利等症。

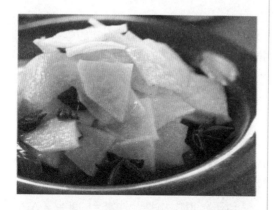

6 吞噬肿瘤细胞、防止细胞突变食疗方

大量事实已确认，亚硝胺是强致癌物，并能通过胎盘和乳汁引发后代肿瘤。同时，亚硝胺还有致畸和致突变作用。人类的某些癌症，如胃癌、食道癌、肝癌、结肠癌和膀胱癌等都可能与亚硝胺有关。白萝卜中所含的木质素，能提高巨噬细胞的活力，将肿瘤细胞吞噬；所含的钼元素，对肝癌、食道癌的防治有重要意义；所含的多种酶，能消除致癌物质亚硝胺，防止细胞发生突变。

萝卜羊肉汤

【配方】白萝卜500克，羊肉250克，盐少许。

【制法】1. 羊肉去筋膜切块，入沸水中烫去血水，捞出沥干；白萝卜去皮，洗净切块。2. 将羊肉放入锅内，加水烧沸后，改文火煮30分钟，投入白萝卜块同煮至羊肉烂熟，加盐调味即可。

【功效】防癌抗癌。

7 骨质疏松食疗方

骨质疏松症的发病率随年龄增长而增加。40岁以后，由于胃肠和肝肾功能逐渐减退，钙的吸收减少而流失增加，体内的钙呈负平衡。45岁以后，每10年骨骼脱钙率为3%。一般骨量丢失20%以上时即有可能发生骨折，椎骨、髋骨和前臂骨是骨质疏松症患者最易骨折的部位。而其中髋部骨折对于老年人的危害最大，有时甚至可能危及生命。

白萝卜中的钙含量虽然不是很高，但它不含草酸，使白萝卜或与其搭配的其他蔬菜中的钙更加容易吸收，因此算是蔬果中防治骨质疏松的上品。

白萝卜粥

【配方】鲜白萝卜250克，粳米100克。

【制法】1. 将白萝卜洗净，切碎，捣汁，去渣。2. 将粳米淘洗干净，与白萝卜汁同放锅内，置武火上烧沸，再用文火熬煮成粥即成。

【功效】消食利膈、化痰止咳，适用于慢性气管炎、咳喘多痰、食积饱胀、糖尿病、骨质疏松等症。

萝卜海带排骨汤

【配方】排骨250克，白萝卜250克，水发海带50克，料酒、姜、盐、味精各3克，冷水2000毫升。

【制法】1. 将排骨加水煮沸去掉浮沫，加上姜片、料酒，小火炖熟。2. 熟后加入萝卜丝，再煮5～10分钟，调味后放入海带丝、味精，煮沸即起。

【功效】补血生髓、益气降压、强筋壮骨。

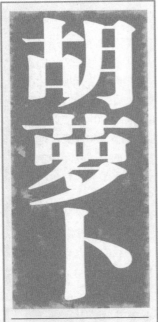

胡萝卜

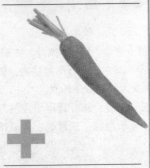

药典选录

「下气补中，利胸膈肠胃，安五脏，令人健食。」——《本草纲目》「治水痘，百日咳，小儿发热。」——《岭南采药录》

胡萝卜为伞形科植物胡萝卜的根，又名红萝卜、黄萝卜、番萝卜、丁香萝卜、小人参、菜人参。胡萝卜对人体具有多方面的保健功能，有延年益寿之功效，因此被誉为"黄人参"。

胡萝卜的营养有两大功效：一是含糖量高于一般的蔬菜，并有一种芳香甜味；二是含有丰富的胡萝卜素，胡萝卜素进入人体后可转化生成维生素A。为了能更好地吸收胡萝卜素，胡萝卜应搭配油脂来烹食，而且一定要煮熟了食用才更有利于吸收。

传统中医认为，胡萝卜性微寒，味微苦甘辛；入肝、胃、肺经；具有下气补中、补肝益肺、健脾利尿、驱风寒等功效，主治小儿疳积、夜盲症、胸膈痞满及癞皮病。

现代医学和营养学研究证明，胡萝卜中富含的维生素A、维生素C和胡萝卜素可调节视网膜感光物质的合成，缓解视疲劳，预防干眼病和夜盲症的发生。胡萝卜中所含的大量果胶可以与有毒物质结合，改善消化系统，抵抗导致疾病、老化的自由基。

胡萝卜含有植物纤维，可利膈宽肠、减肥、通便防癌。胡萝卜中的β-胡萝卜素具有清除氧自由基的功能，有非常明显的抗癌效果。

胡萝卜所含的某些成分，如槲皮素、山柰酚能增加冠状动脉血流量，降低血脂，促进肾上腺素的合成。

胡萝卜素经消化分解后变成加倍的维生素A，能促进儿童的牙齿和骨骼发育、脂肪分解，对皮肤干燥、牛皮癣等症状也有很好的改善作用。

医生叮咛

多食易烧心。

胡萝卜治病偏方

1 治高脂血症偏方

胡萝卜120克，绿豆100克，大藕3节，白糖30克。绿豆用水泡半日，胡萝卜捣泥，二物加适量白糖调匀。在靠近藕节的一端用刀切下，将调匀的绿豆萝卜泥塞入藕洞内，塞满塞实为止。再将切下的部分盖好，用竹签插牢，上锅用水蒸熟，当点心吃。经常食用可降低血脂、软化血管，主治高脂血症。（经验方）

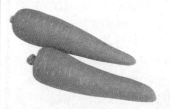

2 治消化不良偏方

胡萝卜250克，淮山药20～30克，鸡内金10～15克，红糖少许。胡萝卜洗净，切块，与淮山药、鸡内金同煮，30分钟后加入少许红糖，饮汤食胡萝卜。可治脾胃气虚所致的纳少、消化不良等病症。（经验方）

3 治自汗偏方

胡萝卜100克，百合10克，红枣2颗。将胡萝卜洗净切块，与红枣、百合共放砂锅中水煮，熟后，饮汤食胡萝卜、百合、红枣。主治乏力自汗病症，也适用于久咳痰少、咽干口燥调治。（经验方）

4 治眼角膜软化症偏方

胡萝卜100克，鸡蛋2个。先将胡萝卜切片放入锅中加清水煮沸。鸡蛋去壳，放入煮熟，食时调味，饮汤吃蛋。每日1次，7日为1疗程。可治疗眼角膜软化症。（经验方）

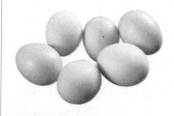

5 治夜盲症偏方

1. 胡萝卜500克，植物油、盐、酱油、醋各适量。将胡萝卜切成丝，加植物油、盐、酱油、醋炒熟食用，每日1次，6日为1疗程。治疗夜盲症。（经验方）

2. 胡萝卜250克，粳米100克，冰糖少许。胡萝卜洗净切碎，与粳米共放锅内煮粥，加冰糖调味。治疗夜盲症。（经验方）

6 治荨麻疹偏方

胡萝卜、竹笋各50克，黄花菜15克，银花10克。胡萝卜、竹笋洗净切丝，与黄花菜同炒。待起锅后，拌入鲜银花即可。做佐餐食品。本方有清热凉血之功，适用于荨麻疹。（经验方）

7 治小儿百日咳偏方

1. 胡萝卜50克，红枣10颗。将胡萝卜切小段，与红枣一起加水300毫升，煎至100毫升。随意饮汤，食枣与胡萝卜。本方养肺化痰，可用于小儿百日咳的食疗。（经验方）

2. 胡萝卜500克，挤汁，加适量冰糖蒸开温服，每日2次。（经验方）

8 治小儿麻疹偏方

胡萝卜100克，香菜、荸荠各40克，白糖少许。将前三味洗净，加水共煎汤代茶饮，可加白糖，日分三次服完。适用于小儿麻疹初起。（经验方）

9 治小儿营养不良偏方

胡萝卜250克。将胡萝卜洗净，煮熟、煎汤或绞汁服。每日饭后服食，每次150～500克，连服数日。本方可治小儿营养不良。（经验方）

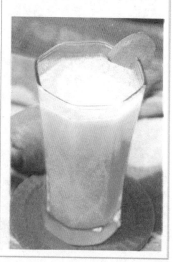

胡萝卜食疗方 9种

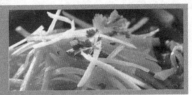

1 改善消化系统食疗方

肠道可以迅速排出毒素，但是如果消化不良，就会造成毒素停留在肠道，被重新吸收，给健康造成巨大危害。

胡萝卜含有的大量果胶可以与有毒物质结合，有效降低血液中毒素的浓度，加速其排出。每天进食一些胡萝卜，可以刺激胃肠的血液循环，改善消化系统，抵抗导致疾病、老化的自由基。

蜜饯胡萝卜粥

【配方】粳米100克，蜜饯50克，胡萝卜2根，冰糖15克，冷水适量。

【制法】1. 粳米淘洗干净，用冷水浸泡半小时，捞出，沥干水分。2. 胡萝卜洗净，加冷水用榨汁机打碎，制成蓉、汁。3. 锅中加水约1000毫升，将粳米放入，先用旺火烧沸，转小火熬煮成粥。4. 粥中加胡萝卜蓉、汁，用旺火烧沸，再加入蜜饯及冰糖，转小火慢煮20分钟至粥黏稠，即可盛起食用。

【功效】消除胀气、改善消化不良、调理肠胃不适。

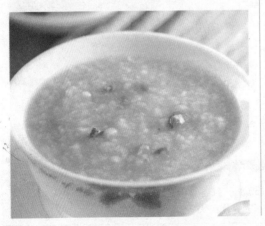

2 干眼病食疗方

眼睛怕光、眼睛上皮组织萎缩角化、泪腺阻塞、泪液无法分泌，使眼睛因缺泪液而致结膜、角膜干燥，特称"干眼病"。有人同时伴有或单独出现夜间视力减退，俗称"夜盲眼"，医称为"夜盲症"。这些病人皮肤角化、粗糙，全身抵抗力下降，角膜上的小溃疡稍有感染即可引起全眼球化脓性炎，严重时可导致失明。

胡萝卜中富含的维生素 A 和维生素 C 是眼睛健康所不可缺少的营养成分，而胡萝卜素进入人体后也可转化生成维生素A。因此经常食用胡萝卜，可调节视网膜感光物质的合成，缓解视疲劳，预防干眼病和夜盲症的发生。

鸡肝胡萝卜汤

【配方】鸡肝50克，胡萝卜200克，盐5克。

【制法】1. 将胡萝卜洗净切片，放入清水锅内煮沸。2. 投入洗净的鸡肝，煮熟以盐调味即成。

【功效】补肝益肾、养血明目，防治夜盲症、干眼病。

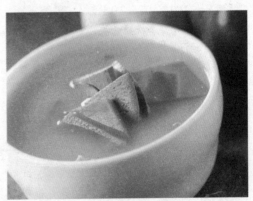

3 通便防肠癌食疗方

便秘其实是一种多科疾病，饮食、疾病、药物、精神等因素都可能导致便秘。根据发病原因可归结为两类：一是器质性病变引起的便秘，如肿瘤、炎症、结核、息肉等可引起便秘；二是功能性便秘，如结肠动力低下、排空紊乱、肠道蠕动功能减退等，导致大便排出困难。对于查不出器质性病变的功能性便秘，要进行综合治疗，首先要建立合理的饮食结构，比如多吃一些富含果胶的蔬菜，还要多喝水。胡萝卜含有植物纤维，吸水性强，在肠中体积容易膨胀，是肠道中的"充盈物质"，可加强肠道蠕动，从而利膈宽肠、通便防癌。

▌香油炖胡萝卜

【配方】胡萝卜300克，香油30毫升，姜5克，葱10克，盐3克，鸡精3克，植物油35毫升。

【制法】 1.将胡萝卜洗净，去皮，切成3厘米见方的块；姜切片，葱切段。2.将炒锅置武火上烧热，倒入植物油，烧至六成热时，下姜、葱爆香，加入清汤800毫升，烧沸，下入胡萝卜煮熟，加入盐、鸡精、香油即成。

【食法】每日1次，佐餐食用。

【功效】润肠通便、明目健脾，适用于肠燥便秘、消化不良、咳嗽、夜盲症等症。

4 肺癌食疗方

癌症的发生是一个多因素、多步骤的复杂生物学过程，它既包括外界因素，也涉及遗传等内部因素。在内部因素中，原癌基因是人类细胞中固有的一类基因，也是参与细胞生长分化的调节基因。当原癌基因受外界因子作用而激活，就会变成有活性的癌基因。胡萝卜中的β-胡萝卜素能调节细胞内某些物质的动态平衡，具有清除氧自由基的功能，从而减少或阻止肿瘤细胞的生成，尤其在预防肺癌方面具有非常明显的效果。

▌香菜拌胡萝卜丝

【配方】胡萝卜500克，香菜50克，盐10克，味精3克，白糖15克，红油10毫升，香油15毫升，醋5毫升。

【制法】 1.胡萝卜洗净，刮去表面粗皮，切成细丝，用盐拌匀腌一下；香菜洗净，切成碎末。2.将盐腌过的胡萝卜丝用清水洗一下，沥干放碗中。把香菜碎末撒在胡萝卜丝上。3.将红油、盐、醋、白糖、味精、香油共放碗中拌匀，浇在胡萝卜丝上，拌匀即可食用。

【功效】防癌抗癌。

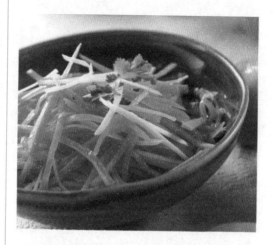

5 高血压食疗方

高血压可以引起肾动脉硬化，形成肾缺血，最后产生血管紧张素，促使全身小动脉痉挛，这样又加重了高血压，形成"恶性循环"。肾脏长期缺血，发生营养不良变化，肾功能也会受到影响。

胡萝卜所含的某些成分，如槲皮素、山柰酚能增加冠状动脉血流量，降低血脂，促进肾上腺素的合成，还有降压、强心作用，是高血压、冠心病患者的食疗佳品。

▌海蜇拌胡萝卜

【配方】胡萝卜200克，海蜇皮100克，葱段10克，盐2克，味精1克，白糖4克，香油15毫升，植物油15毫升。

【制法】1. 海蜇皮放入清水中泡发后洗净，切成细丝，用凉开水漂净，沥干；胡萝卜洗净削皮，切成细丝，焯至能掐透，加盐腌10分钟左右，用凉开水冲洗干净，沥干。2. 将海蜇皮丝与胡萝卜丝放盘中抖散开。3. 植物油倒入锅内烧热，加葱段炒香，趁热淋到海蜇皮丝和胡萝卜丝上，加白糖、味精、香油，拌匀即可食用。

【功效】降低血压。

6 冠心病食疗方

有些冠心病是由高血压导致的。因为高血压会引起全身小动脉的长期痉挛，可能使血管壁发生营养不良性变化，血管外周阻力增加，心脏为了维持畅通的血液循环，必须加倍努力地收缩，才能使血液达到各处，其结果是心脏过于劳累，左心室肥厚以至扩张。胡萝卜富含多种维生素及果胶酸钙等，可有效降低血压、血脂和胆固醇，增加冠状动脉血流量，从而具有保护血管、防治心脑血管疾病的功效。

胡萝卜炒肉

【配方】胡萝卜400克，猪肉100克。

【制法】1. 将胡萝卜洗净切成片；葱、姜洗净切成丝；猪肉洗净切片。2. 将炒锅置火上，放油烧至四成热。3. 放入花椒炸出香味，加入葱丝、姜丝翻炒出香。4. 加入肉片翻炒至变色，加料酒、酱油后倒入胡萝卜片及精盐炒

至变软，撒味精翻炒即成。

【功效】补心气、益气血、疏肝解郁，适用于心肝失调之冠心病患者。

7 皮肤干燥老化食疗方

皮肤的表面由皮脂膜构成，可帮助肌肤维持适当的水分。一旦皮脂的分泌减少，就无法满足制造皮脂膜的需要，皮肤就会变得干燥。年龄增长是导致皮肤干燥、老化的另一个原因，因为脂质水平会随着岁月的流逝而逐渐下降，特别是当绝经后雌性激素水平降低。现代医学研究证实，胡萝卜除具有美容作用的维生素 B_1、维生素 B_2 外，还含有丰富的胡萝卜素，它在人体内可以很快转化为维生素 A，能调整皮脂分泌，润滑皮肤，防止皮肤老化。故常食用胡萝卜，对面部皮肤干燥、老化的人来说，是一种颇为不错的选择。

胡萝卜炒蘑菇

【配方】胡萝卜250克，蘑菇100克，黄豆、西蓝花各30克，色拉油50毫升，精盐5克，味精2克，白糖1克。

【制法】1. 胡萝卜去皮切成小块，蘑菇切片，黄豆泡透蒸熟，西蓝花改成小颗。2. 烧锅下油，放入胡萝卜、蘑菇翻炒数次，加入少许清水，用中火煮至胡萝卜块软烂时，下入泡透的黄豆、西蓝花，调入盐、味精、白糖，煮透即可。

【功效】润肠通便、美容润肤，适用于皮肤干燥、容颜憔悴、皱纹密布、便秘等症。

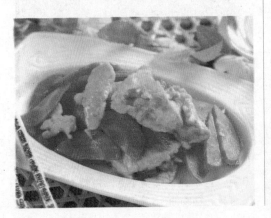

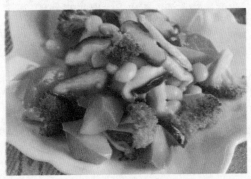

8 促进胃肠蠕动、防治肥胖食疗方

肥胖会给身体造成多种疾病，给工作带来不便，给社交带来不良影响，使职业受到限制，使经济收入减少，为治病增加经济负担，还会造成一些人自尊心的伤害，最终还会缩短自己的寿命。其实只要自觉地克服不良饮食习惯，体重自然会减下来。

胡萝卜的热量低，且含大量的植物纤维和果胶，能促进胃肠蠕动、助消化，多喝胡萝卜汁可以抑制吃甜食或油腻食物的欲望，从而起到瘦身的效果。

泽泻拌胡萝卜

【配方】胡萝卜300克，泽泻15克，料酒10毫升，姜5克，葱10克，香油20毫升，醋10毫升，盐3克，鸡精10克。

【制法】1. 将泽泻研成细末；胡萝卜去皮，洗净，切成4厘米长的丝；姜切片，葱切花。2. 将胡萝卜丝放入拌碗内，加入泽泻粉、盐、姜、葱、鸡精、香油、醋、料酒，拌匀即成。

【食法】每日1次，佐餐食用。

【功效】渗水利湿、明目健脾，适用于消化不良、久痢、咳嗽、夜盲症、脂肪肝等症。

芦荟菠萝胡萝卜苹果汁

【配方】芦荟1段，菠萝半个，苹果1个，胡萝卜1根，白糖10克，凉开水50克。

【制法】1. 芦荟、菠萝均切成小块；苹果洗净后去核去皮，切成小块；胡萝卜洗净，切成条状。2. 将上述蔬果放进榨汁机中，榨取汁液。3. 将蔬果汁倒入杯中，冲入凉开水，加入白糖调匀，直接饮用即可。

【功效】润肠通便、排毒养颜。

胡萝卜苹果汁

【配方】胡萝卜1个，苹果半个，白糖5克，冷水适量。

【制法】1. 胡萝卜洗净，苹果削皮，均切成丁。2. 锅中注入适量冷水，将胡萝卜丁和苹果丁放入，煮约20分钟，过滤取汁，加入白糖调匀，即可直接饮用。

【功效】健脾养胃。

9 促进儿童骨骼发育、防治老年骨质疏松食疗方

引起骨质疏松的危险因素有：烟酒嗜好和过量饮用含咖啡因的饮食，骨骼生长阶段，维生素D及钙盐、蛋白质摄入不足；另外，广大中小学生由于功课负担过重，活动少、长时间静坐，使骨骼生长发育不良。

胡萝卜素经消化分解后变成的维生素A，能促进儿童的牙齿和骨骼发育、脂肪分解，对皮肤干燥、牛皮癣等症状也有很好的改善作用。多食胡萝卜，不但能促进儿童骨骼发育，使身高迅速增加，而且还能够预防成年以后的骨质疏松。

荸荠炖胡萝卜

【配方】胡萝卜400克，荸荠200克，鸡油30毫升，姜10克，盐4克，味精3克，葱15克。

【制法】1. 将荸荠去皮，一切两半，洗净；胡萝卜去皮，洗净，切成3厘米见方的块；姜切片，葱切段。2. 将荸荠、胡萝卜、姜、葱同放炖锅内，加入鸡油、水2800毫升，置武火上烧沸，再用文火炖煮35分钟，加入盐、味精即成。

【食法】每日1次，佐餐食用。

【功效】健脾、化滞、明目、壮骨，可用于促进儿童生长发育、预防骨质疏松等症。

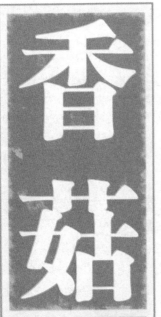

香菇为菌科植物香菇的子实体，又名香蕈、花菇、香信、香苗、香菰、冬菰等。从食用菌角度看，香菇是世界上最著名的食用菌之一，享有"食用菌皇后"之称。日本把香菇誉为"植物性食物的顶峰"。

传统中医认为，香菇性平，味甘；入肝、胃经；具有化痰理气、益胃和中、托疹解毒等功效，主治食欲不振、身体虚弱、小便失禁、大便秘结、形体肥胖、肿瘤疮疡等病症。

现代医学和营养学研究证明，香菇含有的香菇多糖、核糖核酸和葡萄糖酶，能减轻肠胃负担、促进食欲、缓解胃痛，还能有效抑制肿瘤细胞的增殖，进而起到抗癌防癌的功效，对于治疗肝硬化也有较好的效果。

香菇中的麦角甾醇经日光照射会转化成维生素D，对增强抵抗力有帮助，可预防感冒。香菇中的麦角甾醇，可增强人体抵抗力，并有助于儿童骨骼和牙齿的成长，有利于防止老年人患骨质疏松症。香菇含有多种甾醇类、多糖类，以及各种维生素、氨基酸与微量元素等，具有镇静、安神、消炎作用，能增强记忆、改善睡眠。香菇中富含的膳食纤维对防治便秘、消脂十分有帮助，对预防结肠癌和直肠癌也很有效。

香菇含有B族维生素，对防止贫血、改善神经功能、防止各种黏膜皮肤炎症都有一定的好处。香菇含有的水溶性多糖具有增强免疫力、抑制肿瘤、镇静、强心、消炎等功效，可用于治疗各种慢性炎症。香菇中的蘑菇核糖核酸，可防治单纯疱疹病毒、巨细胞病毒和EB病毒引起的各类疾病。

药典选录

「益气，不饥，治风破血。」——《日用本草》『大能益胃助食，及理小便不禁。」——《本草求真》

医生叮咛

患有顽固性皮肤瘙痒症者忌食。

香菇治病偏方 14 例

1 治眩晕偏方

香菇30克，黑木耳10克，盐、味精各适量。香菇洗净，黑木耳放于水中发好洗净。二者放于热油锅中炒熟，放适量盐、味精即成。本方凉血止血，可降低血液黏稠度，能治疗头晕眼花、少食多麻等症。（经验方）

2 治神经衰弱偏方

干香菇20克，茯苓10克，粳米50克。将香菇用凉水发好，切碎；茯苓焙干研末；二物与适量粳米一起煮粥。可治疗神经衰弱、眩晕、心跳等症，还可利尿消肿、补脾止泻。（经验方）

3 治失眠偏方

香菇50克，猪瘦肉末50克，香油、盐和麦片各适量。先将香菇、猪瘦肉末入沸麦片粥中煮熟，再加盐、香油即可食用。每2日吃1次，常食可有安神健眠作用。（经验方）

4 治头痛偏方

香菇50克，白酒100毫升。将香菇和白酒同煮至香菇熟，每日口服2次。可治疗头痛。（经验方）

5 治高血压偏方

香菇80克，芹菜段50克，植物油少许。将香菇与芹菜段下油锅炒至熟，长期食用，对高血压有一定疗效。

6 治高胆固醇症偏方

1. 干香菇10克，猪瘦肉丁50克。干香菇泡发，与猪瘦肉共煮成汤，经常服食。可降低胆固醇。（经验方）

2. 香菇90克，牛肉丁50克。将香菇与牛肉丁煮成汤，经常食用。可降低胆固醇，缓解动脉硬化和血管变脆。（经验方）

7 治胃痛偏方

香菇50克，红糖水少许。将香菇焙干，研成末，每次用1.5～3克，在饭前用热红糖水送下，可治疗胃痛。（经验方）

8 治结肠炎偏方

干香菇500克。每次取8克干香菇，每天晚上置保温杯中用开水浸泡当茶饮，一杯为量，一次喝完，再用开水冲一杯，第二天早上加热后一次喝完。余下的香菇可做菜用。8个月为一疗程，再喝8个月为巩固性治疗。可治疗结肠炎，对其他消化道系统疾病也有明显辅助治疗作用。（经验方）

9 治肾炎偏方

1. 干香菇、冰糖各适量。每天取200克左右干香菇，水发后洗净，去蒂，加冰糖适量共炖，温服。辅助治疗急慢性肾炎。（经验方）

2. 干香菇10克，盐少许。干香菇水发后洗净，加少许盐焖熟。每日1次。可辅助治疗急慢性肾炎。（经验方）

10 治贫血偏方

水发香菇50克，红枣5颗，鸡肉150克。以上各料加盐隔水蒸熟，每日吃1次。可治疗贫血、体质虚弱、四肢无力等症状。（经验方）

11 治白细胞减少症偏方

1. 香菇50克，盐适量。二者共煮汤服，每日1剂，10日为一疗程。可治疗白细胞减少症。（经验方）

2. 香菇50克，雏乌骨鸡1只，盐适量。将鸡洗净，将香菇切碎放入鸡腹中加盐炖熟食用，隔日1剂，3次为一疗程。可辅助治疗白细胞减少症。（经验方）

12 治小儿佝偻病偏方

香菇100克，排骨100克，盐适量。香菇撕碎，与排骨共炖汤，加盐调味，喝汤吃香菇。可治疗佝偻病及小儿缺钙。（经验方）

13 治小儿麻疹偏方

干香菇50克，鲫鱼1条，盐、姜末、料酒各适量。香菇洗净，用清凉水泡发，切碎，塞入鲫鱼腹，加盐、姜末、料酒，用文火炖熟，温服。连续3日服用为一疗程，基本可使小儿麻疹尽快透发。（经验方）

14 治子宫出血偏方

香菇适量。将香菇焙干研末，每日2次，每次用1.5克，空腹用温开水送下。可治妇女子宫出血症。（经验方）

香菇食疗方 12.

1 防癌抗癌食疗方

任何可以直接或间接抑制细胞增生、癌变、癌浸润或癌转移的基因，都可称为抑癌基因。抑癌基因丢失、变异或失活时，细胞的原癌基因或肿瘤病毒基因的增殖将失去抑制，结果细胞将呈恶性生长。

香菇中含有的香菇多糖，能使人体内的抑癌免疫细胞活力提高。另外，香菇菌盖部分含有双链结构的核糖核酸，进入人体后，会产生具有抗癌作用的干扰素，从而有效抑制肿瘤细胞的增殖，起到防癌抗癌的功效。而且，香菇所含的葡萄糖酶也具有明显的抗癌作用。

香菇肉片

【配方】水发香菇 50 克，猪里脊肉 25 克，笋片 25 克，鸡蛋清 1 个，盐、味精、湿淀粉、料酒、鸡汤、猪油、香油各适量。

【制法】1. 将香菇去杂洗净，挤去水分；猪里脊肉切片，漂净血水，捞出沥干，放入碗中，

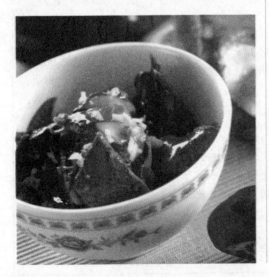

加盐、蛋清、湿淀粉搅匀浆好。2. 炒锅放油烧至四成热，放入浆好的肉片，用筷子划散至熟，出锅沥油。3. 炒锅留少量底油，加鸡汤、香菇、笋片、味精、料酒，煮沸后改小火烧至肉片入味，用湿淀粉勾芡，淋入香油，颠炒两次即成。

【功效】补气养血、滋阴润燥、化痰去毒，适用于病后体虚、气血不足、咳嗽、气喘及癌症患者。

2 增强抵抗力、预防感冒食疗方

普通感冒，俗称伤风，医学上称为急性鼻炎或上呼吸道感染，它的主要特征是病原体复杂多样，多种病毒、支原体和少数细菌都可以引起感冒。

医学专家研究指出，常吃香菇可以防感冒。这是因为香菇的孢子上有槟榔状的小颗粒，它能刺激感冒病毒，使其形成一层厚壁。厚壁形成后，感冒病毒即失去了对人体的侵袭能力。另外，香菇经太阳照射后，所含有的特殊物质——麦角甾醇会转化成维生素 D，它被人体吸收后，对增强抵抗力有帮助。

火腿皮香菇笋菜汤

【配方】香菇、金华火腿、鲜笋、韭菜各 50 克，湿淀粉适量。

【制法】1. 将金华火腿清理干净，煮熟，取皮并切丝，留肉汤备用。2. 将香菇洗净切丝；鲜笋洗净切丝；韭菜洗净切碎。3. 将煮火腿的肉汤放入锅内，投入火腿皮煮沸，加香菇、鲜笋、韭菜一同煎煮。4. 待各料煮熟后，用湿淀粉勾芡即成。

【功效】补虚益气、开胃进食、抗感杀菌、消食化痰。

3 减少腹部脂肪、防治局部肥胖食疗方

许多肥胖者并不是全身性的，可能只是腹部脂肪过多，形成小肚腩。主要原因是日日驻守办公室，吃饱就坐，有时工作忙起来甚至连水都来不及喝，所以好多人都会有便秘难题，久而久之，小肚腩就不知不觉跑出来了。另外，如果总是弯腰驼背，肥肉也很容易集中在小腹。香菇富含能提高热量代谢的维生素B$_2$，可以抑制胆固醇的增加，腹壁脂肪较厚的患者多吃香菇，有一定的减肥效果。另外，香菇中富含的膳食纤维能增加胃液的分泌、促进胃肠的蠕动，对防治便秘、消除脂肪十分有帮助，对预防结肠癌和直肠癌也比较有效。

炒香菇荸荠

【配方】水发香菇200克，荸荠100克，味精15克，白糖10克，料酒10毫升，酱油3毫升，姜末5克，植物油60毫升，湿淀粉10克，高汤150毫升。

【制法】1. 水发香菇用凉水洗净，挤去水分；荸荠去皮洗净后，切片。2. 炒锅置旺火上，倒入植物油50毫升，烧至热后，加入香菇、荸荠煸炒几下，加入高汤、料酒、酱油、白糖、味精、姜末，再转用文火焖烧至汁浓稠时，用湿淀粉勾芡，淋入熟植物油10毫升即成。

【功效】此方有清热、利尿、降血压之功效。因含脂肪较少，更适合减肥人食用。

4 缓解胃痛、促进消化食疗方

造成胃痛的原因有很多，最常见的就是急性肠胃炎、消化性溃疡及消化不良。饮食积滞、消化不良的主要表现为胃脘胀痛、嗳腐噫气，或呕吐食物、吐后痛减。香菇富含核糖核酸、香菇多糖等，易被人体消化吸收，减轻肠胃负担；而香菇中的多种酶类对胃肠的消化功能非常有利，能促进食欲，缓解胃痛，可用来治疗食积不化等症。

香菇焖鸡脬

【配方】水发香菇150克，鸡脬150克，盐5克，味精2克，白糖15克，猪油40克，姜汁15毫升，料酒15毫升，葱末、姜末各10克，清汤250毫升，香油少许。

【制法】1. 将水发香菇择洗干净，放在碗里，加适量猪油、葱末、姜末、清汤，上屉蒸烂，取出备用。2. 鸡脬洗净，去掉里、外皮，每个切成4块，用开水烫一下，再用清水洗净，加清汤、盐、料酒、葱末、姜末，上屉蒸烂，取出备用。3. 炒锅下入猪油和白糖，炒成金红色，下入鸡脬，翻炒几下，待鸡脬呈金红色时加入味精和盐、料酒、姜汁、清汤，烧滚后移至文火上，焖至汤汁将浓时，下入蒸好的香菇，淋上香油，将汁稍煨入味即成。

【功效】可治疗脘腹胀满、食积不化等症，对消化不良或患有肠胃病者有辅助治疗作用。

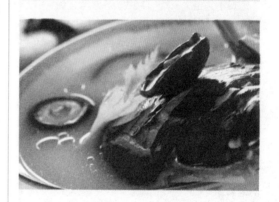

5 动脉硬化食疗方

动脉硬化是动脉的一种非炎症性病变，可使动脉管壁增厚、变硬，失去弹性，管腔狭小。香菇具有降血脂及胆固醇，加速血液循环，使血压下降的作用，对高血压、动脉硬化患者均有治疗效果。

香菇桃仁里脊肉

【配方】水发香菇250克，鲜核桃仁50克，猪里脊肉100克，盐、味精、胡椒粉、甜面酱、葱、姜、水淀粉、红油、猪油、香油各适量。

【制法】1. 将水发香菇控干水，每个剖为两片；核桃仁用沸水烫透，撕去皮，放入油锅中慢慢炸酥炸脆，捞出沥油，凉后切成片；姜切片，葱切段；猪里脊肉洗净后切成薄片，放入小碗内，加盐、味精、胡椒粉、水淀粉拌匀。2. 将味精、甜面酱、红油、胡椒粉、水淀粉、香油同放一小碗内，兑成汁水。3. 炒锅置中火上，放猪油适量，烧至五成热时，将肉片下入，炒至八成熟时倒入漏勺中。4. 在锅中留少许油，先把香菇下入煸香，再下葱段、姜片炒透，接着把肉片、核桃仁倒入，浇上兑好的汁水，搅匀即可。

【功效】对防治高脂血症和心脑血管硬化症有益。

6 高血压食疗方

头晕为高血压最常见的症状。有些是一时性的，常在突然下蹲或起立时出现，有些是持续性的。头晕使头部有持续性的沉闷不适感，严重的会妨碍思考、影响工作，对周围事物失去兴趣。当出现高血压危象或椎基底动脉供血不足时，可出现与内耳眩晕症相类似的症状。常食香菇对治疗动脉硬化、糖尿病、高血压、肝硬化、胆结石、佝偻病等病症及防治感冒、各种黏膜及皮肤炎症有一定效果，因而它有"素中之肉""健康食品"的美誉。

芥兰腰果香菇

【配方】香菇10朵，芥兰300克，腰果50克，红辣椒少许，精盐5克，味精2克，鸡精少许，白糖适量，色拉油50毫升，湿淀粉适量，蒜片少许。

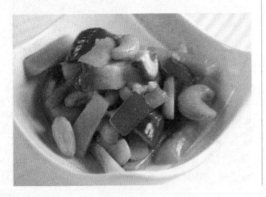

【制法】1. 将芥兰取茎切段，红辣椒切小段。2. 将芥兰、香菇分别焯水；腰果炸熟。3. 净锅入底油，将原料倒入锅中翻炒调味，勾芡，淋上明油即成。

【功效】润肺、止咳、滑肠、通便、养颜，降血压效果明显。

清蒸香菇

【配方】干香菇100克，盐、白糖、味精、料酒、鸡油、鸡汤各适量。

【制法】香菇用温水浸泡，泡发后去杂质洗净捞出挤干，排放在砂锅中，加鸡汤、澄清的香菇浸泡水、盐、味精、白糖、料酒，上笼蒸40分钟左右取出，淋上鸡油即成。

【功效】补气益胃、降压降脂，可作为高血压、高脂血症等症的辅助食疗菜肴，可长期食用。

7 贫血食疗方

贫血是指血液中红细胞数目及血红蛋白量（血色素）低于正常值的一种病理现象，常见的可分为小细胞低色素性贫血（缺铁性贫血）、巨幼细胞性贫血和再生障碍性贫血，而最常见的为缺铁性贫血。

香菇含有丰富的B族维生素，其中维生素B_1、维生素B_2、维生素B_{12}的含量都较多，而维生素B_{12}能促进红血球的再生与形成，对防止贫血、改善神经功能、防止各种黏膜皮肤炎症都有一定的好处。

香菇鸡翅

【配方】水发香菇250克，鸡翅100克，葱、姜、盐、糖、味精、料酒、胡椒粉、酱油、食用油各适量。

【制法】香菇洗净切块，鸡翅剁成块，放沸水锅中略焯，捞出沥干。炒锅烧热放油，加鸡翅和调料，烧至八成熟时放入香菇，入味后加味精即成。

【功效】益气补血，可作为年老、病后、产妇和一切脏腑气血虚弱者的营养滋补菜肴。

8 肝硬化食疗方

肝硬化是一种常见的慢性进行性肝病，是各种慢性弥漫性肝炎或广泛的肝实质变性、坏死继续发展的结果。目前肝硬化的治疗主要是支持疗法，其目的是增进患者的营养，促进肝细胞的再生、修复，所以饮食的调理就显得尤为重要。

香菇中含有一种高纯度、高分子结构的葡聚糖，即香菇多糖，这种物质具有抗病毒、诱生干扰素的作用，有护肝抗癌的功用。

香菇炒豌豆苗

【配方】水发香菇 200 克，嫩豌豆苗 150 克，鲜肉汤 150 克，植物油、盐、味精各适量。

【制法】1. 将香菇用凉水浸泡，去根蒂，洗净；豌豆苗用清水洗净，择好，切成 6 厘米长的段。

2. 炒锅置中火上，倒入植物油，烧至六成热时下香菇、豌豆苗、鲜肉汤、盐、味精，炒匀即成。

【功效】可辅助治疗慢性肝炎及预防肝硬化。

9 小儿佝偻病及老年骨质疏松症食疗方

佝偻病是小儿多见的慢性营养缺乏症，俗称软骨病，多发生在 2 岁以下的婴幼儿身上。其原因是维生素 D 不足引起全身性钙、磷代谢失常和骨骼改变。该病虽然不直接危及生命，但能使孩子体质虚弱，抵抗力降低，容易感冒、腹泻和食欲减弱。香菇不但蛋白质含量高，而且质量也好，其蛋白质由 18 种氨基酸组成，其中有 7 种为人体必需氨基酸，占氨基酸总量的 35.9%。维生素 D、麦角甾醇，也是一般蔬菜所缺乏的，维生素 D 元被人体吸收后，受阳光照射，能转变为维生素 D，增加身体对钙质的吸收率（增加肠子对钙的吸收率，将血液中的钙送至骨骼，骨骼释放出钙质并且送至肌肉），可增强人体抵抗力，并有助于儿童骨骼和牙齿的成长，有利于防止老年人患骨质疏松症。

香菇炒菜花

【配方】水发香菇 150 克，菜花 100 克，淀粉 10 克，鸡油 10 毫升，盐、味精、葱段、姜片各少许，植物油 15 毫升，鸡汤 200 毫升。

【制法】1. 香菇洗净，大个的一切两半；菜花洗净切成小块，用开水焯透。2. 植物油入锅烧热，先放葱段、姜片煸出香味，再放入盐、鸡汤、味精，烧沸后将葱姜捞出，再将菜花、香菇分别码入锅内，用文火烧入味后，淋上淀粉、鸡油即成。

【功效】利肠胃、开胸膈、壮筋骨。

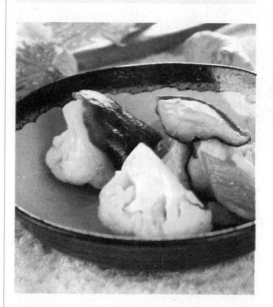

10 慢性肾炎食疗方

在成人中慢性肾炎比急性肾炎多见，以青、中年多见。虽然急性肾炎可以发展成为慢性肾炎，但大多数慢性肾炎并非由急性肾炎转变而来，而是一开始就是慢性肾炎的过程。临床表现多种多样，有的毫无症状，有的可有明显水肿、尿的异常改变（蛋白尿、血尿及管型尿）和高血压等症状，有的甚至出现尿毒症才被发现。

香菇中含有的水溶性多糖具有增强免疫力、抑制肿瘤、镇静、强心、消炎等作用，可用于治疗各种慢性炎症。

香菇扒菜胆

【配方】香菇 10 朵，油菜 250 克，精盐 2 克，味精 1 克，蚝油 5 毫升，湿淀粉适量，色拉油 30 毫升，蒜末少许。

【制法】1. 油菜洗净，撕开，焯水；香菇洗净，切片，焯水。2. 锅置火上，倒入底油，加蒜末爆香。3. 放入油菜、香菇与调料翻炒，勾芡，淋上明油即成。

【功效】消炎利水，特别适合有慢性肾炎的人食用。

11 单纯疱疹食疗方

单纯疱疹是单纯疱疹病毒所引起的一种急性疱疹性皮肤病，人是单纯疱疹病毒唯一的自然宿主，此病毒存在于病人、恢复者或者是健康带菌者的水疱疱液、唾液及粪便中，传播方式主要是直接接触传染，亦可通过被唾液污染的餐具而间接传染。

香菇菌丝体水提取物中含有一种抗病毒物质，被称为蘑菇核糖核酸，可刺激机体产生干扰素，抑制细胞吸附疱疹病毒，从而防治单纯疱疹病毒、巨细胞病毒和 EB 病毒引起的各类疾病。

口蘑香菇粥

【配方】香菇适量，粳米 100 克，口蘑、鸡肉馅 50 克，葱末 5 克，色拉油、料酒、酱油各 2 毫升，盐 1 克，味精 3 克，高汤适量。

【制法】1. 粳米淘洗干净，用冷水浸泡半小时，沥干水分后放入锅中，加入适量高汤、冷水煮沸，再转入小火熬煮成粥，装碗备用。2. 口蘑洗净切片；香菇泡发回软，洗净去蒂，切片；鸡肉馅加色拉油、料酒、酱油炒熟备用。3. 将稠粥放入锅中加入口蘑、香菇片及盐、味精、高汤，煮约 15 分钟，再加入炒好的鸡肉馅，搅拌均匀，

撒上葱末即可。

【功效】养胃生津、消毒杀菌。

香菇油菜心

【配方】水发香菇 200 克，油菜 150 克，鸡汤 50 毫升，白糖 15 克，盐 2 克，料酒 5 毫升，淀粉 5 克，鸡油 25 毫升。

【制法】1. 将香菇剪去根蒂，择洗干净；将嫩油菜心从根部劈开，用沸水焯透捞出，立即用冷水冲凉，沥净水分。2. 锅置火上，倒入鸡油，加鸡汤、白糖、盐、料酒，再将菜心和香菇放入烧 4 分钟左右，取出菜心和香菇，整齐地摆在盘内，将油锅原汁加淀粉勾芡，浇在香菇菜心上即成。

【功效】降压减肥、消毒杀菌，可辅助治疗单纯疱疹。

12 贫血引起的乳汁不足食疗方

产妇乳汁不足可能由多种因素引起，如精神过度紧张、哺乳方法不当、身体虚弱等。如因产妇身体较差或贫血引起缺奶的，应加强营养，多食流汁，如鸡汤、猪蹄汤等都是很好的下奶营养饮食。香菇营养丰富，能够补足产妇所需的各种微量元素及矿物质，使产妇体质尽快恢复；又因其含有丰富的维生素 B_{12}，能防止贫血引起的乳汁不足。

香菇炖猪蹄

【配方】香菇 100 克，猪前蹄 1 只，通草 15 克，盐适量。

【制法】1. 先将猪蹄刮洗干净，放入水锅，加适量盐，煮八成熟。2. 下入通草、香菇再煮半小时左右即可。

【功效】下奶增乳，可用来可辅助治疗妇女产后乳汁不足。

黑木耳是生长在朽木上的一种胶质食用菌，因其颜色淡褐、形似人耳而得名。黑木耳的别名很多，如木耳、黑菜、桑耳、木蛾、木菌、木丝、树鸡、云耳、耳子、光木耳、榆耳等；种类也很多，目前人工栽培的种类主要有光木耳和毛木耳。

光木耳呈黑褐色，质地滑嫩鲜脆，口感好；毛木耳呈黑色，质地粗韧，硬脆耐嚼。

黑木耳脆嫩可口、味道鲜美、营养极为丰富，并具有很高的医疗保健价值，有"素中之荤"的美誉，是古代帝王独享之佳品。

传统中医认为，黑木耳性平味甘，可补脾益胃、润燥利肠、凉血止血，主治气血不足、大便干燥和衄血、吐血、便血、尿血、月经过多等症。

研究证明，黑木耳可缓解冠状动脉粥样硬化，防止血栓形成。

黑木耳含有的植物胶质能清理肠胃，缓解便秘、痔疮带来的不适。

黑木耳中的铁特别易吸收，是一种对缺铁性贫血者有益的黑色功能食品。

黑木耳中含有的多糖类物质，可以增强机体免疫力、降低肿瘤细胞的活性。

黑木耳中的发酵素、植物碱与矿物质对胆结石、肾结石等内源性异物有比较显著的化解功能。黑木耳含有卵磷脂，可防止动脉硬化、脂肪肝和老年性痴呆症。

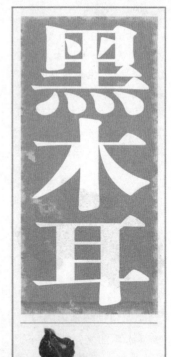

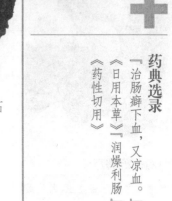

药典选录

「治肠癖下血，又凉血。」——《日用本草》「润燥利肠」——《药性切用》

医生叮咛

①慢性肠炎患者不宜食用。

②宜与紫菜、豆腐、金针菇、猪肉同食。

③宜与黄笋、红枣、豆角、银耳同食。

黑木耳治病偏方 10 例

1 治眩晕偏方

黑木耳100克，豆腐半块，调料适量。先将黑木耳洗净放水中发好，豆腐切成小块。取发好的黑木耳下油锅炒，再下豆腐，放适量调料即可食用。主治头晕、眼目昏花、健忘失眠等。（经验方）

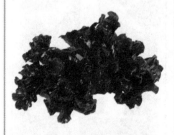

2 治流行性腮腺炎偏方

黑木耳20克，鸡蛋1个。将鸡蛋打入碗内搅匀，木耳晒干研末，共调拌匀，一日分3次服。（《偏方大全》）

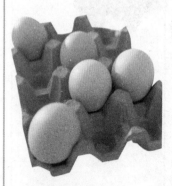

3 治痔疮偏方

黑木耳（干品）30克。黑木耳用开水泡软，每日清晨空腹炖食，10日为1疗程。本方治内、外痔皆有效。（经验方）

4 治便血偏方

1. 黑木耳30克，红枣5颗，粳米100克。将黑木耳用温水浸泡1小时后洗净，与粳米、红枣同煮成粥。每日早晚温热食用。适用于脾胃气虚之便血，症见血色紫黯或黑便、脘腹不舒、头晕目眩等。（经验方）

2. 黑木耳25克，黄花菜20克，血余炭（头发灰）5克。先将黄花菜、黑木耳加700毫升水，煎成300毫升，然后冲入血余炭，吃菜饮汤。清热养血、利水消肿。适用于大便出血等症。（经验方）

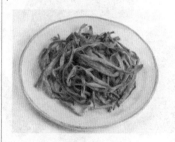

5 治小儿麻疹偏方

黑木耳20克，冰糖10克。黑木耳煮烂后加入冰糖，煎汤服用，每日1剂。（经验方）

6 治痢疾偏方

黑木耳30克，红糖20克。黑木耳切碎，与红糖一起搅拌后，放入200毫升水蒸煮，蒸熟后即可食用。主治细菌性痢疾。（经验方）

7 治扁桃腺炎偏方

黑木耳10克，焙干研成细末，用小细管向咽喉内吹木耳末，敷几次可治愈炎症。（经验方）

8 治月经血量大偏方

水发黑木耳50克，红枣5颗，白糖适量。上述三味同入砂锅中，注入清水煎煮，至红枣、木耳熟透，即可饮食。可治疗妇女月经血量大和贫血等症。（经验方）

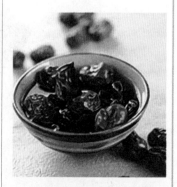

9 治闭经偏方

黑木耳30克，苏木30克，白酒60毫升。上物同放锅中，加水200毫升煮至100毫升服用。（经验方）

10 治子宫出血偏方

黑木耳、红糖各60克。黑木耳加水煮烂，放入红糖，一日分2次服用。（经验方）

黑木耳食疗方 7种

1 脑血栓食疗方

在矿物质中，镁能改善脂质代谢和抗血凝，保护心肌的结构与功能。缺镁易发生血管硬化和心肌梗死。

黑木耳含矿物质镁十分丰富，有活血功效，能促进人体红血球中血红素和人体细胞原生质的形成，减少血液凝块，缓解冠状动脉粥样硬化，防止血栓形成。

木耳清蒸鲫鱼

【配方】水发黑木耳 100 克，鲜鲫鱼 1 条（约重 300 克），料酒、盐、白糖、姜片、葱段、植物油各适量。

【制法】1. 将鲫鱼去鳃、去鳞、去内脏，洗净；将水发黑木耳去杂质洗净，撕成小片。2. 将鲫鱼放入碗中，加入盐、姜片、葱段、料酒、白糖、植物油，最后将木耳投入，将鱼覆盖，上蒸笼，用大火蒸半小时出笼即成。

【功效】润肤养容、抗衰防老、防治血栓。

2 便秘及痔疮出血食疗方

痔疮是肛门附近静脉发生曲张，血管肿胀，而形成的一个或数个静脉团或痔核。一般是因为持续便秘或经常久坐不动，以致大肠蠕动较慢，令流向心脏的血液未能顺利回流。另外，若饮食倾向多肉少菜、纤维不足及过于肥腻，也会导致发病。

黑木耳含有的植物胶质对消化系统有清泻作用，能清除肠胃中积败食物，缓解便秘、痔疮带来的不适。黑木耳中含杀菌、解毒物质与生物碱，对各种炎症有较好的防治作用，对痔疮出血也有一定的抑制效果。

水发木耳拌生菜

【配方】水发木耳 15 克，生菜 400 克，干红椒 2 个，姜 6 克，盐 5 克，白糖 15 克，醋 7 毫升，香油 15 毫升，味精 1 克。

【制法】1. 生菜择洗干净，切成 3 厘米长的段，放入盆内，加入盐拌匀，稍腌一下，挤去水分后放入盘中，加入醋、白糖、味精拌匀。2. 水发木耳切成丝，放开水中稍焯；干红椒去蒂、子，用温水泡软切成细丝；姜去皮，洗净切成细丝。3. 将干红椒丝、水发木耳丝及姜丝放在生菜上，淋入香油，拌匀即可食用。

【功效】清热除烦、生津止渴、解热利水、润肠通便。

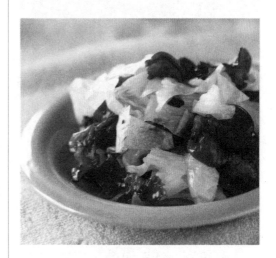

3 缺铁性贫血食疗方

黑木耳含铁量特别丰富，黑木耳所含的铁特别容易吸收，而且还具有和胃健脾、安神润燥、活血去瘀等功效，因此黑木耳是一种对缺铁性贫血者非常有益的黑色功能食品。

酸甜猪肝

【配方】水发黑木耳100克，猪肝100克，菠萝肉100克，葱段10克，糖醋汁75毫升，湿淀粉35克，酱油10毫升，香油10毫升，植物油750毫升（约耗75毫升）。

【制法】1. 将黑木耳择洗干净；猪肝洗净，切成片；菠萝肉切成片。猪肝放在碗内，加入酱油、湿淀粉，拌和上浆。2. 炒锅上火，倒入植物油，烧至六成热时，将猪肝下入锅中稍炒，倒入漏勺内沥去油。3. 原锅放入菠萝肉片、木耳、葱段炒几下，加入糖醋汁烧开后，用湿淀粉勾芡，倒入猪肝，颠翻几下，淋入香油即成。

【功效】养血补血。

4 补充流失血液、防治崩漏带下食疗方

妇女不在行经期间，大量出血为崩；或持续出血、淋漓不断为漏；流出一种黏腻或稀薄的液体，绵绵不断如带的，称为带下。黑木耳含铁特别丰富，可补充流失血液。另外，由于黑木耳中含有蛋白质、氨基酸、多种维生素以及人体必需的铁、磷、钙等营养物质，对于四肢无力、体质亏损、崩漏带下、头晕、耳鸣等病症有补益作用。

百合木耳鸡蛋羹

【配方】鲜百合花25克，鸡蛋4只，菠菜叶30克，水发玉兰片、水发银耳、水发黑木耳均20克，香油3克，色拉油8克，湿淀粉30克，料酒10克，盐4克，味精2克，葱末3克，胡椒粉2克，素高汤200克，冷水适量。

【制法】1. 鲜百合花择洗干净，用开水烫一下捞出。蛋清、蛋黄分别打入两个碗里，每碗内放入适量盐、味精、胡椒粉，腌拌均匀。2. 炒锅上火，放入适量冷水烧沸，下入鸡蛋清，待浮起时捞出控水，再放入鸡蛋黄，待熟后也捞出控水。3. 坐锅点火，下色拉油烧至五成热时，放葱末炒香，加入素高汤、玉兰片、银耳、黑木耳、百合花烧沸，加入料酒、盐、味精调味，放入蛋清、蛋黄、菠菜叶，用湿淀粉勾芡，最后淋上香油，出锅即成。

【功效】滋阴润燥、补气养血、健脑益智。

木耳炒香肠

【配方】水发黑木耳200克，香肠100克，料酒、盐、酱油、味精、葱花、植物油、湿淀粉、白糖各适量。

【制法】1. 将水发黑木耳去杂质，洗净；香肠洗净，切成片。2. 炒锅上火，倒入植物油烧热，放入香肠片煸炒，再放入葱花、酱油煸炒几下，放入盐、料酒、白糖继续煸炒至肉熟，加入木耳和适量水，炒至入味，加入味精，用湿淀粉勾芡即可。

【功效】补肾益精、滋肝养血，可治妇女崩漏带下。

5 促进异物和结石的排出食疗方

黑木耳中的胶质可把残留在人体消化系统内的灰尘、杂质吸附集中起来排出体外，从而起到清胃涤肠的作用。同时，它还能帮助消化纤维类物质，对无意中吃下的难以消化的头发、谷壳、木渣、沙子、金属屑等异物有促进排出作用。

黑木耳中的发酵素与植物碱，可刺激腺体分泌，湿润管道，促进结石排出；同时黑木耳中含有的矿物质可与结石中的化学成分发生反应，剥蚀结石，使结石变小，从而加快结石排出体外的速度，对胆结石、肾结石等内源性异物有比较显著的化解功能。

丝瓜木耳汤

【配方】黑木耳（水发）30克，丝瓜250克，白芷15克，料酒10毫升，姜5克，葱10克，盐3克，味精2克，胡椒粉2克，香油20毫升。

【制法】1. 丝瓜去皮，切3厘米见方的片；黑木耳洗净；白芷润透，切片；姜切片，葱切段。2. 将丝瓜、黑木耳、白芷、姜、葱、料酒一

同放入炖锅内，加水1800毫升，用旺火烧沸，再用小火炖煮30分钟，加入盐、味精、胡椒粉、香油即成。

【功效】防治高血压、高脂血症、动脉硬化等症。

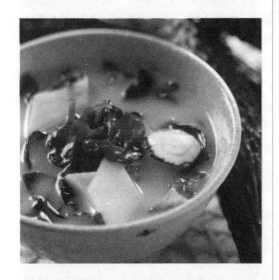

6 防止胆固醇沉积、降低血脂食疗方

黑木耳多糖能使血清中血浆胆固醇、低密度脂蛋白显著下降，同时能相对提高血清中高密度脂蛋白的含量，降低血脂和防止胆固醇沉积，从而起到降血脂的作用。

脂质过氧化与衰老有密切关系，所以，老年人经常食用黑木耳，可防治高脂血症、动脉硬化和冠心病，并可延年益寿。

椒油木耳

【配方】黑木耳50克，水发海米25克，花椒15克，盐、味精、蒜泥、姜末、香油、植物油、高汤各适量。

【制法】1. 将黑木耳洗净，撕成小块，放入沸水中焯一下，捞出，沥干水，倒入平盘内，用盐、高汤、味精拌匀，再放入海米、姜末、蒜泥放在盘边上。2. 炒锅置小火上，放植物油烧热，下入花椒，炸出香味，捞出花椒不用，成花椒油，然后将花椒油浇在盘子边上的姜末、蒜泥上，再淋上少许香油。食用时将木耳、海米、姜末、蒜泥和花椒油拌匀即可。

【功效】此方很适合患有高血压、冠心病、高脂血症的人食用。

7 癌症食疗方

在癌症进展中，人体免疫功能会因正常机体受损害而逐渐下降，病情越重，免疫力越差，因此在癌症患者治疗时，提高免疫力是不可缺少的。

黑木耳中含有的多糖类物质，如木糖、葡萄糖醛酸、甘露糖、葡萄糖和岩藻糖等，可以增强机体免疫力、降低肿瘤细胞的活性，从而起到防癌抗癌的作用。

木耳炒胡萝卜

【配方】水发黑木耳200克，胡萝卜100克，黄瓜50克，酱油35毫升，盐3克，味精3克，葱、姜、蒜各适量，水淀粉25克，香油5毫升，醋5毫升，植物油500毫升（约耗50毫升）。

【制法】1. 将黑木耳择洗干净；胡萝卜和黄瓜分别切段。2. 炒锅置旺火上，倒入植物油，烧热后加入葱、姜、蒜炒出香味后，投入胡萝卜、木耳、黄瓜，添入适量水，加入酱油、醋、盐、味精，烧沸后用水淀粉勾芡，点上香油即成。

【功效】防癌抗癌。

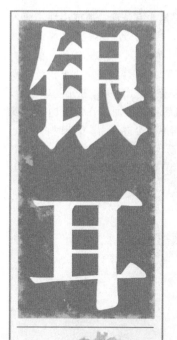

银耳为银耳科植物银耳的子实体，又名白木耳、白耳子、雪耳、桑鹅、玉鼎芝等，以其色白如银，形如人耳故名。约在3000多年前，我国人民就开始食用银耳，到了公元6世纪初，陶弘景在《名医别录》一书中叙述了银耳的药用功效。清代以前，银耳是一种野生稀有的珍贵菌类。它生长在深山峡谷、森林茂密的地方。由于这种野生天然银耳产量极低，而且稀少，营养价值高，常被封建统治者视为"长生不老药"，被许多地方官吏作为"贡品"。

传统中医认为，银耳性平，味甘；入心、肺、肾、胃经；有滋阴清热、润肺止咳、养胃生津、益气和血、补肾强心、健脑提神、消除疲劳等功效，常用于治疗虚劳咳嗽、痰中带血、虚热口渴、大便秘结、妇女崩漏、神经衰弱、心悸失眠、老年慢性支气管炎、肺原性心脏病等，对白细胞减少症、慢性肾炎、高血压病、血管硬化症也有一定疗效。

现代医学和营养学研究证明，银耳的酸性异多糖，能滋阴润肺、养胃补肾，提高人体的免疫力，对老年慢性支气管炎、肺原性心脏病有显著疗效；还能明显促进肝脏蛋白质及核酸合成，提高肝脏的解毒能力。银耳含有大量的膳食纤维，可促进胃肠加速蠕动，预防各种疾病。银耳的果胶能够减少脂肪吸收，有助减肥；还可增加血液的黏稠度，具有防止出血的作用。

银耳中所含丰富的硒元素，可以提高人体对肿瘤的抵抗力。银耳含有较多的磷，有助于恢复和提高大脑功能，并预防软骨病的发生。

药典选录

「润肺滋阴。」——《本草再新》「治口干肺痿，痰郁咳逆。」——《本草问答》

医生叮咛

外感风寒者忌用。

银耳治病偏方 11例

1 治高血压偏方

1. 干银耳5克，冰糖适量。银耳用清水浸泡一夜，于饭锅上蒸1～2小时，加入适量的冰糖，于睡前服下。主治高血压引起的眼底出血。（经验方）

2. 银耳15克，黑木耳10克。黑木耳、银耳洗净浸软，加冰糖，放碗内蒸1小时后顿服，每日一次。补脑养心、凉血止血、降低胆固醇，常服可治血管硬化、高血压和眼底出血等。注：木耳润肠，故大便溏薄者忌用。（经验方）

2 治糖尿病偏方

水发银耳50克，菠菜（留根）30克，味精、盐少许。将菠菜洗净，银耳泡发煮烂，放入菠菜、盐、味精煮成汤。滋阴润燥、生津止渴，适用于脾胃阴虚为主的糖尿病。（经验方）

3 治眩晕偏方

银耳15克，枸杞子、干贝各10克。银耳、干贝洗净发好，三物放于锅中，加入鲜汤及调料，炖煮成羹，即可食用。本方养阴护肝，主治肝肾不足所致眩晕。（经验方）

4 治咽喉炎偏方

银耳20克，冰糖少许。将银耳用水泡开后烧煮，加冰糖饮汁，每日早、晚各1次。可治慢性咽喉炎，也可辅助治疗老年慢性支气管炎等疾病。（经验方）

5 治慢性支气管炎偏方

水发银耳20克，油菜叶末5克，冰糖适量。将银耳、冰糖同放入瓦罐中炖熟，再将用沸水冲泡后的油菜叶末和水倒入大碗内，加入炖熟的银耳和汤汁，即可食用。此方可治疗慢性支气管炎。（经验方）

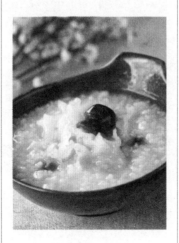

6 治便秘偏方

水发银耳50克，冰糖适量。银耳加水加冰糖熬煮，喝汤食银耳，分3次服用。一般连服两日即可见效。（经验方）

7 治痔疮偏方

干银耳15克，红糖10克，红枣15克，粳米50克。将银耳用水泡发；洗净的粳米和红枣加水同下锅煮粥，将熟时，加入银耳、红糖，煮烂熟即成。此粥每日食用1剂，可治疗痔疮。（经验方）

8 治白细胞减少症偏方

银耳15克，黄芪12克。上述二味加水共煎，每日1剂，分上下午服用，连服15日，对白细胞减少症有治疗作用。（经验方）

9 治荨麻疹偏方

银耳12克，白糖、醋适量。银耳泡发，再用开水冲洗，掰成小块，放在盘内，加白糖和醋拌匀后食用。凉血消炎，适用于治荨麻疹。（经验方）

10 治月经量多偏方

银耳15克，紫珠草10克，旱莲草12克。上述三味用水煎服，每日1剂，每剂煎2次，上下午各服1次。可治疗妇女月经量多、烦躁不眠症。（经验方）

11 治咳嗽偏方

银耳60克，梨50克，橘子（去皮）40克，冰糖适量。银耳洗净加水，用文火煮熟。将梨、橘子切成小块，加入银耳汤中，煮沸后加冰糖，顿服。本方滋阴清热、化痰止咳。（经验方）

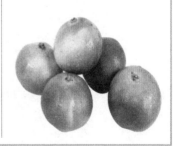

银耳食疗方 5.种

1 慢性肾炎食疗方

慢性肾炎对肾功能的损害呈慢性进行性损害，肾功能因感染、劳累、血压增高或肾毒性药物而发生急剧恶化，但只要及时去除诱因后，肾功能便可逐渐恢复。

银耳营养丰富，能够及时补充机体所需营养物质，强化肾功能，对慢性肾炎有一定疗效。银耳中的酸性多糖类化合物，能有效地增强机体对外来入侵致病菌的抑制和杀伤能力，增强机体的免疫力。

鸭蓉银耳

【配方】银耳100克，鸭脯肉200克，香菇10克，熟鸡蛋黄末20克，鸡蛋清60克，料酒25毫升，盐2克，味精25克，姜水10毫升，葱姜油15毫升，湿淀粉20克，鸭油少许，清汤500毫升。

【制法】①将银耳用水泡开，去掉根部，洗净，放入清水中浸泡，再用开水焯一下，捞出控净水。②将鸭脯肉剁成细泥，放入碗中，加入姜水、鸡蛋清、盐、味精、湿淀粉，用筷子向一个方向搅拌均匀，成鸭蓉。③用20个汤匙，抹上鸭油，将鸭蓉放在汤勺内，再将银耳分别镶在鸭蓉中间，在银耳旁放上鸡蛋黄末，上屉蒸5分钟左右，从汤匙上将鸭蓉银耳取下，码在盘中。④汤勺上火，加入清汤、料酒、盐、味精、香菇略烧，撇去浮沫后随即捞出香菇，摆在鸭蓉银耳周围。然后往汤勺里重新注入清汤，加入料酒、盐、味精，调好味，用水淀粉勾芡，淋上葱姜油，浇在银耳、香菇上即成。

【功效】增强抗病能力，治疗慢性肾炎。

2 高血压食疗方

银耳营养丰富，有保护血管和降血压、降血脂作用，可预防血块凝结，缓解脑动脉硬化症状，适用于伴有心脑血管疾病的高血压患者。

银耳炒菠菜

【配方】银耳100克，菠菜50克，姜5克，葱10克，盐5克，植物油30毫升，蒜10克。

【制法】①银耳发透，去蒂。撕成瓣状；菠菜洗净，切成5厘米长的段，用沸水焯透捞起，沥干水分；姜、蒜切片，葱切花。②炒锅置武火上烧热，倒入植物油，烧至六成热时，下入葱、姜、蒜爆香，加入银耳、菠菜、盐炒熟即成。

【食法】每日2次，佐餐食用。

【功效】滋阴止咳、降低血压，适用于风痰上逆型高血压病患者。

3 抵抗肿瘤、减轻化疗反应食疗方

化疗是指用抗癌药物治疗肿瘤的一种方法；放疗是使用各种放射线来抑制或杀灭肿瘤细胞。化疗与放疗最常见的毒副作用有消化道反应，如口干、食欲减退、恶心、呕吐、腹痛或腹泻等。银耳中所含丰富的硒元素，可以提高人体对肿瘤的抵抗力，还能增强肿瘤患者对放疗、化疗的耐受力。动物实验证明，银耳多糖能提高机体对原子能辐射的防护能力，提高人体抗低氧的能力，可以减轻放疗、化疗反应，使受害造血系统恢复功能，减少放射性死亡率。

黄豆银耳鲫鱼汤

【配方】银耳19克，黄豆75克，白果3克，鲫鱼1条，姜2片，盐适量。

【制法】1. 黄豆洗干净；白果去壳、衣心，清洗干净；银耳用水浸20分钟，冲洗干净，然后剪碎。2. 鲫鱼去鳞、内脏，清洗干净，用油把鲫鱼略煎，盛起。3. 烧沸适量水，下黄豆、白果、银耳、鲫鱼和姜片，水沸后改文火煲约90分钟，下盐调味即成。

【功效】可提高人体对肿瘤的抵抗力。

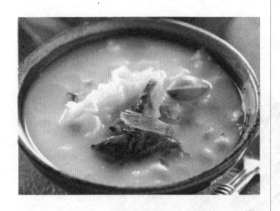

4 加速胃肠蠕动、减少宿便食疗方

宿便是人体肠道内一切毒素的根源。俗话说："一日不排便，如抽三包烟。"宿便所产生的大量毒素被人体吸收后，将降低人体免疫力，诱导各种疾病滋生，严重危害人体健康。银耳不但营养丰富，还含有大量的膳食纤维，可促进胃肠加速蠕动，减少宿便在肠道内停留时间，提高免疫力，预防各种疾病。

银耳菠菜汤

【配方】水发银耳100克，菠菜根90克，盐或白糖适量。

【制法】1. 银耳洗净；菠菜根洗净。2. 将银耳放入炖锅中，放350毫升水，煮约半小时后加入菠菜根，再煮沸20分钟即可，咸甜两食均可。

【功效】滋阴润燥、解渴通便，主治大便秘结、糖尿病口渴欲饮。

5 去除面斑食疗方

宿便可产生毒素，宿便中的毒素被肠道反复吸收，通过血液循环到达人体的各个部位，可导致面色晦暗无光、皮肤粗糙、毛孔扩张、痤疮、腹胀腹痛、口臭、女性痛经、月经不调、肥胖、心情烦躁等症状。

银耳是一种含果胶的减肥食用菌，现代研究证明，银耳中的果胶有助胃肠蠕动，减少脂肪吸收，故有减肥作用，并有去除脸部黄褐斑、雀斑的功效。

银耳炒香菇

【配方】银耳20克，香菇10克，料酒10毫升，姜5克，葱10克，盐4克，味精3克，植物油35毫升。

【制法】1. 将银耳用温水发2小时，去蒂头，撕成瓣状；香菇洗净，切成薄片；姜切片，葱切段。2. 将炒锅置武火上烧热，倒入植物油，烧至六成热时，下姜、葱爆香，随即下入香菇、银耳、料酒，炒熟，加入盐、味精即成。

【功效】滋阴、润肺、减肥、美容。

芦笋

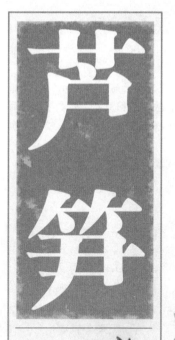

芦笋学名石刁柏，别名"龙须菜"，系百合科多年生草本植物。芦笋原产于欧洲地中海沿岸，以及小亚细亚地区，种植历史已有 2000 多年。鸦片战争后期，传教士把芦笋带入我国。

芦笋含有丰富的蛋白质、脂肪、碳水化合物、多种维生素、多种氨基酸，比一般蔬菜高达 5 倍以上，在国外有"蔬菜之王"的美称，被誉为"世界十大名菜之一"。

传统中医认为，芦笋味苦、甘，性微温；入肺经；具有清热生津、利尿、润肺镇咳、活血散瘀、止痛杀虫、抗痨、抗癌等功效。

现代医学和营养学研究证明，芦笋中含有丰富的谷胱甘肽，能够强烈抵制癌细胞的成长，还能有效预防酒精性脂肪肝，并能促进有毒重金属排出体外，起到中和解毒作用。

芦笋中含有的天门冬酸属于人体必需的氨基酸的一种，除有促进新陈代谢、消除疲劳等功能外，更可以增强免疫力。

芦笋中含有丰富的叶酸和钴，可以和铁一起参与血红蛋白、细胞色素及各种酶的合成，有效预防贫血。

芦笋中含有的维生素 P 对动脉硬化有软化作用，对视网膜炎也有防治作用；还可增加维生素 C 的效果，有助于防治高血压、动脉硬化和心脏病；能够维持人体正常的微循环，可以改善膀胱炎，糖尿病症状。芦笋中铬的含量很高，这种微量元素可以调解血液中脂肪与糖分的浓度，对治疗糖尿病有益。

药典选录

"治瘿结热气，利小便。"
——《本草纲目》

"去内热。"
——《本草求原》

医生叮咛

芦笋中的叶酸很容易被破坏，所以若用来补充叶酸应避免高温长时间烹煮，最好用微波炉小功率热熟。

芦笋治病偏方

9 例

1 治高血压偏方

1. 芦笋100克，粳米50克。同煮粥，适当调味。可治高血压、肥胖，常食有效。（经验方）

2. 芦笋100克，绿茶3克。将芦笋洗净，切碎，与绿茶同入砂锅，加水500毫升，煮沸10分钟后，去渣留汁。代茶频饮，当日服完。清肝降压、平肝明目，适用于临界高血压，对兼有眼结膜充血者尤为适宜。（经验方）

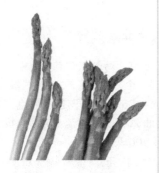

2 治肺痈、肺脓疡偏方

芦笋60克，冬瓜子15克，瓜蒌仁12克，鱼腥草15克。上述四味用水煎，日分2～3次服。（经验方）

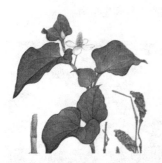

3 治咳嗽偏方

芦笋30克，冰糖适量。上述二味用水煎服，每日1～2次。主治肺热咳嗽。（经验方）

4 治失眠偏方

芦笋250克，百合10克，高汤适量。将芦笋去皮，与发好的百合放入锅内加高汤煮沸2分钟，捞出即可。本方具有清心安神、润肺止咳、益气健脾的功效，主治失眠。（经验方）

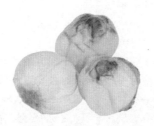

5 治便秘偏方

芦笋200克，猪瘦肉180克，植物油、葱、姜、盐、味精适量。将芦笋、猪瘦肉洗净，切丝。锅中放植物油烧热后，下葱、姜，而后下肉丝翻炒片刻，再下芦笋及盐、味精等，炒至熟后服食，每日1剂。可和胃行气，适用于脾胃气滞、食欲不振、大便秘结等。（经验方）

6 治小便不畅偏方

芦笋100克，大米50克。将芦笋择洗干净，切细。大米淘净，放入锅中，加清水适量煮粥，待熟时调入芦笋，再煮一两沸即成。或将鲜芦笋榨汁，待粥熟时调入粥中，再煮一两沸服食。每日1剂，连续3～5日。可清热解毒，适用于热病口渴、小便不畅、淋漓涩痛等。（经验方）

7 治皮肤疥癣偏方

芦笋50克。将其洗净，切片，加水煎汤服或煎水熏洗，或捣烂涂敷患处。（经验方）

8 治妊娠呕吐偏方

芦笋150克，黄芪15克，猪瘦肉100克，盐、味精适量。将芦笋、黄芪、瘦猪肉放入锅中，加水适量，煎至肉熟，拌入盐、味精即可服用。食肉饮汤。主治气阴两虚所致妊娠呕吐。（经验方）

9 治小便短黄偏方

芦笋、竹笋各100克，绿豆芽80克，盐、植物油、味精各适量。将二笋洗净，切丝，加少许盐腌片刻，豆芽择洗干净，与二笋同置热油锅中爆炒片刻，而后加盐、味精，熘匀即成。每日1剂。可清热利湿，适用于脾胃湿热、大便溏薄、小便短黄、肢体重困等。（经验方）

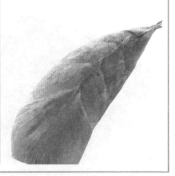

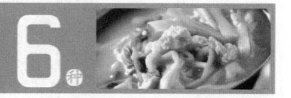

芦笋食疗方 6种

1 癌症食疗方

近来科学研究证明，自由基和人类多种疾病均有着密切的关系，如癌症。自由基能作用于脂质产生过氧化脂质，而这些过氧化脂质能使DNA正常序列发生改变，引起基因突变，导致细胞恶性突变，产生肿瘤。一些致癌物也是通过在体内代谢活化形成自由基，并攻击DNA而致癌的。芦笋中含有丰富的谷胱甘肽，可以去除体内产生的活性氧和过氧化脂质，也可以抵抗癌细胞的成长。除谷胱甘肽外，医学上还发现芦笋含有许多其他抗癌成分，对改善淋巴腺癌、乳腺癌、膀胱癌和白血病都十分有效。目前在我国，芦笋是很受欢迎的抗癌食品。

芦笋豆腐干

【配方】芦笋300克，豆腐干80克，口蘑（干品）30克，鸡汤100毫升，盐、味精各适量。

【制法】1. 芦笋用开水焯，漂除异味；豆腐干蒸软；口蘑用温水发泡好，洗净。2. 将芦笋、口蘑、豆腐干均切成细条状，按三丝相间花色摆于扣碗内，注入鸡汤，下盐，加盖，上旺火，蒸约30分钟，出锅时加味精，倒扣入盘中即成。

【功效】本方对各种癌症病人及高血压、糖尿病、肝硬化、肝炎等患者均有辅助治疗作用。

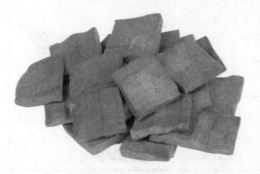

2 祛病健身、提高免疫力食疗方

人体摄入的营养成分与机体的免疫系统的功能状态具有非常密切的关系。比如，缺乏蛋白质就会导致人体瘦弱和免疫力下降。芦笋中含有的天门冬酸属于人体必需的氨基酸的一种，除有促进新陈代谢、消除疲劳等功能外，更可以提高免疫力。

芦笋爆鸡丁

【配方】芦笋75克，鸡肉300克，葱末、姜丝各5克，鸡蛋1个，甜面酱50克，白糖25克，酱油、料酒各25毫升，干淀粉10克，湿淀粉15克，香油20毫升，精盐1克，色拉油500毫升（约耗100毫升）。

【制法】1. 鸡肉切丁，用盐、蛋清、干淀粉浆起，加香油拌匀。取芦笋50克洗净切丁备用，余下切片焯至八成熟。2. 锅烧热，入油，放入鸡丁，至变色时倒入漏勺沥油。3. 炒锅再上火，放油50毫升，放入笋丁、葱末、姜丝，煸出香味，加料酒、酱油、甜面酱、白糖，用湿淀粉勾芡，倒入鸡丁、笋片，翻炒几下，淋上香油即可。

【功效】祛病健身，提高免疫力。

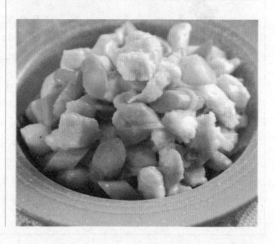

3 酒精性脂肪肝食疗方

酒精性脂肪肝是在乙醇的作用下，使脂类在肝脏过度蓄积引起的一种肝脏损伤性疾病。芦笋中含有的谷胱甘肽还可以保护肝脏，抑制酒精侵害肝脏，有效预防酒精性脂肪肝。谷胱甘肽不但能抑制酒精侵害人体，也能与进入人体的有毒化合物、重金属离子或致癌物质等相结合，并促进其排出体外，起到中和解毒作用。

芦笋百合炒明虾

【配方】芦笋200克，百合200克，大虾100克，精盐5克，味精2克，湿淀粉15克，白糖适量，色拉油30毫升，葱花、蒜片各少许。

【制法】1. 将芦笋切段；百合洗净；大虾去头、焯水。2. 锅入底油，放葱、蒜炝锅爆香，放入芦笋、百合、大虾同炒，加入调味料翻炒，勾芡，淋上明油即成。

【功效】排毒解毒、预防酒精性脂肪肝。

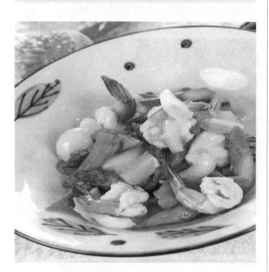

4 贫血食疗方

上班族贫血十分常见，在北京、广州两地对上班族的血液抽查中发现，贫血患病率相当高，因胃液分泌与消化酶的活性降低，对营养物质的消化吸收能力下降，体

内帮助合成血红蛋白的铁、叶酸减少而导致贫血。因此，上班族应多进食富含铁、叶酸等营养素的食物，以维持良好的血液状况。芦笋中含有丰富的叶酸和钴，可以和铁一起参与血红蛋白、细胞色素及各种酶的合成，激发辅酶A等多种酶的活性，能促进造血、能量代谢、生长发育和杀菌等功能，从而有效预防贫血。

芦笋蛋黄羹

【配方】芦笋500克，鲜奶油50克，蛋黄2个，土豆2个，盐1.5克，胡椒粉1克，湿淀粉30克，鸡汤300克，冷水适量。

【制法】1. 芦笋去硬皮，洗净，放入沸水锅内煮15分钟，捞出；土豆洗净，去皮切片。2. 芦笋煮软的上部嫩尖切下，剩下的部分切成段，和土豆片一起放入原锅中，加入鸡汤，用中火煮25分钟，捞出土豆和芦笋，用搅拌器绞成菜泥。3. 蛋黄加鲜奶油打成蛋液后，和菜泥混合均匀，倒入汤里拌匀，放盐和胡椒粉调味，待再沸，加入芦笋嫩尖，加湿淀粉勾稀芡，即可盛起食用。

【功效】补血补钙、强筋壮骨。

芦笋苹果葡萄汁

【配方】芦笋（绿）250克，葡萄（绿）100克，苹果（青）100克，冰块25克。

【制法】1. 芦笋切成块；葡萄洗净去子；苹果洗净，切成小块状。2. 将芦笋、葡萄、苹果放入榨汁机中榨汁。3. 冰块放入杯中，倒入榨好的汁即可。

【功效】凉血补血，可改善苍白的脸色，治疗贫血及腹泻、便秘等肠胃不适。

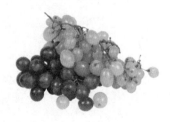

5 动脉硬化食疗方

人的血管富有弹力，为了使血液的流动顺畅，所以内壁很柔软。但是形成动脉硬化的血管则会增厚、变硬，内壁出现粉瘤（粥状硬化巢），是因胆固醇、血小板附着所造成的隆起。于是，血管内腔变窄，使得血液循环不顺畅，继续恶化下去就会完全堵塞，导致心肌梗死与脑中风。

维生素P可以强健血管，保持毛细血管正常的抵抗力，维护血管正常的通透性，可使因脆性增加而出血的毛细血管恢复正常弹性，对动脉硬化有软化作用，对糖尿病、视网膜炎也有防治作用。芸香苷还可防止维生素C被氧化，增加维生素C的效果，并与维生素C协同降低胆固醇、净化血液，有助于防治高血压、动脉硬化和心脏病。

芦笋荸荠藕粉汤

【配方】芦笋、藕粉、荸荠适量。

【制法】1. 将芦笋洗净，切成细粒；荸荠洗净，去皮切碎。2. 将芦笋、荸荠一同入锅，加适量水煮滚，改文火，向入湿藕粉，搅拌即成。

【功效】平肝降压、化痰泄浊，宜调治痰浊内蕴型高血压、动脉硬化、全身乏力等症。

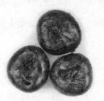

6 糖尿病食疗方

糖尿病患者的微血管管径不匀，管裆模糊，畸形增多，可能出现微血管瘤和白色小微栓；红细胞聚集，血流变慢、停滞，所以糖尿病患者又是一个微循环障碍的患者。临床实验证明，改善微循环为治疗糖尿病提供了一个新的有效方法。

芸香苷具有极强的抗氧化性，能有力地对付自由基，有效地降低血脂、维持正常的微循环，具有恢复肾脏功能和利尿作用，能够改善膀胱炎，并且能够治疗糖尿病。同时，芦笋中铬的含量很高，这种微量元素可以调解血液中脂肪与糖分的浓度，对治疗糖尿病有益。

芦笋鸡丝汤

【配方】芦笋50克，鸡脯肉100克，金针菇50克，豆苗50克，鸡蛋清2个，鸡汤1000毫升，水淀粉15克，盐、味精、植物油、香油各适量。

【制法】1. 先将鸡脯肉切成2厘米长的丝，用水淀粉、鸡蛋清、盐拌腌半小时；芦笋洗净去皮，切成长段；金针菇去沙根，冲洗干净；豆苗择取嫩心，洗净。2. 鸡肉丝先用开水烫熟，见肉丝散开即捞出沥干水分。3. 鸡汤入锅，加鸡肉丝、芦笋、金针菇同煮，待滚起加盐、味精、豆苗，开锅后淋入香油即可。

【功效】清热解毒、补虚止渴、养肾益肝、降低血糖，最宜肾阴亏虚型的糖尿病。

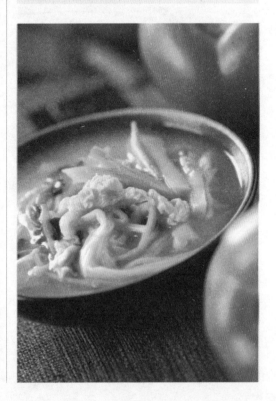

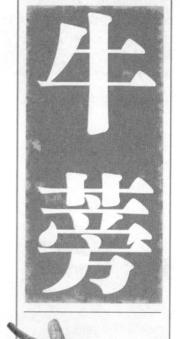

牛蒡为菊科草本直根类植物，别名大力子、东洋参、牛鞭菜等。牛蒡是一种以肥大肉质根供食用的蔬菜，叶柄和嫩叶也可食用。牛蒡在我国长期作为药用，近年来才开始对牛蒡的营养价值、食用价值和药理进行研究。在日本牛蒡成为寻常百姓家强身健体、防病治病的保健菜。它可以与人参相媲美，又因原产于中国，故被称为"东洋参"。

传统中医认为，牛蒡性寒，味甘、苦，无毒，入手太阴经；能清热解毒、去风湿、宣肺气，尤善清上、中二焦及头面部的热毒，对风毒面肿、咽喉肿痛、肺热咳嗽等症最为适宜。

现代医学和营养学研究证明，牛蒡中含有的"菊糖"，含有可促进性激素分泌的精氨酸。牛蒡含有较丰富的膳食纤维，可以减弱脂肪在体内聚集，防止肥胖，通便效果十分理想，对排毒、通便、降脂、减肥十分有效。

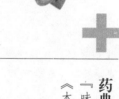

牛蒡中的膳食纤维和钙具有将钠导入尿液并排出体外的作用，能够降低血压。

牛蒡根中所含有的牛蒡苷能使血管扩张、血压下降。牛蒡含有一种特殊的抗癌物质——牛蒡酚，同时，牛蒡所含木质素还可以调节人体细胞活化功能，对防癌抗癌也有着重要作用。牛蒡含有丰富的蛋白质、钙、维生素，这些营养成分都可促进人体新陈代谢。蛋白质还可提高人体免疫力，促进新生细胞生长，具有驻颜、抗衰老的功能。

药典选录

「味苦，主风毒肿诸痿。」——《本草拾遗》

医生叮咛

"消斑疹毒。"——《本草纲目》

牛蒡治病偏方 9例

1 治胃痛偏方

牛蒡根 100 克。将其洗净捣烂绞汁，温饮半杯，每日服 2～3 次。治胃痉挛疼痛。（经验方）

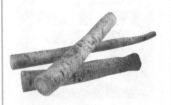

2 治荨麻疹偏方

牛蒡根（或子）500 克，蝉蜕 30 克，黄酒 1500 毫升。将牛蒡根切片（若为子则打碎），同蝉蜕一起置干净器中，以黄酒浸泡，经 3～5 日后开封，去渣备用。每日饭后饮 1～2 杯。主治风热引起的荨麻疹。（经验方）

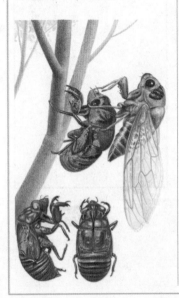

3 治牙痛偏方

牛蒡根 250 克。将其同水煎煮，然后滤渣，煎汁代茶饮。适用于风热牙痛。（经验方）

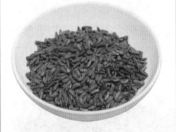

4 治咽喉痛偏方

牛蒡 60 克，桔梗、甘草各 30 克。上述三味水煎去渣，频频含咽。（经验方）

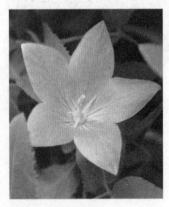

5 治急性中耳炎偏方

牛蒡根 100 克。将其捣汁，用汁滴耳，每日数次。（经验方）

6 治声音嘶哑偏方

牛蒡子 200 克。牛蒡子拣去杂质，置炒锅内，文火炒至微鼓起，外呈黄，略带香

取出，放凉，研成细末，开水冲泡，当茶频饮。（经验方）

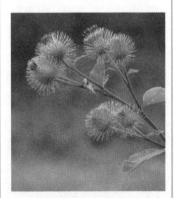

7 治小儿麻疹偏方

牛蒡根 40 克，粳米 30~50 克。先将牛蒡根入水中煎煮取汁，再将粳米入此汁中熬粥，粥成后不拘时温食，或待粥凉后再食均可。适用于小儿麻疹初热期。（《食医心鉴》）

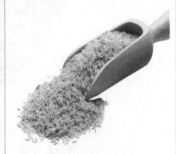

8 治流行性乙型脑炎偏方

牛蒡子 30 克，银花、扁豆各 10 克。上药共入砂锅内加水 500 毫升，水煎 20 分钟，过滤，再煎 15 分钟，去渣取汁，2 次煎汁混合。分早中晚 3 次饮服，每日 1 剂，连服 5 日。（经验方）

9 治乳腺炎偏方

牛蒡根 60 克。将其煮汤服，然后将药渣捣烂，敷至患处。可治乳腺炎。（经验方）

牛蒡食疗方 6种

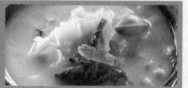

1 促进性激素分泌食疗方

性激素分泌正常的人身体健康，看起来年轻，有活力，工作有干劲，睡眠稳定，情绪安定；分泌不足则使皮肤干涩缺乏弹性，造成肌肤老化，妨碍组织分解脂肪，造成肥胖，影响胸部发育。而体内雌、雄激素失衡除了会造成满脸青春痘、掉发等问题，还会产生经期不顺、经痛、手脚冰冷、体质虚寒、怕冷等症状。

牛蒡含有一种非常特殊的养分，叫"菊糖"，含有可促进性激素分泌的精氨酸，所以被视为有助人体筋骨发达、增强体力及壮阳的食物。

牛蒡一家亲

【配方】牛蒡300克，羊肉250克，姜、料酒、盐、味精各适量，炖肉料1包。

【制法】①. 先把羊肉烫去血水及腥味；牛蒡去皮洗净，用刀切断。②. 将羊肉、牛蒡、姜、炖肉料一起放入锅内，煮至肉烂牛蒡熟，食用前加点料酒、盐、味精即可。

【功效】补肾壮阳、强身健体。

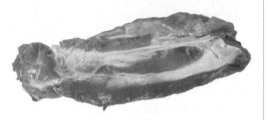

牛蒡香羹

【配方】牛蒡300克，香菇50克，金针菇50克，猪瘦肉丝100克，虾仁50克，香菜10克，葱10克，醋10毫升，白糖15克，味精3克，盐5克，料酒10毫升，香油少许，胡椒粉少许，高汤1000毫升。

【制法】①. 牛蒡去皮切丝；香菇泡水切丝。②. 锅内注入高汤，下牛蒡丝、香菇丝、金针菇、猪瘦肉丝，煮开后加入虾仁和葱、醋、白糖、味精、盐、料酒，炖至菜烂汤浓，起锅时滴入香油，撒入香菜、胡椒粉。

【功效】补肾壮阳、强身健体。

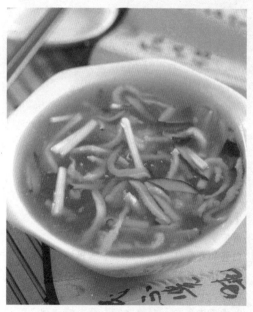

2 润肠通便食疗方

饮食结构不合理，导致膳食纤维缺乏，肠内物质对肠壁刺激小，这是引起便秘的原因之一。因此多吃富含膳食纤维的蔬菜、水果和粗粮，可增加肠蠕动，促进排便。

牛蒡含有木质素和膳食纤维等，这些纤维吸收水分的能力很强，在吸收水分后，就直接排泄出体外。因此，食用牛蒡通便效果十分理想。

牛蒡炒肉丝

【配方】新鲜牛蒡300克，猪里脊肉100克，葱姜末各10克，盐5克，鸡精3克，湿淀粉20克，酱油、醋、料酒、植物油、高汤各适量。

【制法】炒锅下植物油，烧至七成热时，放入葱姜末煸炒出香味，烹入醋、料酒，倒入里脊肉丝，炒至变色，下牛蒡丝、盐翻炒，再加入酱油、高汤炒匀，放鸡精，用湿淀粉勾薄芡即可。

【功效】益气养阴、润肠通便。

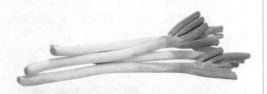

3 脂肪过剩食疗方

牛蒡含有丰富的木质素，可以减缓食品释放出的能量，从而减弱脂肪在体内聚集，防止肥胖。木质素还能增加分解脂肪酸的速度，避免脂肪过剩使腹部变粗。因此牛蒡对排毒、通便、降脂、减肥十分有效。

酸甜牛蒡片

【配方】新鲜牛蒡片200克，心里美萝卜25克，带皮黄瓜10克，白糖50克，白醋10毫升，白酱油5毫升，冰糖15克，玫瑰露酒5毫升。

【制法】新鲜牛蒡片、心里美萝卜和带皮黄瓜切片，一起入沸水锅中，焯至断生，沥干水分，入大碗中，放入白糖拌匀（至白糖化尽），放入白醋、白酱油腌一会儿。锅中上火加一勺水，

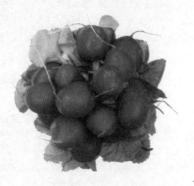

放入冰糖，溶解后倒入玫瑰露酒，烧开后冷却倒入大碗中，拌匀，捞出上盘。

【功效】排出体内毒素、防止脂肪过剩。

素炒牛蒡丝

【配方】牛蒡300克，熟白芝麻20克，植物油50毫升，酱油20毫升，糖5克，料酒15毫升。

【制法】牛蒡切丝。炒锅下植物油烧热，放入牛蒡丝略炒，加入酱油、糖、料酒炒熟后盛出，撒上白芝麻即可。

【功效】润肠通便。

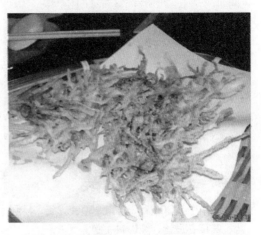

4 扩张血管、降低血压食疗方

牛蒡中的膳食纤维具有吸附钠的作用，并且能随粪便排出体外，使体内钠的含量降低，能够降血压。牛蒡中钙的含量相当高，钙也具有将钠导入尿液并排出体外的作用，能够降低血压。牛蒡根中所含有的牛蒡苷能使血管扩张、血压下降。

五色蔬菜汤

【配方】牛蒡100克，白萝卜100克，白萝卜叶1片，胡萝卜50克，干香菇1个。

【制法】以上材料洗净切成大块，放锅里，加1500毫升的水用大火烧开，再用微火炖1小时后倒入碗中即可，冷却后可置冰箱保存。

【食法】3日内喝完（患者500毫升/日）。

【注意】此汤煮好前不可掀锅盖，浮在汤上的泡沫不要去除，不能混入其他药草或植物。

【功效】能把体内所有的酸毒排出，使老化细胞年轻，酸化细胞正常，更能使病变细胞恢复健康，再生新的细胞，使得免疫力大增。适用于心脏病、高血压、丙型肝炎、肝病、肾病、肠胃溃疡、糖尿病、皮肤炎、白血病、脑血栓、心律不齐、白内障、老人斑、黑斑、老年痴呆、风湿关节炎及现代文明病失眠者。

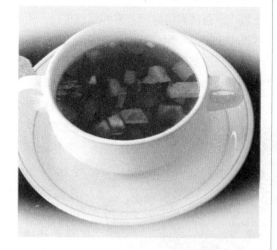

5 驻颜、抗衰老食疗方

虽然专家对早衰没有定论，但在一些日常能够看见、能够感觉的体征中，我们还是可以看到一些非正常衰老的危险信号。早衰的现象通常会在皮肤上显现出来。当机体老化时，皮肤会随之老化、弹性减弱、皱纹增多、粗糙脱屑、色斑渐生。

牛蒡含有丰富的蛋白质、钙、维生素，这些营养成分都可促进人体新陈代谢。蛋白质还可提高人体免疫力，促进新生细胞生长，具有驻颜、抗衰老的功能。

牛蒡波蛋

【配方】牛蒡200克，猪瘦肉200克，鸡蛋4个，料酒、醋、盐、味精、植物油各适量。

【制法】1. 牛蒡切丝；猪瘦肉切丝；蛋打散。2. 炒锅下植物油烧热，放入肉丝炒至变色，下料酒、醋略炒，放牛蒡丝炒熟，下盐、味精调味，然后将蛋花泼入锅中，停火盖上锅盖焖煮（不翻面）。

【功效】提高免疫力，驻颜、抗衰老。

6 防癌抗癌食疗方

癌是细胞突然癌化所引起的，癌细胞非常活跃，易转移，并继续生长繁殖，形成新的癌瘤（转移癌灶），对身体造成更严重的危害，也大大地增加了治疗难度，这是癌症病人死亡的主要原因之一。

牛蒡含有一种特殊的抗癌物质——牛蒡酚，能够强力抑制癌细胞的生命力和活力，临床上常用于治疗宫颈癌、直肠癌，还可治疗糖尿病、肾病。同时，牛蒡所含的木质素还可以促进肠内有益菌的生长，有助于维持人体代谢平衡，调节人体细胞活化功能，对防癌抗癌有着重要作用。

香辣牛蒡丝

【配方】牛蒡丝200克，香菜、干辣椒丝、葱丝各10克，盐5克，味精3克，胡椒粉、白糖各少许，植物油适量。

【制法】1. 炒锅下植物油烧至七成热，牛蒡丝入油锅炸成金黄色。2. 锅留底油，放入葱丝、干辣椒丝、香菜，再放入炸好的牛蒡丝，加入盐、味精、胡椒粉、白糖，翻炒均匀即可。

【功效】益气开胃、防癌抗癌。

芦荟

芦荟是百合科多年生常绿多肉质草本植物，是集食用、药用、美容、观赏于一身的保健植物。在西方国家，化妆品会因含芦荟成分而身价倍增，被誉为"天然美容师"。它有着明显的食疗和医疗效果，对一些医院都束手无策的慢性病、疑难病常常有不可思议的功效，被人们誉为"神奇植物""家庭医生"。

传统中医认为，芦荟性寒，味苦；入肝、心脾经；具有消热通便、杀虫疗疳、生肌治伤和抗菌消炎等功效。

现代医学和营养学研究证明，芦荟中少量的熊果苷有抗溃疡的特性。芦荟素、芦荟泻素可以调节胃的自律神经，还有抗炎、修复胃黏膜和止痛的作用，有利于胃病的治愈，还能够预防胆道系统疾患。芦荟素可以促进肝细胞的成长及再生，强化肝脏的解毒作用，使衰弱的肝脏得到恢复。芦荟素、芦荟大黄素会刺激弛缓或麻痹的肠管，促进其正常蠕动。芦荟熊果叶素具有消炎清热作用，可使感冒症状减轻。芦荟大黄素能增强血管功能，使血液运行正常，可作为治疗高血压的辅助药物。芦荟泻素有很强的利尿作用，在防治肾脏及输尿管结石等方面的效果很好。芦荟具有使血糖值恢复正常的作用，已由许多国家专家的研究成果所证明。芦荟所含熊果苷和芦荟素有杀菌及解毒的效果，能够有效治疗痤疮；对于烧伤、烫伤，也能有很好的抗感染、助愈合的功效。芦荟素 A 是一种罕见的"免疫复活剂"，它的免疫复活作用可提高机体的抗病能力，辅助治疗各种慢性病如高血压、肺炎、痛风、哮喘、癌症等，加速机体的康复。

药典选录

"芦荟味苦寒，无毒，主治热风、烦闷、明目镇心。"——《本草纲目》"杀小儿疳蛔、主吹鼻、杀脑疳、除鼻痒。"——《药性论》

医生叮咛

①体质虚弱者和少年儿童不要过量食用，否则容易发生过敏。

②孕、经期女性严禁服用，因为芦荟能使女性内脏器官充血，促进子宫运动，导致流产或大量出血。

芦荟治病偏方 22例

1 治高血压症偏方

芦荟100克。去刺生食，每日3次，饭前30分钟服用。注：不可突然停止正在服用的降压药。随着病情的好转，待血管逐步恢复弹性，血压稳定后可慢慢减少降压药的用量。（经验方）

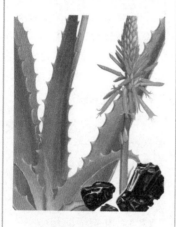

2 治失眠偏方

芦荟300克。将切碎的生叶或晒干的芦荟装入袋中，放入热水浴盆里，自然溶解后入浴，配合内服效果更好。可治疗精神压力大引起的失眠。（经验方）

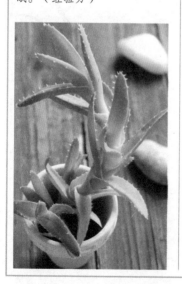

3 治低血压症偏方

芦荟150克。将芦荟切碎加200毫升水煎汁饮用，每日3次，坚持服用3~6个月，可以取得良好疗效，长期服用则能防止低血压症复发，还可辅助治疗贫血。（经验方）

4 治头痛偏方

芦荟180克。将芦荟磨成泥状后加水煮开，用毛巾或纱布浸湿后敷于头痛部位。对慢性肩膀肌肉僵硬引起的头痛有特效。（经验方）

5 治神经官能症偏方

芦荟50克，决明、菊花、桑叶各30克。上述四味加水煎服。治疗神经官能症（血压正常）引起的头痛、头晕、烦躁和易怒效果很好。（经验方）

6 治咳嗽痰多偏方

芦荟50克，冬瓜子20克，苏子20克。将芦荟切成片，与冬瓜子、苏子同煎后饮用，能够化痰止咳。（经验方）

7 治肝脏疾病偏方

芦荟100克，柠檬80克，蜂蜜35克。芦荟洗净去刺，切成薄片，柠檬横切成片。二料置于有盖容器中，加入适量蜂蜜（以蜂蜜完全浸没二料为止）。5~6日后，将柠檬和芦荟取出食用，其汁液用开水冲淡后饮用，每日早、晚各15克。本方可治肝炎、肝硬化、脂肪肝等症，也可解宿醉。（经验方）

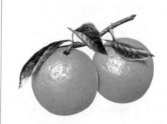

8 治便秘偏方

芦荟50克。餐后生食药用芦荟或者饮用芦荟汁，1日3次。用量因人而异，初服者用微量（鲜叶3克），每日不超过15克。老人、儿童、孕妇以及体质弱的女性患者服用3~5克即可；待服用效果良好，才可慢慢增量。（经验方）

9 治胃与十二指肠溃疡偏方

芦荟100克，白糖30克。将芦荟捣烂煎水服，加白糖适量调味。本方可治疗胃与十二指肠溃疡等症，也可辅助治疗慢性胃炎。（经验方）

10 治慢性结肠炎偏方

芦荟100克，柑橘50克，苹果30克，鸡蛋1个。将苹果去皮切成块，柑橘去皮分成4份，将芦荟去刺切碎。以上原料加鸡蛋倒入果汁机搅打。以上为1日量，分3次服用。对慢性结肠炎有治疗效果。（经验方）

11 治痔疮肿痛出血偏方

芦荟粉5克，白酒少许。将芦荟粉以白酒调化，调和少许冰片，搽患处。如痔疮从肛门脱出，可将鲜芦荟洗净，除去表皮，将叶肉捣碎成果冻状，纳入肛内，外用纱布块贴住。（经验方）

12 治牙龈发炎偏方

芦荟50克。将芦荟去刺、皮，磨成泥；刷牙后，用手指蘸上芦荟磨泥，涂在牙龈处并轻轻按摩，再用稀释了5倍的磨泥汁漱口，早、晚各一次，两日见效。（经验方）

13 治牙痛偏方

芦荟50克。芦荟清洗、去刺后，浸热水消毒，切成约2厘米的小块，放于蛀牙上，用力咬住，可解除疼痛。（经验方）

14 治鼻炎偏方

芦荟50克。用棉棒或消毒脱脂棉，蘸芦荟鲜汁擦拭鼻腔，可以在流鼻涕或鼻塞时反复使用。有消炎抗敏作用，可抑制鼻黏膜的炎症。擦拭时，避免用力过重。也可以让患者仰卧，将芦荟切口的汁液直接滴入鼻腔。如果鼻腔发痒，可将干芦荟烘干后研磨，用吹筒载芦荟细末，轻轻吹入鼻内，可止痒消炎。（经验方）

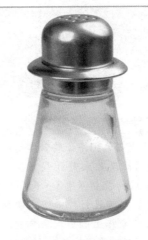

15 治疖痈疮肿偏方

芦荟50克，盐少许。将芦荟捣烂，加盐少许，调匀，敷患处。本方可治疖痈疮肿。（经验方）

16 治轻度水火烫伤偏方

芦荟50克。将鲜芦荟切掉一块皮，直接用叶肉涂擦患处，每日2～3次。本方可治轻度水火烫伤。（经验方）

17 治小创伤出血偏方

芦荟30克。芦荟焙干，研为细末，敷出血处。出血量稍多者，用药棉蘸取芦荟细粉适量，填塞并压迫出血处。（经验方）

18 治黄褐斑偏方

芦荟300克，绿豆150克，分别研末。每次取适量粉末以鸡蛋清调成糊状（夏季用西瓜汁调），覆盖于面部或患处。每日1次，1个月为一疗程。（经验方）

19 治痤疮偏方

芦荟汁50克，防过敏润肤品20克。在润肤品中加入鲜芦荟的汁液，混匀，涂抹患处，每日1～3次。此法既可用于治疗痤疮，也可用于防晒。（经验方）

20 治雀斑偏方

芦荟100克。将鲜芦荟捣烂，加水适量煮沸，取沉淀后的澄清液涂抹患处。治疗雀斑。（经验方）

21 治脚癣偏方

芦荟100克。将鲜芦荟以冷开水洗净，压取汁液涂搽或调水浸泡患处。每日2～3次，每次15分钟。治脚癣。（经验方）

22 治乳腺炎偏方

芦荟100克。用芦荟鲜叶洗净捣碎，敷在患处，外面用纱布盖住，用胶带贴牢，次日再换一次。2～3日后，症状可完全消失。（经验方）

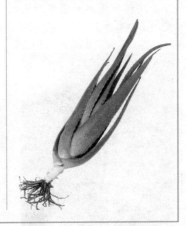

芦荟食疗方 12种

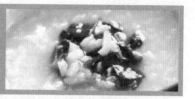

1 镇痛、治疗胃溃疡食疗方

在肠胃病患者中，胃炎占有很大比重，患了胃炎如果不加注意、不及时治疗，就会转成溃疡了。造成溃疡的原因很多，最主要的原因就是用于保护胃壁黏膜的分泌液减少，同时消化酶的活动过于旺盛，就会导致胃壁和十二指肠壁被溶化，严重时就会产生胃壁和十二指肠壁穿孔。芦荟对治疗胃溃疡和十二指肠溃疡相当有效，芦荟中少量的熊果苷成分可以增强人体的新陈代谢，从而促进机体组织的再生，因而有抗溃疡的特性。当胃肠的黏膜表面出现溃疡时，它会在溃疡的表面制造一层膜，保护溃疡处不受刺激，并具有镇定疼痛的效果。当溃疡引起疼痛时连续食用芦荟，疼痛就会减轻。

芦荟猪蹄汤

【配方】芦荟 200 克，猪蹄 200 克，蜜枣 3 颗，盐 3 克。

【制法】1. 将芦荟去皮，洗净，切段。2. 猪蹄飞水。热锅，将猪蹄干爆 5 分钟。3. 将清水 2000 毫升放入瓦煲内，煮沸后放入芦荟、猪蹄、蜜枣，武火煲滚后改用文火煲 3 小时，加盐调味即可。

【注意】肠胃虚弱、气虚便秘者慎用。

【功效】清热、润肠、通便，适用于胃及十二指肠溃疡或肠热引起的大便不畅、大便秘结者。

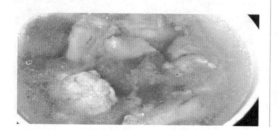

2 胃下垂食疗方

胃下垂与胃松弛都是由于胃部肌肉松弛，运动能力减弱而造成的，患者常会有疼痛胀气感，同时伴随有食欲不振的现象，情况严重时甚至会有头痛、头晕、肩膀酸软、手脚冰冷等各种症状。

芦荟之所以能治疗胃下垂及胃松弛，是因为芦荟素、芦荟泻素可以调节胃的自律神经，刺激胃部，使已经降低的胃部功能再度活泼起来。芦荟泻素还有抗炎、修复胃黏膜和止痛的作用，有利于胃病的治愈。

芦荟卷心菜汁

【配方】芦荟 50 克，卷心菜 30 克，菠萝 30 克，苹果 30 克，凉开水 50 毫升。

【制法】1. 芦荟、卷心菜洗净后切小块，菠萝、苹果去皮后切小块。2. 将以上各料放入榨汁机中搅打成汁。3. 把菜汁倒入杯子，加入凉开水，搅匀后即可饮用。

【功效】健胃整肠，治疗胃下垂。

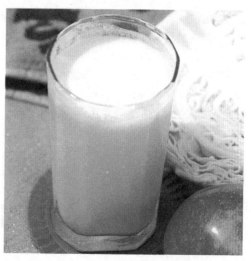

3 肝病食疗方

肝脏出现问题，就会出现呕吐、腹痛、食欲不振等症状，面色无光，发黄发黑，体力下降，眼球巩膜发黄，更严重时会出现黄疸，对健康造成严重危害，需要抓紧进行诊疗。诊断明确后，需注意从生活上改进饮食习惯，补充高蛋白质、高热量食品及B族维生素、维生素C等。

除了常用方法外，可用芦荟进行配合治疗。因为肝脏有分解与自体排出有毒物质的功能，而芦荟素可以促进肝细胞的成长及再生，强化肝脏的解毒作用，减轻肝细胞发炎，改善补给及促进肝脏的正常功能，起到配合协同的作用，促进人体功能尽快恢复正常，使衰弱的肝脏得到恢复。

芦荟蜜丸

【配方】芦荟50克，黄胡连、柴胡、黄午、黄连、焦二仙各5克，蜂蜜适量。

【制法】芦荟去皮，将肉捣烂；将其他五味中药研为细末，连同芦荟加蜂蜜做成蜜丸，约5克为一丸。

【食法】每日2次，每次1丸，2个月为一疗程。

【功效】对儿童肝炎、肝功能长期不能恢复者有效。

4 胆囊炎食疗方

胆囊炎是胆汁在胆囊里瘀积而引起的细菌感染所形成的疾病，病人表现为持续性右上腹肝区产生剧烈的疼痛或不适感。

芦荟对初期或症状较轻的胆囊炎，则有较好的治疗效果，这是由于芦荟泻素对胆囊细菌具有较强的解毒作用和消炎作用，能够预防胆道系统疾患。美国库拉索芦荟和日本木立芦荟都有很好的解毒消炎作用。

青苹果芦荟汤

【配方】青苹果80克，芦荟100克，冰糖20克。

【制法】1. 将苹果削皮，切成小块。2. 将芦荟洗净，切成小段。3. 将苹果、芦荟一齐入锅，加适量水，煎煮15分钟，调入冰糖即可。

【功效】美颜瘦身、补中益气、生津健胃、清肝热，防治胆囊炎。

5 便秘食疗方

芦荟是治疗便秘的有效药物。芦荟中所含的芦荟素、芦荟大黄素会刺激弛缓或麻痹的肠管，促进其正常蠕动。芦荟苦素又能使痉挛的肠管松弛下来，正常蠕动，从而有效地调整紊乱的肠功能，功效持久平和，还能治疗肠道炎症。患者在口服芦荟的同时，多食易消化食物，多喝水，适当运动，养成定时排便的习惯。两三个月后，即使停用芦荟，患者也能顺利排便了。

芦荟蕹菜粥

【配方】芦荟50克，蕹菜30克，粳米150克。

【制法】1. 将芦荟洗净，切块；蕹菜洗净，切段；粳米洗净。2. 将芦荟、蕹菜、粳米放入锅内，加水500毫升，置武火烧沸，再用文火煮35分钟即成。

【功效】润肠通便，适用于鼻衄、便秘、淋浊、便血、痔疮、痈肿、蛇虫咬伤等症。

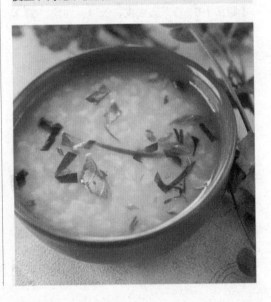

6 清热消炎、治疗感冒食疗方

感冒主要由感受风邪所致，多发于气候突变、寒暖失常之时，也有因起居不慎、冷热不调、淋雨、疲劳等，风邪乘虚侵袭而致病。各人体质也有强弱，如人体抵抗力较强时，感染风邪也不一定马上感冒。但是，人体抵抗力降低时，外感风邪后就很易感冒。

芦荟中含有芦荟熊果叶素，具有消炎清热作用，因此对感冒的各种症状如咽喉红肿、痰多咳嗽、头痛、发热等最为有效，服用芦荟后会使感冒症状减轻。

芦荟饴糖

【配方】芦荟250克，麦芽糖40克。

【制法】将芦荟去刺后洗净擦成菜泥状，用双层纱布过滤出芦荟汁；再将麦芽糖和芦荟汁一起倒入锅中，用小火煮约30分钟，边煮边调拌成厚泥状饴糖，放入洁净的扁盘内摊平，冷却后切成小方块（2厘米×2厘米）或长方形块，也可用糯米纸包装，然后移入冰柜内冷藏保存。

【食法】如果一次做成100块饴糖，则每日含服不得超过15～25块。

【功效】预防感冒。

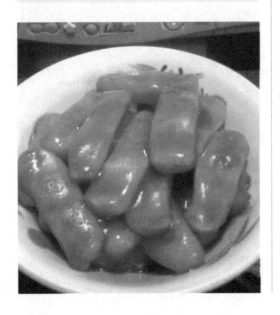

7 消炎解痉、治疗外感咳嗽食疗方

引起咳嗽的原因很多，最常见的是呼吸道本身有炎症，如上呼吸道感染、支气管炎、肺炎、哮喘等，以及循环系统心力衰竭时引起的肺水肿，传染病、寄生虫病，百日咳、白喉、肺结核、肺吸虫病等。

芦荟含有具有清热祛痰、消炎解痉作用的熊果苷和芦荟大黄素，所以对轻度外感咳嗽有其独有的疗效，如能药食结合，则效果更显著。

芦荟梨粥

【配方】芦荟50克，梨30克，粳米150克。

【制法】❶ 将芦荟洗净，切块；梨去皮、核，切块；粳米淘洗干净，去泥沙。❷ 将芦荟、粳米、梨同放锅内，加水500毫升，置武火上烧沸，再用文火煮35分钟即成。

【功效】清心润肺、化痰止咳，适用于便秘、肺热咳嗽、眼目肿痛、小便不畅、消渴等症。

8 长期持续降低血糖食疗方

糖尿病与遗传有着密切的关系，但与家庭饮食的关系更大，尤其是随着人们生活水平的提高，糖尿病患者也不断增加。由于长期食用精细食品，会使人体内的血糖迅速增加，身体为了保持体内血糖值的平衡，就会从胰脏中分泌出一定数量的胰岛素来降低血糖。长期持续这种状况，就会导致胰腺这个器官超负荷工作，引发糖尿病。芦荟对胰岛素依存型糖尿病有一定疗效，它有使血糖值恢复正常的作用，已被许多专家的研究成果所证明。它的效果在于：一是芦荟的表皮部分所含有的成分能够保护胰腺 β 细胞，让一旦变性的胰腺 β 细胞修复再生；二是芦荟肉的成分具有降低血糖的能力，芦荟中所含的多糖类成分阿罗勃郎，就有长期持续降低血糖的作用。

芦荟罗汉果粥

【配方】芦荟30克，罗汉果15克，粳米150克。

【制法】1. 将罗汉果捶破，留壳和子同用；粳米淘洗干净；芦荟洗净，切块。2. 将粳米、罗汉果、芦荟同放锅内，加水500毫升，置武火上烧沸，再用文火煮35分钟即成。

【功效】润肠通便、清肺润燥、消暑润喉、调节血糖，适用于肺燥咳嗽、便秘、支气管炎、糖尿病等症。

芦荟无花果粥

【配方】芦荟50克，无花果20克，粳米150克。

【制法】1. 将芦荟洗净，切块；无花果洗净，切片；粳米淘洗干净。2. 将芦荟、粳米、无花果同放锅内，加水500毫升，置武火上烧沸，再用文火煮35分钟即成。

【功效】清热润肠、开胃驱虫、调节血糖，适用于便秘、肺热声嘶、消化不良、痔疮、糖尿病等症。

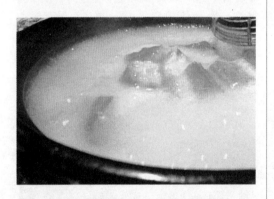

9 强化免疫、抵抗癌症食疗方

芦荟中含有抗癌成分。许多学者经过深入研究，从芦荟中发现了一种抗癌能力很强的物质"芦荟阿劳米嗪（Alomicin）"，被命名为芦荟素A，这是一种罕见的"免疫复活剂"，有的学者干脆称它为"特种抗原"。这种物质的免疫复活作用可提高机体的抗病能力，治疗各种慢性病如高血压、肺炎、痛风、哮喘、癌症等，加速机体的康复。

芦荟豆浆粥

【配方】芦荟30克，豆浆30克，粳米150克。

【制法】1. 将芦荟洗净，切块；豆浆装入碗内，备用；粳米淘洗干净。2. 将芦荟、粳米同放锅内，加水500毫升，置武火上烧沸，再用文火煮35分钟，加入豆浆，煮熟即成。

【功效】润肠通便、清肺化痰、排毒抗癌。

芦荟海参粥

【配方】芦荟30克，海参20克，粳米150克，料酒10毫升，姜3克，葱6克，盐2克，鸡精2克，香油25毫升。

【制法】1. 将芦荟洗净，切块；海参去肠杂，洗净，切丁；姜切粒，葱切花；粳米淘洗干净。2. 将粳米、芦荟、海参、姜、葱、料酒同放锅内，加入清水500毫升，置武火上烧沸，再用文火煮35分钟，加入盐、鸡精、香油即成。

【功效】润肠通便、养阴润燥，适用于阳痿遗精、小便频数、肠燥便难、癌症等。

10 痤疮食疗方

痤疮是一种毛囊皮脂腺的慢性炎症，常发于颜面、胸背，表现为粉刺、丘疹、脓疱、结节、囊肿等症状，多见于青年男女。芦荟所含熊果苷和芦荟素有杀菌及解毒的效果，对于引起脓疱的细菌，芦荟能发挥它的优良效果。此外，芦荟也具有消炎作用，可以消肿或退热，能够有效治疗痤疮；对于烧伤、烫伤，也能有很好的抗感染、助愈合功效。

芦荟花生粥

【配方】芦荟50克，花生仁30克，粳米150克。

【制法】1. 将芦荟洗净，切块；花生仁洗净；粳米淘洗干净。2. 将芦荟、花生仁、粳米放入锅内，加水500毫升，置武火上烧沸，再用文火煮35分钟即成。

【功效】泻热通便、养阴润肺、排毒养颜，适用于便秘、肺燥咳嗽、小便不通、痤疮等症。

芦荟苹果汁

【配方】芦荟50克，苹果30克，凉开水50毫升，冰块50克。

【制法】1. 芦荟、苹果洗净，苹果去皮去核。2. 将芦荟、苹果和凉开水倒入榨汁机中搅打成汁后倒入装有冰块的杯中。

【功效】美白、祛痘。

11 增强血管功能、降低高血压食疗方

治疗高血压，目前普遍使用降压药，但降压药也有不可低估的副作用。芦荟对高血压虽然没有直接的降压作用，但它含有的大黄素对肠管平滑肌和血管平滑肌有解痉作用，可增强血管功能，使血液运行正常。一般用它来作为治疗高血压的辅助药物。每日食用少许芦荟，能够清除血管中的污秽，帮助恢复血管弹性，预防症状恶化与并发症的发生。

芦荟黄瓜粥

【配方】芦荟50克，黄瓜30克，粳米150克。

【制法】1. 将芦荟洗净，切小块；黄瓜去皮、瓤，切小块；粳米淘洗干净。2. 将芦荟、粳米、黄瓜同放锅内，加入清水500毫升，置武火烧沸，再用文火煮35分钟即成。

【功效】泻热通便、清热利尿，适用于大小便不畅、四肢浮肿、高血压、黄疸等症。

12 利尿、排除结石食疗方

泌尿系统，包括肾脏、输尿管、膀胱等都有可能形成结石，给患者带来一定痛苦。对输尿管中的小结石，口服芦荟一段时间可以消除，避免动手术。对肾脏结石，经过激光碎石手术后，口服芦荟对帮助排石效果也很好。因为芦荟泻素有很强的利尿作用，能使尿量增加，促进输尿管的蠕动，加速尿中矿物质排出体外，还可以冲走小粒的结石。另外，芦荟对于因结石造成的泌尿道黏膜损伤，有消炎和促进修复的作用。芦荟无论是预防还是治疗肾脏及输尿管结石，都能取得较好的效果。

芦荟白菜粥

【配方】芦荟50克，白菜30克，粳米150克。

【制法】1. 将芦荟洗净，切块；白菜洗净，切丝；粳米淘洗干净。2. 将芦荟、白菜、粳米同放锅内，加水500毫升，置武火上烧沸，再用文火煮35分钟即成。

【功效】润肠通便、清热解毒。

芦荟菠菜粥

【配方】芦荟50克，菠菜30克，粳米150克，

【制法】1. 将芦荟洗净，切块；菠菜洗净，切段；粳米淘洗干净。2. 将芦荟、菠菜、粳米同放锅内，加水500毫升，置武火烧沸，再用文火煮35分钟即成。

【功效】滋阴润燥、润肠通便。

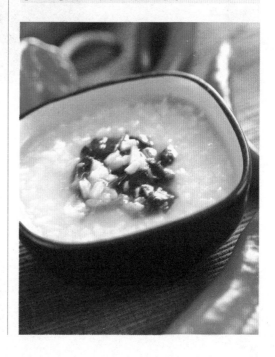

苹果

苹果为蔷薇科植物苹果的果实，又名柰、苹婆、平波、超凡子等。苹果是老幼皆宜的水果之一。它的营养价值和医疗价值都很高，被称为"大夫第一药"。许多美国人把苹果作为瘦身必备，每周节食一天，这一天只吃苹果，号称"苹果日"。

传统中医认为，苹果性平，味甘酸；入脾、肺经；具有生津止渴、补脾止泻、补脑润肺、解暑除烦、醒酒等功效，主治津伤口渴、脾虚中气不足、精神疲倦、记忆力减退、不思饮食、脘闷纳呆、暑热心烦、咳嗽、盗汗等病症。

现代医学和营养学研究证明，苹果中的果胶能使大便松软，排泄便利。苹果中丰富的有机酸有利于肠道内的益生菌生长，对防治肠道癌症有一定的效果。苹果中的维生素 C 能加强胆固醇的转化，降低血液中胆固醇和甘油三酯的含量，有防治高血压、动脉硬化及冠心病的作用，还能避免胆结石生成。苹果含有丰富的磷、锌，对大脑发育及增强记忆力、提高智能非常有益。苹果中的胶质纤维能减慢消化过程，令饱腹的感觉更持久，并阻止身体吸收脂肪。苹果的果胶进入人体后，能与胆汁酸结合，吸收多余的胆固醇和甘油三酯。苹果里含有高水平的抗氧化剂黄酮类，是润肺止咳、保护肺部不受污染和抵御吸烟侵害、抵抗癌症的重要因素。

药典选录

「止渴，除烦，解暑，去瘀。」——《医林纂要》「润肺悦心，生津开胃，醒酒。」——《随息居饮食谱》

医生叮咛

多食令人腹胀，脘腹痞满患者尤须注意。

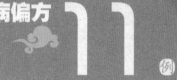

苹果治病偏方 11例

1 治高血压偏方

①. 苹果皮50克，绿茶1克，蜂蜜25毫升。苹果皮洗净，加清水450毫升，煮沸5分钟，加入蜂蜜、绿茶即可。每日1剂，分3次温服。主治高血压。（经验方）

②. 苹果50克。将苹果洗净，榨汁服。每日3次，10日为一疗程。可治疗高血压。（经验方）

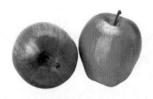

2 治支气管炎偏方

苹果50克，巴豆1粒。将巴豆去皮，放入挖洞的苹果中，蒸30分钟离火，冷后取出巴豆。吃苹果饮汁。轻症患者，每日睡前吃1个，重症患者，每日早晚各吃1个。可治喘息性支气管炎。（经验方）

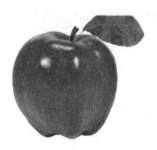

3 治反胃偏方

苹果20～30克。将苹果切片，煎汤内服，或沸水泡汤饮用。每日3次。治反胃吐痰。（经验方）

4 治饮酒过度偏方

苹果70克。将苹果切碎，加少许清水，熬成膏状服食。可治烦热口渴或饮酒过度。（经验方）

5 治腹泻偏方

苹果干粉15克。空腹时温水送服，每日2～3次。治疗慢性腹泻。（经验方）

6 治小儿急性肾炎偏方

苹果汁、西瓜汁、藕汁各适量。3汁同煮汤。每日3次，随量饮服。清热、利尿、消肿，主治小儿急性肾炎。（经验方）

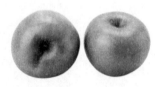

7 治小儿腹泻偏方

苹果50克。将苹果洗净去皮，切成薄片，放入碗中加盖，隔水蒸熟。用汤匙捣成泥状，喂幼儿。和脾生津、涩肠止泻，适用于消化不良所致腹泻。（经验方）

8 治小儿消化不良偏方

苹果50克。将其洗净去皮，切成薄片，放入碗中加盖，隔水蒸熟，用汤匙捣成泥状，喂幼儿，每日2～3次。可治幼儿单纯性消化不良。（经验方）

9 治小儿营养不良偏方

苹果50克，饴糖、蜂蜜各适量。苹果切块，与饴糖、蜂蜜同煮，常吃。（经验方）

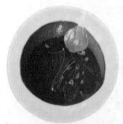

10 治妊娠呕吐偏方

苹果皮60克，大米30克。将大米炒黄，和苹果皮加水同煎。代茶饮用。（经验方）

11 治妊娠恶阻偏方

苹果50克，蜂蜜适量。饭前苹果蘸蜂蜜吃，每日3次。治疗妊娠恶心、不思饮食。（经验方）

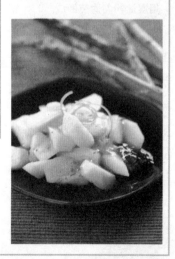

苹果食疗方 7种

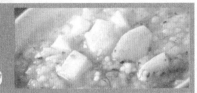

1 大肠癌食疗方

粪便中含有一种致癌物，医学上称为"二级胆酸"，它来源于肝脏分泌的胆汁。便秘者肠腔中的"二级胆酸"长期与肠黏膜接触，便增加了其不断刺激黏膜的机会。从这个角度讲，便秘会促进大肠癌的发生。

苹果中的果胶能使大便松软，排泄便利。同时苹果中丰富的有机酸可有利于道内的益生菌生长，恢复肠道内的微生态平衡，刺激肠壁，增加肠道蠕动；有机酸还有抑制肿瘤细胞增殖的作用，对防治肠道癌症有一定的效果。

苹果粥

【配方】苹果150克，大米50克，白糖60克，湿淀粉适量，桂花卤少许。

【制法】1. 将苹果洗净，削去果皮，除去果核，切成丁块。2. 大米洗净，用清水浸泡发胀。3. 锅中放入清水，旺火烧沸，加入大米、苹果。4. 煮沸后改用小火略煮，再加入白糖、桂花卤，用湿淀粉勾薄芡即成。

【功效】本方有润肠通便、润泽肌肤之用。

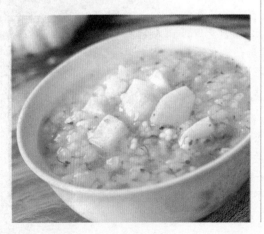

甘笋苹果汁

【配方】苹果300克，甘笋150克，香菜碎末少量。

【制法】洗净甘笋、苹果，连皮放入榨汁机中榨取其汁，倒入杯中，再撒入少量香菜末即可饮用。

【食法】每日2～3杯，连饮7日。

【功效】本方具有增智益脑、通利大便的作用，可治疗便秘、促进儿童发育、增强记忆。

2 高血压食疗方

苹果中所含有的钾，能与体内过剩的钠结合，使之排出体外，因此食入盐分过多的人们，多吃苹果可以将钠清除，以软化血管壁，使血压下降。苹果中含有的酚类物质、黄酮类物质等多种活性物质，可以抑制血压升高，有效地降低胆固醇，有助于预防和治疗心血管疾病。

现代医学研究还发现，苹果中的维生素C能加强胆固醇的转化，降低血液中胆固醇和三酰甘油的含量，老年人常食，有防治高血压、动脉硬化及冠心病的作用，还能避免胆固醇沉积在胆汁中形成结石。

蜜汁苹果

【配方】苹果300克，山楂汁100克，白糖100克。

【制法】1. 苹果去皮，去子，切块。2. 炒锅内放少许清水，加白糖和山楂汁熬煮，待白糖溶化后放入苹果块，用小火慢慢煨，待苹果块变软，糖浆渗入即可。

【功效】此方尤其适宜高血压患者、有妊娠反应的妇女食用。

小白菜苹果汁

【配方】小白菜1棵,苹果1个,饮用水200毫升。

【制法】1. 将小白菜洗净切碎。2. 将苹果去核,切成块状。3. 将准备好的小白菜、苹果和饮用水一起放入榨汁机榨汁。

【功效】防止心脑血管疾病。

3 抑制食欲、防治肥胖食疗方

苹果富含纤维质、维生素,营养价值高,但是热量却非常低,可作为减肥人士的保健食品。科学研究证实,苹果中所含的苹果多酚可抑制血液中的中性脂肪,在小肠内无法被吸收的脂质会被自然排到体外,达到减肥效果。

苹果含有丰富的可溶性胶质纤维,令饱腹的感觉更持久,并阻止身体吸收脂肪。

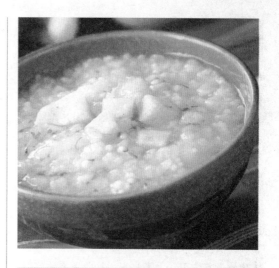

苹果酱

【配方】苹果1000克,白糖10克,淀粉少许。

【制法】1. 将苹果洗净,削皮,去核,切成块,加适量水煮(或蒸)软。2. 将苹果搅碎成泥状,放入锅中,改文火煮,随煮随搅拌。3. 待果酱变得晶莹透明时,加入白糖及用少许水调好的淀粉,再搅拌一会儿,即可出锅装瓶。随时服用。

【功效】可防止体态过胖,也适宜高血压、肾病患者食用。

西米苹果粥

【配方】西米50克,苹果100克,白糖30克,湿淀粉30克,糖桂花5克,冷水适量。

【制法】1. 将苹果冲洗干净,削去果皮,对剖成两半,剔去果核,再改刀切成丁块。2. 西米淘洗干净,用冷水浸泡胀发,捞出,沥干水分。3. 取锅加入适量冷水,烧沸后加入西米、苹果块,用旺火再次煮沸,然后改用小火略煮,加入白糖、糖桂花,用湿淀粉勾稀芡即成。

【功效】肥胖者食用最佳。

4 记忆力减退食疗方

矿物质对增进血液流通、保持身体器官功能完整、延缓老化都是必要的元素。尤其铁、磷、锌等元素,都是防治大脑钝化的重要物质。人体摄入锌、磷不足,对儿童记忆力和学习能力都会有严重影响。

研究发现,苹果不但含有维生素、矿物质、脂肪、糖类等大脑发育所必需的营养成分,而且还含有丰富的磷、锌,因此,儿童多吃苹果,对大脑发育及增强记忆力、提高智能非常有益。同时,苹果中的胡萝卜素,被人体吸收后可转化成维生素A,也能促进大脑的生长发育。

洋葱苹果焖鱼

【配方】鱼肉1000克,苹果500克,洋葱250克,奶油100克,黄油100克,煮土豆1250克,盐15克,鸡清汤750毫升,胡椒粉少许。

【制法】1. 将洋葱择洗干净,切成丝,用黄油炒黄;苹果洗净,去皮,去核,切成片;鱼肉切块,撒盐、胡椒粉腌30分钟。2. 将腌好的鱼块码入锅内,加鸡清汤煮沸,然后放入洋葱丝、苹果片,用文火微沸15分钟,然后加奶油,沸约3分钟,加盐调好口味。3. 食用时配煮土豆,浇原汁即可。

【功效】促进大脑发育,防止记忆力减退。

扒苹果

【配方】苹果750克，白糖30克，蜂蜜50毫升，桂花酱10克，香油25毫升，植物油30毫升（实耗20毫升）。

【制法】1. 将苹果削皮，去核，切片；炒锅置火上，注入植物油，烧至六成热，放入苹果片，炸至棕黄色，捞出。2. 另用洗净的炒锅放在火上，加香油烧热，放少许白糖、蜂蜜，炒成红汁，再放少许热水呈红色，放进炸过的苹果，烧至回软，加白糖、蜂蜜、桂花酱及少许水，改用慢火，将汁收浓。装盘时，先将苹果摆放整齐，扒在盘中，再将余汁浇入。

【功效】此方可作为高血压、贫血患者的保健菜肴。

5 动脉硬化食疗方

有人体试验表明，每天吃两个苹果，3周后受试者血液中的三酰甘油大幅度下降。

苹果的果胶进入人体后，能与胆汁酸结合，像海绵一样吸收多余的胆固醇和三酰甘油，然后排出体外。同时，苹果分解的乙酸有利于这两种物质的分解代谢。另外，苹果中的维生素、果糖、镁等也能降低胆固醇和三酰甘油。

苹果豆腐

【配方】苹果500克，嫩豆腐300克，青豆、熟胡萝卜各30克，冬笋、水发香菇各20克，菠菜梗30克，绿豆粉15克，素汤10毫升，植物油30毫升，盐、味精各适量，姜汁10毫升，香油15毫升，水淀粉少许。

【制法】1. 豆腐、青豆、熟胡萝卜分别制成泥；冬笋、香菇、苹果分别切成碎粒；菠菜梗切段（3厘米长），用沸水烫绿，捞出冲凉。2. 豆腐泥加入盐、味精、姜汁、植物油、绿豆粉拌匀，作外皮用料；香菇、冬笋、苹果，三者放在一起，加入盐、味精、姜汁拌匀，做馅心用料。3. 取15号大号酒杯，内壁涂上油，在杯的底部对称着涂上少量青豆泥和胡萝卜泥，再放入豆腐泥，中间按涂上少量青豆泥和胡萝卜泥，再放入豆腐泥，中间按一个坑，填入馅心，再加豆腐泥抹平，逐一作好后放入蒸笼，用中火蒸10分钟，拿出扣在大平盘中，去掉酒杯，插上菠菜梗，即成了1个苹果形的豆腐。4. 锅中放入素汤，加盐、味精调味，用水淀粉勾薄芡，淋上香油推匀，浇在苹果豆腐上即成。

【功效】清热解毒、生津润燥，防治动脉硬化。

腌苹果

【配方】苹果1500克，清水1500毫升，白糖100克，盐10克。

【制法】1. 将苹果洗净，晾干后码放在坛中。2. 将清水煮开，加进白糖和盐，待糖、盐溶解后立即离火。待糖盐水完全冷却后，倒入苹果坛中，水要淹没苹果，密封坛口。3. 将坛子置阴凉处，半个月后即可食用。食用时可将苹果切片放盘中，再撒上白糖。

【功效】开胃解腻、顺气消食，防治动脉硬化。

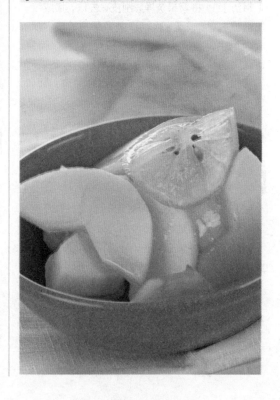

6 缺铁性贫血食疗方

血红素是人体和动物血液中的天然色素，在医药、食品、化工、建筑及化妆行业中应用广泛。

苹果所含维生素C较多，维生素C能促进人体对铁的吸收。对于贫血患者来说，食用苹果可以起到一定的辅助治疗作用。

┃苹果煎牛肝┃

【配方】苹果150克，小牛肝100克，洋葱50克，黄油50克，盐2克，面粉10克，胡椒粉1克，西红柿50克，生菜叶2片，植物油50毫升（实耗30毫升）。

【制法】1. 将苹果洗净，削皮，切片；小牛肝切片，撒上盐和胡椒粉，然后均匀地蘸上精面粉；洋葱切片；西红柿切块。2. 取一个煎锅，上火，倒入植物油，烧热，将牛肝放入，煎至两面上色后，滗去油；另取煎锅一个，倒入植物油，烧热，将洋葱片放入油内，炸呈焦黄色时捞出，沥净油，待用；再取小煎锅一个，倒入黄油，烧热，放入苹果片，炒4分钟捞出，和洋葱片混合入味。3. 将煎牛肝放在长形盘中，盘边再按顺序摆上洋葱片、苹果片和西红柿块，用鲜绿生菜叶装饰即成。

【功效】对防治缺铁性贫血有一定作用。

┃苹果焖牛腩┃

【配方】苹果700克，牛腩300克，土豆250克，百合50克，姜1克，香叶10片，陈皮10克，芹菜50克，番茄酱、盐、料酒、味精、油面、植物油、清汤各适量。

【制法】1. 牛腩煮熟，切条；土豆去皮，切块；百合切块；芹菜切段；姜切片；苹果切块。2. 炒锅上火，下植物油，烧至六成热时，放入土豆块，炸至黄色时，倒入漏勺内，锅留底油，下姜片、百合块、土豆块、香叶、陈皮、芹菜，炒香，下牛腩爆香，加入清汤、盐、料酒、番茄酱、味精、油面（用清水化开）、苹果，烧开出锅，盛入瓦罐内加盖，置160℃的烤箱内

焖3小时，至菜肴软烂时即成。

【功效】增血和胃，也适宜高血压、贫血患者食用。

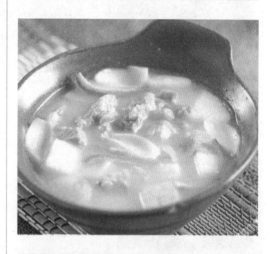

7 酸中毒食疗方

苹果能健脾胃，补中焦之气，促进消化和吸收。现代医学也证明，苹果能中和过剩胃酸，促进胆汁分泌，增加胆汁酸功能，对于脾胃虚弱、消化不良等病症有良好的治疗作用。

妇女妊娠期间吃苹果可调节水盐及电解质平衡，预防因呕吐而出现的酸中毒，同时也可促进胎儿正常发育及顺利分娩。

┃四喜苹果┃

【配方】苹果250克，蒸熟的糯米30克，山楂糕120克，桂圆肉40克，白糖150克，玫瑰酱10克，水淀粉6克。

【制法】1. 苹果洗净，削去果皮，从上部用圆口刻刀刻下1厘米厚的顶盖，挖出果核；山楂糕切成方丁，与桂圆肉、糯米、玫瑰酱、白糖50克一起拌匀，填入苹果中，盖上盖，放入蒸笼蒸熟取出。2. 勺中放清水100克、白糖100克烧沸，撇去浮沫，用水淀粉勾芡，浇在苹果上即成。

【功效】本方有开胃、助消化、健脾胃作用，对妊娠呕吐、贫血、高血压等病有辅助治疗作用。

橘子

橘子为芸香科植物福橘或朱橘等多种橘类的成熟果实，又名黄橘、福橘、朱橘、蜜橘、朱砂橘等。橘子常与柑子一起被统称为柑橘，其颜色鲜艳，酸甜可口，是日常生活中最常见的水果之一，因较适合老年人食用，所以又称"长寿橘"。

传统中医认为，橘子性微温，味甘酸；入肺、胃经；具有开胃理气、止渴润肺、止咳化痰等功效，主治消化不良、脘腹痞满、嗳气、热病后津液不足、伤酒烦渴、咳嗽气喘等病症。

现代医学和营养学研究证明，橘子中含有的挥发油、柠檬烯，有祛痰、止咳、平喘的作用。橘子中含有的橙皮苷有降压效果，还能明显减轻和改善主动脉粥样硬化病变。

而橘皮中含有黄酮苷，可扩张冠状动脉，增加冠状动脉血流量，还有类似维生素P的物质可增强微血管韧性、防止破裂出血。橘子富含胡萝卜素、类黄酮等成分，有抑制化学致癌物质对人体的危害作用。橘子内含有一种强抗癌的活性物质——诺米灵，对胃癌的防治尤有奇效。

橘子中含有大量的水分、多种有机酸、多种维生素、丰富的糖类物质，能够生津止渴，调节人体的新陈代谢，除烦醒酒。橘子中的橙皮苷与甲基橙皮苷有抗炎、抗过敏的作用。此外，橘皮还能抑制葡萄球菌的生长。

药典选录

"止泄痢，食之下食，开胸膈痰实结气。"——《食疗本草》

"止消渴，开胃，除胸中膈气。"——《日华子本草》

"止呕下气，利水道，去胸中瘕热。"——《饮膳正要》

医生叮咛

橘子不宜与螃蟹同食，否则会导致气滞生痰。

橘子治病偏方18例

1 治肝炎偏方

橘皮30克（鲜品），粳米50～100克，姜汁少许。先将橘皮煎取药汁，去渣，加入粳米煮粥。或将橘皮晒干，研为细末，每次用3～5克调入已煮沸的稀粥中，并加姜汁，再同煮为粥。本方理气健脾、燥湿和中，适用于慢性肝炎。（经验方）

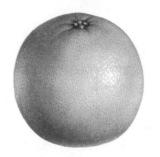

2 治胃炎偏方

1. 姜、橘皮各20克。姜、橘皮用水煎服，每日2～3次。主治肝胃气滞型胃炎，症见胃脘胀痛、饱闷不适，食后尤甚。（《中国食疗学》）

2. 橘子250克，黄酒500毫升。橘子浸入黄酒中，封口2周即可。每日2次，每次饮10毫升。本方清热健运消食，主治胃热不和、食滞不化型胃炎。（经验方）

3 治支气管炎偏方

干橘皮15克，粳米50克。干橘皮加水200毫升，煎至100毫升，去渣，入粳米50克，再加水400毫升，煮成稀粥。每日早晚各服一次。本方具有健脾燥湿化痰之功效，主治脾虚痰盛型支气管炎。（经验方）

4 治消化不良偏方

1. 橘子80克，绿茶50克。橘子挖孔，茶叶塞入，晒干食用。成人每次1个，小儿酌减。主治消化不良。（经验方）

2. 干橘皮50克，白酒500毫升。干橘皮泡白酒中7日后饮服。每日3次，每次1小杯。主治消化不良。（经验方）

5 治便血偏方

橘饼5个，山楂15克，白糖9克。将橘饼同山楂共入锅内加水煎煮，10分钟后入白糖再煮5分钟，饮汤食果，每日1次。收敛止血。主治大便下血。（经验方）

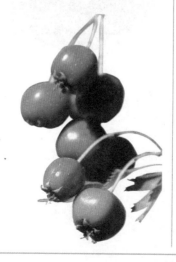

6 治便秘偏方

1. 橘皮、黄酒适量。橘皮（不去白，浸酒）煮至软，焙干为末。每次取10克，温酒调服。本方顺气行滞，主治便秘、纳食减少、腹中胀痛等。（经验方）

2. 橘皮30克，杏仁30克。2药共为细末，炼蜜调和，冷却后搓成条状。每日1条，纳入肛门内。主治气虚便秘。（《杂病源流犀烛》）

7 治失眠偏方

橘树鲜叶、白糖适量。橘叶加水煮10分钟后加白糖，频服。治疗失眠。（经验方）

8 治呃逆偏方

干橘皮10克，干苏叶8克。上述二味用等量酒水煎汁，分次服。（经验方）

9 治疝气偏方

橘核、小茴香各等份，黄酒适量。分别炒香研末，混匀。每次取5～10克，临睡前以热黄酒送服。主治小肠疝气、睾丸肿痛。（经验方）

10 治感冒偏方

1. 橘子、莲藕、酒、糖各适量。橘子切成圆片，莲藕切碎，加少许酒和糖后，再倒入开水，趁热服用。（经验方）

2. 橘子叶30克，薄荷叶20克，老姜、洋葱各10克。将上述四味共捣烂，外贴大椎、印堂、太阳等穴。（经验方）

3. 干橘皮20克。将其用200毫升水煎至100毫升时，趁热服用。（经验方）

11 治咳嗽偏方

①. 橘皮 15 克，杏仁 10 克，粳米 50 克。杏仁、橘皮洗净，煎汁去渣，加入粳米煮粥。顿服。本方健脾化湿、理气止咳，主治咳嗽、痰黄黏稠、身热、面赤、口干等。（经验方）

②. 橘子 100 克，梨 60 克，银耳 40 克。银耳洗净加水用文火煮熟。将梨切成小块，橘子切小块，加入银耳汤中。煮沸后加冰糖适量。顿服。本方滋阴清热、化痰止咳，主治阴虚咳嗽。（经验方）

③. 未完全熟透的橘子 1 个，盐 10 克。橘子去蒂，以筷子刺一个洞，塞入少许盐，放于炉下慢烤，塞盐的洞口避免沾到灰。烤熟时，塞盐的洞口果汁会沸滚，约 5 分钟后，取出橘子剥皮食之。本方止咳功用颇佳。（经验方）

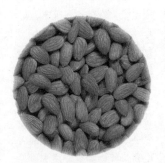

12 治冻疮偏方

鲜橘皮 50 克，姜 30 克。上二味加水约 2000 毫升，煎煮 30 分钟，连渣取出，待温度能耐受时浸泡并用药渣敷患处，每晚一次，每次 30 分钟。如果冻疮发生在耳轮或鼻尖时，可用毛巾浸药热敷患处。（经验方）

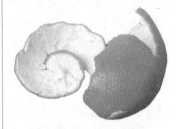

13 治口疮偏方

①. 橘子若干。橘子用糖腌渍后，每次口含咽津，1 日数次。疏肝、解郁、生津，用于肝郁气滞之口疮，久用有效。（经验方）

②. 橘叶 30 克，薄荷 30 克。将二味洗净切碎，冲水代茶饮。宜温凉后饮用，避免热饮刺激口疮疼痛。疏肝解郁、辛散止痛，适用于肝气不舒而致的口舌糜烂生疮。（经验方）

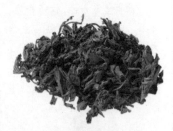

14 治咽喉炎偏方

桔梗 20 克，甘草 8 克。桔梗、甘草研为粗末，共置杯中，以沸水浸泡，温浸片刻。代茶频饮，每日 2 次。清肺、生津、利咽，主治慢性咽炎。（经验方）

15 治小儿感冒偏方

橘皮 30 克，葱白 15 克。加水 300 毫升，煎成 200 毫升，加入适量白糖。趁热喝 1 杯，半小时后加热再喝 1 杯。本方疏风、清热、止咳，主治小儿风热感冒，症见发热、头痛、鼻塞等。（经验方）

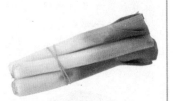

16 治小儿百日咳偏方

橘饼 50 克，紫皮蒜 15 克。紫皮蒜、橘饼切碎，入砂锅，加水适量，文火煎煮 10 分钟，去渣取汁，加白糖适量。1 日分 2～3 次服用。主治小儿百日咳。（经验方）

17 治妊娠呕吐偏方

橘皮 15 克，竹茹 10 克。将橘皮撕碎，竹茹切碎，用沸水冲泡，代茶频饮。（《常见病验方研究参考资料》）

18 治产后缺乳偏方

鲜橘叶、青橘皮、鹿角霜各 15 克，黄酒适量。前三味用水煎，冲入黄酒热饮。主治肝郁气滞所致的产后缺乳。（经验方）

橘子食疗方

7种

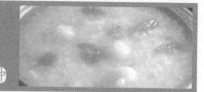

1 降低血压、防治动脉粥样硬化食疗方

动脉粥样硬化是动脉硬化中最常见、最重要的类型，主要累及大型及中型肌弹力型动脉，以主动脉、冠状动脉及脑动脉为多见，常导致管腔闭塞或管壁破裂出血等严重后果。多见于40岁以上的男性和绝经期后的女性，常伴有高血压、高胆固醇或糖尿病等。橘子中含有的橙皮苷类对周围血管具有明显的扩张作用，能收到降压效果。其中所含的6-二乙胺甲基橙皮苷，能降低冠脉毛细血管脆性，磷酰橙皮苷能降低血清胆固醇，明显减轻和改善主动脉粥样硬化病变。

橘子羹

【配方】橘子300克，糖桂花30克，山楂糕丁40克，白糖20克。

【制法】剥掉橘子皮，去橘络和核，切丁；锅内加清水烧热，放入白糖，待糖水沸时，撇去浮沫；将橘丁放入锅中，撒上糖桂花、山楂糕丁即可出锅。

【功效】此方开胃助食、润肺止咳，可作为肺

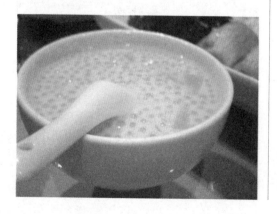

燥咳嗽、烦热胸闷、食少纳呆及高血压、高脂血症、动脉硬化、心血管病等患者的保健食品。

橘子山楂汁

【配方】橘子250克，山楂100克，白糖少许。

【制法】橘子去皮，放入榨汁机中榨汁；山楂去核洗净。先将山楂入锅内，加水200毫升熬烂，过滤取汁，再将橘汁兑入其中，加入少许白糖即可。

【功效】此方具有降压、降脂、扩张冠状动脉等作用，尤其适用于老年人或高血压、高脂血症及冠状动脉粥样硬化患者。

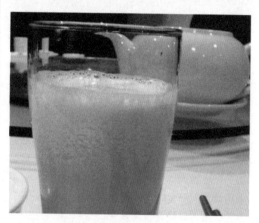

2 止咳平喘食疗方

咳嗽是某些疾病的症状，也是人体对咽喉部及呼吸道内各种刺激的一种反应。咳嗽可排出呼吸道和肺内的黏液（俗称"痰"），如哮喘及百日咳发作时，咳嗽后有痰吐出，叫咳痰性咳嗽，治疗时以清热润肺为主。橘子中含有的挥发油等，可以促进呼吸道黏膜分泌增加，并能缓解支气管痉挛，有利于痰液的排出，起到祛痰、止咳、平喘的作用。

橘皮梨子饮

【配方】橘皮50克，梨80克，冰糖适量。

【制法】将橘皮洗净、切丝；梨洗净去核切块，放碗中，加橘皮丝和少许冰糖，上蒸锅内蒸至梨块熟软即可。

【功效】祛痰、止咳、润肺，适用于感冒咳嗽、咳痰以及慢性支气管炎咳嗽、咯痰等病症，秋季肺燥咳嗽者尤宜。

橘皮杏仁豆浆

【配方】橘皮15克 杏仁30克 黄豆50克 白糖适量。

【制法】1. 黄豆洗净，用清水浸泡6～8小时；杏仁用温水泡开；橘皮用温水泡开，切碎。2. 将以上食材全部倒入豆浆机中，加水至上、下水位线之间，按下"豆浆"键。3. 待豆浆机提示豆浆做好后，倒出过滤，再加入适量的白糖，即可饮用。

【功效】止咳平喘。

橘饼银耳羹

【配方】橘子30克，银耳10～15克，白糖适量，冰糖少许。

【制法】先将鲜橘用白糖渍制后，压成饼状，烘干备用；取银耳用水发开、洗净；将橘饼、银耳放置锅内，加入清水，先用武火烧开后，改用文火炖煮3～5小时，待银耳烂酥汁稠，加少许冰糖调味即可。

【功效】润肺止咳、补虚化痰，适合肺燥干咳、虚劳咳嗽患者经常食用。

3 冠心病食疗方

橘皮中含有黄酮苷，可扩张冠状动脉，增加冠状动脉血流量，还有类似维生素P的物质，可增强微血管韧性，防止破裂出血。

银耳橘皮羹

【配方】新鲜橘皮100克，水发银耳100克，冰糖适量。

【制法】将银耳去蒂，洗净，用小火煮透，改为大火炖烧，加入冰糖、清水。待银耳质地柔软时，加橘皮，烧沸即成。

【功效】本方具有扩张冠状动脉的作用，能够提高人体的免疫能力和肝脏解毒能力，可作为肺热咳嗽、痰中带血、冠心病等症患者的辅助食疗品。

橘皮粥

【配方】干橘皮30克，粳米100克，白糖5克，冷水适量。

【制法】1. 将干橘皮擦洗干净，研成细末；粳米淘洗干净。2. 取锅放入冷水、粳米，先用旺火煮沸，然后改用小火熬煮，至粥将成时，加入橘皮末和白糖，再略煮片刻，即可盛起食用。

【功效】扩张冠状动脉，防治冠心病。

4 阻抑肿瘤细胞生长、预防癌症食疗方

橘子富含胡萝卜素、类黄酮等成分，有抑制化学致癌物质对人体的危害作用，特称"全能抗癌水果"。后来，有人发现柑橘内含有一种强抗癌的活性物质——诺米灵。它可使致癌物质分解、灭毒，阻抑肿瘤细胞生长，使机体内解毒的酶活性升高2倍，尤对胃癌的防治有奇效。日本科学家发现橘子中含有的β-隐黄素其抗癌效果为β-胡萝卜素的5倍，每天吃1～2个橘子，就可收到预防皮肤癌、大肠癌的明显效果。

橘汁鸡

【配方】橘汁100克，净鸡250克，罐头荸荠200克，洋葱150克，胡萝卜150克，芹菜50克，盐5克，胡椒粉5克，红辣椒粉5克，红糖20克，姜末10克，土豆泥30克。

【制法】1. 净鸡切成5块，撒上盐、胡椒粉、红辣椒粉；洋葱洗净，切丁；胡萝卜切片；芹菜择洗干净，切段。2. 锅底码放荸荠和洋葱丁、胡萝卜片、芹菜段，上面放鸡块。3. 把红糖、姜末及橘汁拌匀，淋到鸡块上，盖锅盖，用旺

火烧沸，改微火焖烧约 1 小时，焖至肉熟透，起锅上桌时，配上土豆泥或炸土豆片同食。

【功效】有降血压、抗癌作用。常食此方，可提高抗病能力、强健身体。

橘香甜汁

【配方】橘子 100 克，胡萝卜 80 克，白糖 15 克。

【制法】1. 橘子剥皮分瓣，去子后对半切开；胡萝卜洗净，切成小块。2. 橘子和胡萝卜块分别放入榨汁机中，榨取汁液。3. 将橘子汁和胡萝卜汁混合均匀，加入白糖拌匀后即可直接饮用。

【功效】清除氧自由基，防癌抗癌。

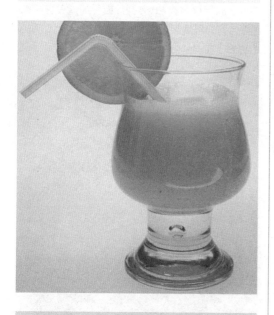

【制法】1. 粳米淘洗干净，放入锅中，加入约 1000 毫升冷水煮沸，再转入小火熬煮。2. 粥煮沸后下汤圆及白糖；橘子去皮、分瓣，下入锅中煮透即可。

【功效】生津止渴、除烦醒酒。

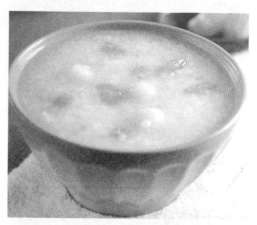

橘味醒酒汤

【配方】橘子 250 克，莲子 250 克，青梅 25 克，红枣 10 颗，白糖 150 克，白醋 50 毫升，桂花少许，水淀粉少许。

【制法】1. 将青梅切丁；红枣去核，洗净；橘子剥皮，切块；莲子洗净、泡软、去心。2. 将橘子、莲子一起倒入锅内，加青梅、红枣、白糖、清水、白醋、桂花，烧开，烧至糖溶化，用水淀粉勾芡即成。

【功效】生津止渴、除烦醒酒。

5 酒精中毒食疗方

一般来说，酒精是一种醇，和有机酸结合能生成酯，所以说有机酸大多能解酒。

橘子中含有大量的水分、多种有机酸、多种维生素、丰富的糖类物质，能够生津止渴，调节人体的新陈代谢，除烦醒酒。

鲜橘汤圆粥

【配方】鲜橘子 50 克，粳米 150 克，汤圆 5 个，白糖 10 克。

6 止呕止泻、治疗嗳气食疗方

嗳气，俗称"打嗝""饱嗝"，是各种消化道疾病常见的症状之一。尤其是反流性食管炎、慢性胃炎、消化性溃疡和功能性消化不良，多伴有嗳气症状。

橘子中含有的橙皮苷对肠道表现为双相调节作用，既能抑制肠道平滑肌、收敛涩肠，以达到止痛、止呕、止泻的目的，又能兴奋肠道平滑肌，促进消化，治疗脘腹胀满、食欲不振、嗳气等。此外，还具有保肝、利胆、抗溃疡的作用。

薏米橘羹

【配方】无核蜜橘 300 克，薏米 100 克，白糖 10 克，糖桂花 5 克，湿淀粉 25 克。

【制法】1. 薏米淘洗干净，用冷水浸泡 2 小时。2. 将无核蜜橘剥去外皮，掰成瓣，去薄皮，切小丁。3. 取锅加入约 1500 毫升冷水，放入薏米，先用旺火煮沸，然后改用小火慢煮。4. 待薏米烂熟时加白糖、糖桂花、橘丁烧沸，用湿淀粉勾稀芡即成。

【功效】止呕止泻、促进食欲。

姜橘鲫鱼汤

【配方】鲫鱼 1 条（约 200 克），干橘皮 10 克，姜 10 克，植物油 20 毫升，葱白 10 克，胡椒 1 粒，料酒 20 毫升，盐、味精、白糖各 5 克。

【制法】1. 将鲫鱼洗净；干橘皮用水略泡软后切丝；姜切片。2. 炒锅上火放油烧至四成热，加入葱白煸香，放入鲫鱼，略煎至两面微黄。3. 把姜片、橘皮丝、胡椒一起用纱布包扎起来，塞入鱼肚内，放入炒锅中。4. 加入料酒和适量清水，先用大火煮沸，再用小火煨炖约 1 小时至汤呈乳白色，加入盐、味精、白糖，再煮沸即可。

【功效】温中止呕，可用于治疗食欲不振、消化不良、虚弱乏力等症。

7 抗炎、抗过敏食疗方

过敏体质是指一些人的体质与常人不同，易患过敏性疾病，患者常被诊断为气喘、荨麻疹、食物过敏或其他变态反应性疾病——过敏症。

橘子中的橙皮苷与甲基橙皮苷均有类似于维生素 P 的作用，能对抗组织胺所致的血管通透性增加，当与维生素 C 和维生素 K 合用时，抑制效果更为显著，从而具有抗炎、抗过敏的作用。此外，橘皮还能抑制葡萄球菌的生长。过敏体质的人经常食用橘子，可有效缓解症状、改善体质。

橘子山楂桂花羹

【配方】橘子、山楂各 50 克，桂花 20 克，白糖 10 克。

【制法】1. 橘子剥皮、去核，切成小丁。2. 山楂去核，洗净，切片；桂花洗净。3. 将橘子、山楂、桂花放入炖锅内，加入适量冷水，先置旺火上烧沸，然后用小火煮 25 分钟，最后加入白糖，搅拌均匀，即可盛起食用。

【功效】抗炎、抗过敏。

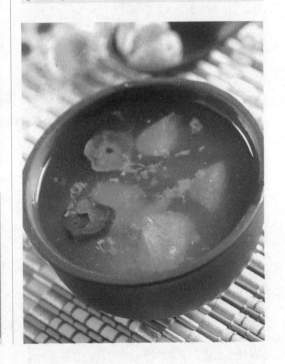

木瓜为蔷薇科植物贴梗海棠的果实，又名木瓜实、铁脚梨、宣木瓜等。

我国种植木瓜已经有 2000 年以上的历史。因其厚实细致、香气浓郁、汁水丰多、甜美可口、营养丰富，有着"百益之果""水果之皇""万寿瓜"之雅称，是我国岭南四大名果之一。早在南朝时期，木瓜就成为朝廷的贡果。

传统中医认为，木瓜性温，味酸；入肝、脾经；具有消食、驱虫、清热、祛风等功效，主治胃痛、消化不良、肺热干咳、乳汁不通、湿疹、寄生虫病、手脚痉挛疼痛等病症。

现代医学和营养学研究证明，木瓜果肉中含有的番木瓜碱具有缓解痉挛疼痛的作用，而它含有的一种酵素，能消化蛋白质，降低血脂、血压，并有利于胃病好转。

木瓜中的番木瓜碱和蛋白酶具有抗结核杆菌及寄生虫的作用，可用于治疗热感咳嗽和各种结核病；木瓜蛋白酶还能将脂肪分解为脂肪酸，有消脂减肥之功效。木瓜中的凝乳酶有通乳作用，对产妇乳汁稀薄、乳汁不通有较好的疗效。

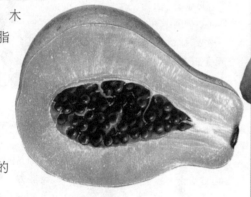

木瓜含有皂苷、苹果酸、枸橼酸、维生素 C、黄酮类及鞣质等，具有祛风湿、平肝舒筋等功效。木瓜中又含糖苷、胡萝卜素、蛋白酶、维生素 C 等多种营养成分，可用于治疗脚气病及其他维生素缺乏症等。

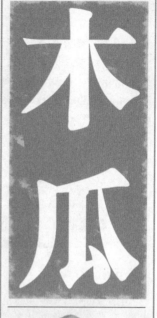

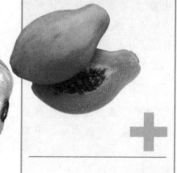

药典选录

"除疮合疥癣，牙齿虫痛。"——《开宝本草》"果实汁液，用于驱虫剂及防腐剂。"——《岭南采药录》

医生叮咛

①木瓜中的番木瓜碱对人体有小毒，每次食量不宜过多。

②孕妇忌服，过敏体质者慎食。

木瓜治病偏方 11例

1 治腹痛偏方

木瓜120克，小茴香90克，青皮60克，蜂蜜适量。前三味共研为细末，炼蜜为丸，如梧桐子大。每日3次，每次6丸，用温酒送下。主治脐下痛。（经验方）

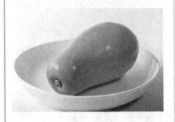

2 治胃炎偏方

木瓜100克，姜30克，米醋20毫升。3物共放砂锅中加水煮汤，分2～3次吃完，每隔2～3日1剂，可常服食。主治慢性胃炎。（经验方）

3 治霍乱偏方

木瓜、白酒适量。木瓜蒸熟煮酒服。病愈即止，不宜久服。主治霍乱转筋。（经验方）

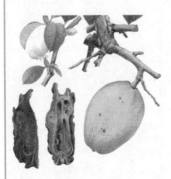

4 治便血偏方

木瓜50克，蜂蜜6毫升。将木瓜晒干研碎为末，用白开水将蜂蜜溶解，再加入木瓜末，冲服。早晚各1次，连续服用。

清热利湿、和中止血，主治大便下血症。（经验方）

5 治胃痛偏方

木瓜250克，用水洗净，切开取出子，放进榨汁机，用细布过滤其渣，一碗分3次饮用。（经验方）

6 治肠梗阻偏方

木瓜、牛膝各50克，白酒500毫升。上药浸于白酒中，7日后便可饮用。每晚睡前饮一次，每次饮量可根据个人酒量而定，以能耐受为度。上述药量可连续浸泡3次。本方活血通络，主治粘连性肠梗阻。（经验方）

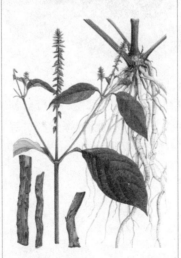

7 治咳嗽偏方

熟木瓜250克，蜂蜜适量。木瓜去皮，放入碗里，加入蜂蜜与水，蒸熟后食用。（经验方）

8 治关节炎偏方

木瓜20克，甘草10克，绿茶2克。三味加水400毫升，煮沸5分钟，分3次于饭后服。每日1剂。主治风湿性关节炎。（经验方）

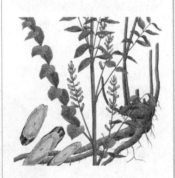

9 治荨麻疹偏方

鲜木瓜60克，姜12克，米醋100毫升。三味共入砂锅煎煮，醋干时，取出木瓜、姜，分早晚2次服完。每日1剂，至愈为止。疏风、解表、止痒，主治荨麻疹。（经验方）

10 治痔疮偏方

选七分熟的木瓜100克，去皮，用水煮2小时，将水倒入盂中，人坐其上，一次即可见效。（经验方）

11 治产后缺乳偏方

木瓜100克，猪肥肉50克，姜10克，醋50毫升，红糖适量。将木瓜去皮核，切成块，同猪肉、姜、醋加适量水煮熟，加红糖，分次食之。（经验方）

木瓜食疗方 5种

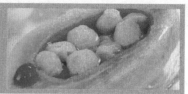

1 抑制肿瘤、抵抗癌症食疗方

自由基是在人体进行新陈代谢时，体内的氧转化生成的极不稳定的物质。自由基会破坏细胞膜上的分子，从而产生更多的自由基，同时开始了连锁反应。这一连锁反应又称氧化作用，能使细胞膜受损，并会破坏细胞中的脱氧核糖核酸（DNA），从而使一系列致病因子进入细胞，引起机体免疫力下降，最终导致癌症的发生。

有科学研究表明，木瓜所含的番木瓜碱具有极强的抗氧化、清除自由基的作用，而木瓜蛋白酶可缩小肿瘤细胞。因此，经常食用木瓜，可预防各种良性或恶性肿瘤。

木瓜烧猪蹄筋

【配方】木瓜200克，猪蹄筋200克，青菜头100克，料酒10毫升，姜5克，葱10克，盐3克，鸡精3克，植物油35毫升。

【制法】1. 将木瓜洗净，切片；鸡翅根洗净；姜切片，葱切段。2. 将木瓜、鸡翅根、料酒、姜、葱同放炖锅内，加水2500毫升，置武火上烧沸，再用文火炖45分钟，加入盐、鸡精、鸡油即成。

【功效】化湿和胃、理气通乳，适用于产后乳汁稀少的妇女服食。

2 缓解胃部痉挛、治疗胃痛食疗方

胃痛，又称胃脘痛，是由外感邪气、内伤饮食、脏腑功能失调等导致气机瘀滞，腹胃脘部包括其周围经常疼痛为主证。

木瓜果肉中含有的番木瓜碱具有缓解痉挛疼痛的作用，对于缓解胃部痉挛引起的疼痛有明显的治疗作用。另外木瓜中含有一种过氧化氢酶，能消化蛋白质，有利于人体对食物的消化和吸收，有利于胃病好转。

木瓜炖羊肉

【配方】木瓜200克，羊肉100克，白萝卜100克，料酒10毫升，姜5克，葱10克，盐3克，鸡精3克，胡椒粉3克，香菜25克。

【制法】1. 将木瓜洗净，切薄片；羊肉洗净，切块；白萝卜去皮，切块；姜切片，葱切段。

2. 将木瓜、白萝卜、羊肉、料酒、姜、葱同放炖锅内，加水1800毫升，置武火上烧沸，再用文火炖煮35分钟，加入盐、鸡精、胡椒粉、香菜末即成。

【功效】舒经活络、益气补虚、温中暖下，适用于风湿疼痛、虚劳羸瘦、腰膝酸软、腹痛、中虚反胃等症。

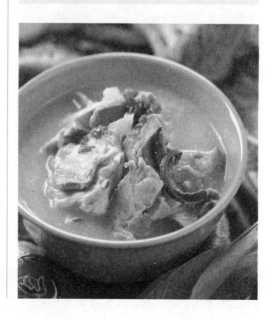

素丝木瓜

【配方】鲜木瓜300克，豆百页200克，茭白100克，青椒50克，姜10克，葱白10克，盐、白糖、香醋、香油、味精各适量，植物油50毫升。

【制法】将木瓜削去外皮，茭白刨去外皮，与豆百页一起切丝；青椒去蒂，姜去皮，洗净，与葱白一齐切成细丝；炒锅置火上，倒入植物油，烧热，投姜、青椒、葱白丝翻炒几下，再倒入木瓜、茭白、豆百页丝，调入盐、白糖、香醋，加适量清水，焖10分钟，淋上香油，调入味精即成。

【功效】本方具有健脾开胃、帮助消化的功效，可供胃痛、消化不良等患者食用，亦能减肥。

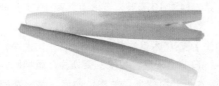

3 产妇乳汁不通食疗方

传统中医认为，产后乳汁的多少、好坏与人体的气血有密切的关系。而人体气血的产生，又直接同脾胃强弱及所吸收的营养物质有关。因此，产后采用饮食疗法，提供良好的营养对增加和改善乳汁有一定的效果。所选食物应有补血益气、健脾益胃、活血化滞的功用。木瓜富含糖类，能为人体提供重要的能源和碳源。而孕产妇经常食用木瓜更是非常有益，因为木瓜中的凝乳酶有通乳作用，对乳汁稀薄、乳汁不通有较好的疗效。

木瓜炖鸡翅根

【配方】木瓜200克，鸡翅根80克，料酒10毫升，姜5克，葱10克，盐3克，鸡精3克，鸡油30毫升。

【制法】①. 将木瓜洗净，切片；鸡翅根洗净；姜切片，葱切段。②. 将木瓜、鸡翅根、料酒、姜、葱同放炖锅内，加水2500毫升，置武火上烧沸，

再用文火炖45分钟，加入盐、鸡精、鸡油即成。

【功效】化湿和胃、理气通乳，适用于产后乳汁稀少的妇女服食。

木瓜猪蹄汤

【配方】半熟鲜木瓜250克，猪蹄100克，盐、味精少许。

【制法】将木瓜刨去果皮，切丁；猪蹄洗净，剁成小块。二者同放入瓦罐中，加清水适量，盐少许，以小火慢炖40分钟，调入味精即成。

【食法】每日1次，连服3日。

【功效】此方具有理气通乳的功效，适用于产后乳汁稀少、胸部发育不良的妇女食用。

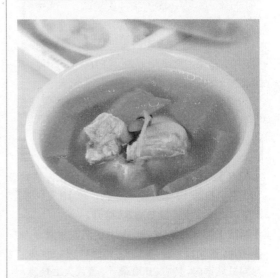

4 结核病食疗方

肺结核是一种消耗性疾病，补充消耗十分重要。饮食要求以高热量、高蛋白、高维生素为主，以维持身体的正常功能代谢。另外，还要注意进食一些有抗结核作用的食物，以达到事半功倍的效果。

木瓜中含有大量水分、碳水化合物、蛋白质、脂肪、多种维生素及人体必需的多种氨基酸，可有效补充人体的养分，增强机体的抗病能力。而且木瓜中所含的番木瓜碱和木瓜蛋白酶具有抗结核杆菌的作用，可用于辅助治疗各种结核病。

木瓜鱼尾汤

【配方】木瓜半个，鲩鱼尾1条，南北杏适量，姜丝、蒜蓉各少许。

【制法】1. 将鲩鱼尾洗净放入清水中用文火煮开，放入少量姜丝及蒜蓉。2. 将木瓜洗净剖开，去掉瓜瓤，切成片状，放入鱼汤中，同时将南北杏洗净放入，用中火煲3小时，下盐调味即可。

【功效】补虚羸、祛风湿、抗结核，适用于虚劳骨蒸、风湿疼痛、脚气、小儿疳积、妇女崩漏、结核病等症。

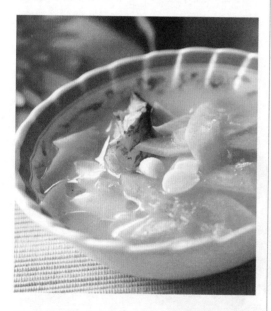

5 风湿性关节炎食疗方

风湿性关节炎是一种与溶血性链球菌感染有关的变态反应性疾病，主要表现为关节酸痛，呈游走性窜痛或限于一两个关节轻度肿痛，关节功能因疼痛轻度受限。如累及膝关节则行走、上下楼及蹲站时困难。呈反复发作，遇天气变化（刮风、下雨、阴天）时加重。有时四肢出现环形红斑或结节性红斑。木瓜含有皂苷、苹果酸、枸橼酸、维生素C、黄酮类及鞣质等，具有抗炎、镇痛、祛风湿、平肝舒筋等功效，可用于治疗风湿性关节炎、腹痛吐泻及腓肠肌痉挛等。

木瓜煮樱桃

【配方】木瓜300克，樱桃100克，冰糖20克。

【制法】1. 将木瓜润透，切片；樱桃洗干净；冰糖打碎成屑。2. 将木瓜、樱桃同放锅内，加水500毫升，置武火上烧沸，再用文火烧煮25分钟，加入冰糖即成。

【功效】舒经活络、驱风祛湿，适用于风湿疼痛、瘫痪、四肢麻木、冻疮等症。

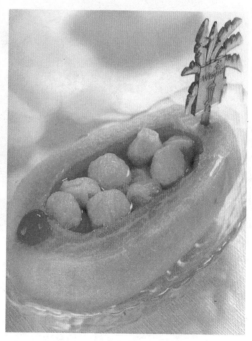

山楂

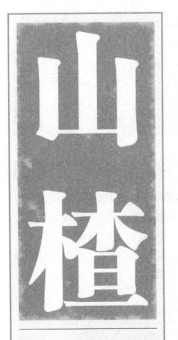

楂为蔷薇科植物山楂或野山楂的果实，又名鼠查、酸查、山里红、红果儿等。在诸多水果中，山楂貌不出众。论个子，它很小；论味道，它不属于芬芳型的那一类。但它以甜中带酸的独特风味博得了天南地北人们的偏爱，是人们最爱吃的水果之一，特别是妇女和儿童最喜欢吃。因中老年人常吃山楂制品能增强食欲，改善睡眠，保持骨骼、血液中钙的恒定，预防动脉粥样硬化，使人延年益寿，故山楂被人们视为"益寿果"。

传统中医认为，山楂性平，味甘酸；入脾、胃、肝经；具有消积食、散瘀血、驱绦虫等功效，主治肉积、症瘕、痰饮、痞满、吞酸、泻痢、肠风、腰痛、疝气、产后儿枕痛、恶露不尽、小儿饮食停滞、产后瘀滞腹痛等病症。

现代医学和营养学研究证明，山楂所含的牡荆素化合物，能阻断亚硝酸的合成，对致癌剂黄曲霉素的致突变作用有显著抑制效果。山楂所含脂肪酶能促进脂肪食物的消化，也可促进脂溶性食物吸收。

山楂中的山楂黄酮有一定的强心作用，三萜烯酸对心脏搏动疲劳有恢复作用，可调节心血管功能，降低血压；山楂总黄酮能增加冠脉流量，减小血管压力。山楂三萜烯酸对冠脉功能不全者能改进冠脉血流，调节全身循环，改善心脏的苷糖代谢，能够防治冠心病，并具有缓慢而持久的降低血压和血脂的作用。山楂中的苷类具有扩张气管、促进气管纤毛运动、排痰平喘的作用。山楂含有酒石酸、柠檬酸、山楂酸，这些酸有收敛止泻的作用。

药典选录

"化食积，行结气，健胃宽膈，消血痞气块。"——《日用本草》"化饮食，清肉积、症瘕、痰饮、痞满、吞酸、滞血痛胀。"——《本草纲目》

医生叮咛

①山楂不适合孕妇吃，因为山楂可以刺激子宫收缩，有可能诱发流产。
②山楂具有降血脂的作用，血脂过低的人多食山楂会影响健康。

山楂治病偏方17例

1 治高血压偏方

山楂30克。山楂置于大茶杯中，用滚水冲泡，代茶饮用。每日1次，多饮即可。可消除血脂肪（胆固醇），对高血压引起的血管硬化有治疗作用。（经验方）

2 治高脂血症偏方

1. 山楂片100克，红枣、红糖各30克，米酒1000毫升。山楂片、红枣、红糖入米酒中浸10天，每天摇动一次，以利药味浸出。每晚睡前取30～60克饮服。治高脂血症。注：实热便秘者忌用。（经验方）

2. 山楂20克，柿叶10克，茶叶3克。上三味以沸水浸泡15分钟即可。每日1剂，不拘时，频频饮服。治高脂血症。（《食疗本草学》）

3. 山楂20克，荷叶10克。将上二味共研细，加水煎或以沸水冲泡，取浓汁即可。每日1剂，不拘时，代茶饮。治高脂血症。（《营养世界》）

3 治冠心病偏方

1. 山楂片30克，茶3克。将山楂片、茶用开水冲泡饮用（1日量）。本方可舒张血管、降压强心，用于冠心病、心绞痛、心肌梗死恢复期的治疗。（经验方）

2. 山楂40克，白扁豆、韭豆各20克。上述三味分别洗净，同入砂锅，文火煎煮，豆烂后，加放红糖40克，调味服用，每日1剂。经常服用可防治冠心病。（经验方）

4 治眩晕偏方

山楂15克，粳米50克。用新鲜山楂或山楂干浸泡，加水适量煎煮15分钟，取汁浓缩约150毫升。再加水400毫升，将洗净的粳米放进汁水内，煮成粥。早晚各一次。本方祛瘀血、扩血管，有效治疗眩晕症。（经验方）

5 治胃痛偏方

1. 山楂、山楂叶各15克，蜂蜜适量。山楂、山楂叶水煎，蜂蜜调服。主治伤食胃痛。（经验方）

2. 山楂肉、小茴香、橘子核各30克。三味研为细末，混匀。每日2～3次，每次服6克，以温黄酒送下。（经验方）

6 治腹泻偏方

1. 山楂10克，石榴皮、茶各8克。三味用水煎服，每日1次。主治腹泻。（经验方）

2. 山楂肉20克。将其炒黑研为细末，每次取6克，用白糖调化，温开水送下。主治腹泻，一般2服即愈。（经验方）

7 治便血偏方

山楂20克，金橘饼5个，白糖9克。将金橘饼同山楂共入锅内加水煎煮，10分钟后入白糖再煮5分钟。饮汤食果，每日1次。（经验方）

8 治痢疾偏方

1. 山楂60克（半生半熟），茶叶15克，姜6克，红糖、白糖各15克。将山楂、茶叶、姜三味，加水煎沸10～15分钟。取汁冲入红、白糖即可。每日2剂，不拘时饮服。主治急性菌痢。（《河北省中医药展览集锦》）

2. 山楂、红糖各60克，白酒30毫升。文火将山楂炒至略焦，离火加酒搅拌，再加水200毫升，煎15分钟，去渣加红糖，趁温一次服下。每日1剂。本方清肠解毒，适用于中毒性菌痢。（经验方）

9 治失眠偏方

山楂核30克，柿叶20克。先将柿叶切成条状，晒干；再将山楂核炒焦，捣裂。每晚1剂，水煎服。7天为1疗程。主治失眠。（《四川中医》1983年第2期）

10 治中暑偏方

山楂50克，决明子30克（炒熟研碎），茶叶10克，白糖15克。前三味加水1000毫升，煎煮20分钟后加白糖，冷后饮用。主治中暑、头痛、眩晕。（经验方）

11 治感冒偏方

山楂10克，紫苏叶6克，冰糖适量。上述三味共加水500毫升，煮至200毫升，晚上饮后入睡，一般隔天即愈。（经验方）

12 治疝气偏方

野山楂 15～30 克，红糖适量。野山楂水煎后加红糖，一日 2～3 次分服。治小肠疝气和肠疝痛。（经验方）

13 治冻疮偏方

山楂 20 克，细辛 2 克。将山楂用火烧焦捣如泥状；细辛研细末，合于山楂泥中，摊布于敷料上，贴于患处，每天换药一次。此方治疗冻疮效果极佳，一般用药 4～5 次即可痊愈。（《四川中医》1990 年第 10 期）

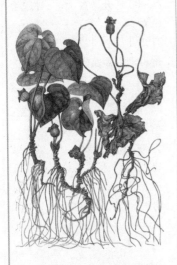

14 治荨麻疹偏方

山楂 30 克，猪瘦肉 300 克，红花 10 克。山楂洗净，猪瘦肉切丁；油炸红花后去渣，加入肉丁煸炒，加作料后入山楂，炒熟即可。适量服食。适用于血瘀型荨麻疹。（经验方）

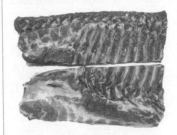

15 治关节炎偏方

山楂树根 30～60 克，加水适量煎煮 30～40 分钟，滤渣饮汤。每日 1 次。本方活血通络，主治风湿性关节炎。（经验方）

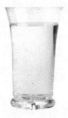

16 治痛经偏方

1. 山楂 50 克，葵花子仁 50 克，红糖 100 克。上三味加水适量炖汤即成。每剂分 2 次饮，行经前三天饮效果好。主治气血不足型痛经。（经验方）

2. 山楂 15 克，粳米 50 克，白糖适量。先将山楂炒至棕黄色，加温水浸泡片刻，煎取浓汁小半碗，约 150 毫升。再加水 400 毫升，入粳米、白糖，煮成稀粥。分早晚 2 次，温热服用。本方具有祛瘀生新之功效，适用于瘀血性痛经，伴心烦易怒、胸闷不畅、乳房作胀等症。（经验方）

3. 干山楂 200 克，白酒 300 毫升。干山楂洗净去核，浸入白酒中，密封瓶口。每日摇动一次，1 周后便可饮用。饮后可再加白酒浸泡。适用于瘀血性痛经。（经验方）

17 治恶露不尽偏方

鲜山楂 60 克，粳米 60 克，白糖 10 克。先用山楂入砂锅煎取浓汁，去渣，然后入粳米、白糖煮粥。可作上、下午点心服用，不宜空腹食。以 7～10 日为 1 疗程。注：慢性脾胃虚弱病人不宜选用。（经验方）

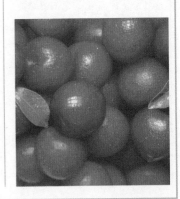

山楂食疗方

6种

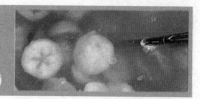

1 分解脂肪、促进消化食疗方

肉类吃得多了，会增加肠胃负担，导致消化不良，很容易积聚脂肪，特别是一些肥胖症患者和心脑血管病患者，过多食用肉类会增加胆固醇等摄入，对身体不利。山楂历来用于健脾胃、消食积，尤长于治油腻肉积所致的消化不良、腹泻腹胀等。近代研究证明，食山楂后能增加胃中酶类物质，促进消化，其所含脂肪酶亦能促进脂肪食物的消化。

山楂荷叶汤

【配方】山楂35克，香蕉2个，新鲜荷叶半张，冰糖30克。

【制法】1. 将山楂洗净，切片；香蕉去皮，切3厘米长的段；荷叶洗干净；冰糖打碎成屑。2. 将冰糖、山楂、荷叶放入炖锅内，加入香蕉、清水适量，用中火煮25分钟即成。

【功效】开胃增食、促进消化、延缓衰老。

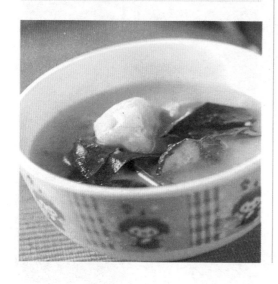

蜜三果

【配方】山楂、白糖各250克，白果、栗子各100克，蜂蜜、香油各少许，桂花酱、碱粉各适量。

【制法】1. 山楂洗净，放入清水中浸泡约10分钟捞出，然后放入清水锅中煮至半熟，捞出，去皮核，并用清水洗净；把栗子洗净，用刀在栗子顶部开十字形刀口，放入沸水锅中略煮后取出，放凉后剥去外壳；将白果轻拍，取出白果肉，放入盘内，倒入适量开水，加入碱粉，去软皮洗净，再放入开水锅中，用小火煮几分钟后捞出，沥去水分。2. 把白果、栗子放入盘内，倒入适量清水，上笼蒸至熟透，取出，晾去水分。3. 将锅放火上，投入香油、白糖，用铲子炒至浅红色，加适量清水，倒进山楂、栗子、白果、蜂蜜、白糖，用旺火煮沸后，改用小火慢熬，待汤汁变稠时加入桂花酱，淋上香油即成。

【功效】健脾消食、补肺益肾，适用于肉食积滞、泄泻下痢、肾虚腰痛、肺虚咳喘。

山楂糕

【配方】山楂850克，冰糖250克，鱼胶粉25克，清水适量。

【制法】1. 山楂洗净切开，去籽，去柄，冲洗干净。2. 锅内放水，加入处理好的山楂、冰糖，小火慢慢煮，煮到山楂变软，用筷子一碰就碎的程度，把煮好的山楂放料理机里打碎成泥，鱼胶粉用少许温水搅匀。3. 打好的山楂泥继续回锅煮开，倒入鱼胶粉搅匀煮开，关火，把山楂泥放保鲜盒，凉凉，冷藏成型。

【功效】具有消食健胃，活血化瘀，驱虫之功效。

2 阻断细胞突变、防治癌症食疗方

黄曲霉素是目前发现的化学致癌物中最强的物质之一。它主要引起肝癌，还可以诱发骨癌、肾癌、直肠癌、乳腺癌、卵巢癌等。黄曲霉素主要存在于被黄曲霉素污染过的粮食、油及其制品中。

山楂所含的黄酮类药物成分中，有一种牡荆素化合物，能阻断亚硝酸的合成，对致癌物黄曲霉素的致突变作用有显著抑制效果。一些研究还证明，山楂中含量很高的维生素 C 有抑制肿瘤细胞的作用，还可用于宫颈癌、食道癌、胃癌、直肠癌、乳腺癌等多种癌症的辅助治疗。

㸆山楂

【配方】山楂 1000 克，白糖 500 克，桂花酱 5 克，水 2000 毫升。

【制法】1. 将山楂洗净，挖去核，保留整个果肉，呈算盘珠形状，放入锅中，加清水 2000 毫升，用微火煮至五成熟，捞出去皮。2. 锅内留清水 200 克，加入白糖，用中火烧沸，待糖溶化，撇去浮沫，倒入山楂，移至微火上，烧至汁浓时，放入桂花酱，轻轻搅匀，倒入盘中，凉凉即成。

【功效】开胃解腻，防治癌症。

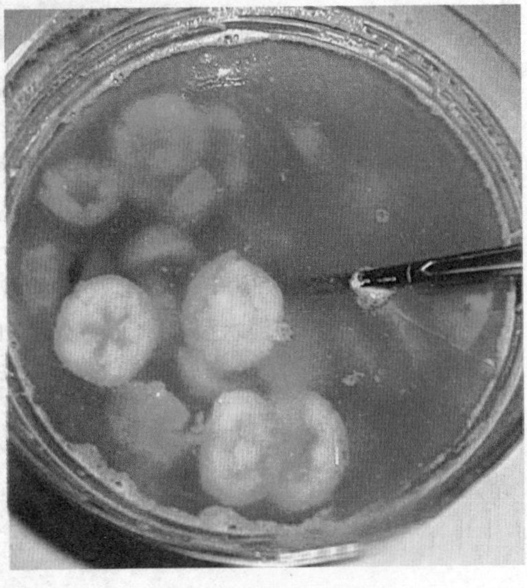

3 调节心脏功能、防治高血压食疗方

心脏是人体的主要循环器官，高血压对心脏的直接损害表现为心脏在长期高负荷运转的情况下，发生心肌组织代偿性增生肥厚。如果高血压不治愈，心脏损伤将进一步加重，心脏病变会扩大，日久则造成心脏收缩无力，而发生心力衰竭。

山楂中的山楂黄酮有一定的强心作用，可增加心输出量，减慢心律，使心脏收缩加强；山楂三萜烯酸对疲劳心脏搏动有恢复作用，还有抑制人脑中单胺化酸作用，可调节心血管功能，降低血压；山楂总黄酮能增加冠脉流量，减小血管压力。

山楂素丸子

【配方】山楂 250 克，鲜藕 250 克，山药 250 克，冰糖 100 克，鸡蛋清 50 克，淀粉 50 克，桂花汁、青红丝、白糖各适量，面粉少许，植物油 50 毫升。

【制法】1. 将藕、山药、山楂洗净，藕、山药去皮，山楂去核、蒂，入笼屉蒸烂，放入盆中，搅碎成泥；冰糖研成细末，与鸡蛋清及淀

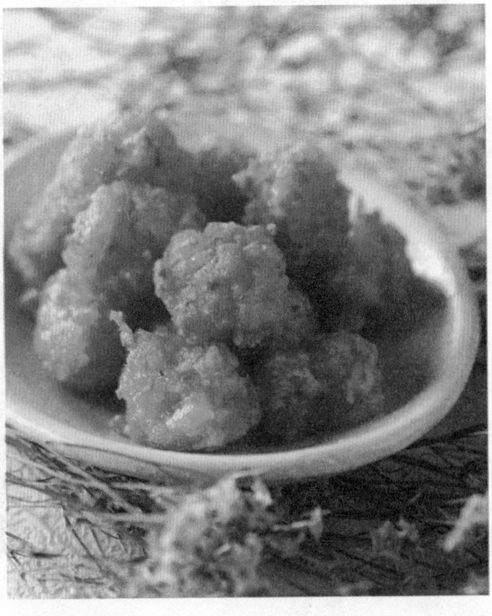

粉入盆内，搅拌均匀，做成山楂大小的丸子，即素丸子。2. 锅内放油，烧热，将丸子逐个炸成金黄色，捞出，摆在盘中。3. 锅内加清水，烧开，放入适量面粉，再烧开，放入淀粉，勾成稀芡，浇在丸子上，再撒上桂花汁、青红丝、白糖即成。

【功效】此方有降血压、利尿、健肾、益气的功效。

山楂酱

【配方】鲜山楂 1000 克，白糖 500 克。

【制法】1. 将山楂洗净，每个一切两半，剔除虫蛀和霉烂部分，挖去子。2. 将修整好的山楂放在锅内，倒水（没过山楂），点火煮沸 10 分钟，加白糖，改小火，煮至汁稠浓时，用干净筷子将山楂全部搅碎，汁快收干时即可。

【功效】此方开胃助消化，有利健体，适宜高脂血症、高血压、冠心病患者食用。

4 持久降低血压和血脂食疗方

随着年龄的增长，每个人的血管都会自然衰老、失去弹性，而炎症、环境恶化及吸烟、酗酒等不良生活习惯，则会损伤血管内皮，加速脂质沉积，形成鸡蛋壳一样的血垢，使管腔变窄、变硬、变脆，导致血管堵塞。山楂三萜烯酸和山楂黄酮能扩张外周血管，降低胆固醇和脂质在器官上的沉积，增加血中高密度脂蛋白的浓度，增加胆固醇的代谢，消除冠状动脉的脂质沉积，弹性纤维断裂、缺损，溃疡及血栓形成等。因此经常食用山楂，具有缓慢而持久的降低血压和血脂的作用。

山楂炒肉干

【配方】山楂 100 克，猪瘦肉 250 克，植物油 50 毫升（约耗 30 毫升），香油 15 毫升，姜 30 克，葱 30 克，花椒 5 克，料酒 25 毫升，酱油 5 毫升，味精 2 克，白糖 5 克。

【制法】1. 选优质山楂，用清水冲洗干净，切成圆片，去子，个小的拍破待用。2. 猪瘦肉剔去皮筋、冲洗干净，切片；姜切片，葱切段。3. 将 50 克山楂片加水 1500 毫升放入锅中，旺火烧沸，下猪肉片，煮至六成熟，捞出稍晾，放在盘内，用酱油、葱、姜、料酒、花椒拌匀，放置 10 分钟，沥去水。4. 锅置中火上，倒入植物油，烧热，投入肉片，炸干水分，色微黄时，用漏勺捞出，沥去油；锅内留少许油，重置火上，投入余下的 50 克山楂，略炸，再将肉片倒入锅内，反复翻炒，微火收干汁，起锅装在盘内，再淋入香油，撒上味精、白糖，调匀即成。

【功效】此方具有滋阴健脾、开胃消食的作用，可作为高脂血症、冠心病患者的膳食。

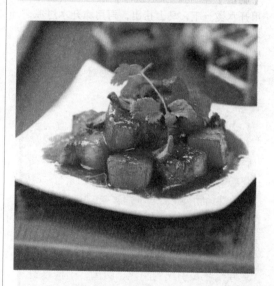

5 冠心病食疗方

收缩压是心脏收缩时血液对血管壁的压力。收缩压的水平与日后发生冠心病的危险明显呈正比：收缩压越高，患冠心病的危险性就越大。山楂三萜烯酸能增强心肌的收缩力，增大心室心房的运动振幅，增大冠脉血流，降低心肌耗氧量，对心肌缺血、低氧有保护作用；对冠脉功能不全者能改进冠脉血流，调节全身循环，有利于血糖的同化作用，改善心脏的苷糖代谢，防治冠心病。

山楂冻

【配方】鲜山楂250克，白糖150克，琼脂50克。

【制法】1. 将鲜山楂洗净，去子，捣成泥，取其汁，倒入锅中，加入白糖和清水，上火烧开。2. 将琼脂用清水浸软，洗净放入烧化的山楂糖汁中，待其全部溶化，撇去浮沫，起锅，倒入模子或盆中，待其冷却成形时即成。

【功效】此方有消食导滞、防治冠心病的功效。

山楂酱拌菜心

【配方】山楂酱150克，白菜心250克，白糖100克。

【制法】1. 将白菜心洗净，顶刀切成细丝，用开水烫一下，马上捞出，再用凉开水过凉，捞出，沥干水分。2. 白菜心放入盘中，将山楂酱放在其上面，撒上白糖，拌匀即成。

【功效】此方有消食健胃、防治冠心病等作用。

6 过敏性结肠炎食疗方

过敏性结肠炎是消化系统最常见的疾病之一，属于胃肠功能障碍性疾病，其发病与精神、心理、饮食、环境等因素有关。过敏性结肠炎主要表现为腹痛、腹胀、腹泻、便秘、黏液便等，以腹痛和慢性腹泻最为多见。山楂含有酒石酸、柠檬酸、山楂酸，这些酸有收敛止泻的作用。因此，对于过敏性结肠炎引起的腹痛、腹泻，山楂是有辅助治疗作用的。

山楂汤

【配方】山楂50克，猪排150克，芹菜叶100克，盐少许。

【制法】1. 将山楂洗净；芹菜叶洗净，切碎；猪排洗净，切块。2. 锅置火上，放入清水，下入山楂、猪排，用慢火焖熟，下盐，再撒入芹菜叶末即成。

【功效】开胃化积，收敛止泻。

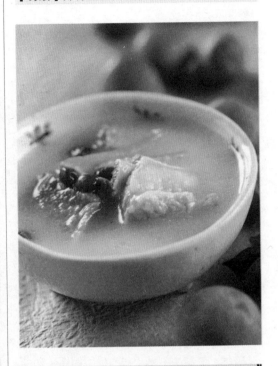

腌山楂白菜

【配方】山楂60克，白菜50克，白梨30克，盐、白糖各适量。

【制法】1. 白菜去根、去老帮，洗净，控干水分，切成细丝；山楂洗净，去子，捣成细泥；白梨洗净，去核，切丝。2. 白菜加少许盐拌匀，腌半个小时，控净盐水，放入山楂泥、梨丝、白糖，拌匀，盖严，放阴凉处腌2小时即可。

【功效】有清热消炎、强心降血、除劳提神等作用，可用于治疗过敏性结肠炎。

红枣为鼠李科植物枣的成熟果实，又名大枣、干枣、美枣、良枣、大红枣。山东的金丝小枣、北京的三红枣、甘肃的敦煌枣及河南的灵宝圆枣等，都是较优良的品种。红枣含有大量的糖类物质和多种维生素，具有较强的补养作用。在国外的一项临床研究显示：连续吃红枣的病人，健康恢复比单纯吃维生素药剂者快。因此，红枣就有了"天然维生素"的美誉。

传统中医认为，红枣性平，味甘；入脾、胃、心经；具有补脾和胃、益气生津、养血安神、调营卫、解药毒的功效，主治胃虚食少、脾弱便溏、倦怠乏力、血虚萎黄、神志不安、心悸怔忡、营卫不和、妇女脏躁等病症。

现代医学和营养学研究证明，红枣中富含铁，对防治贫血有重要作用。红枣含有丰富的蛋白质以及铁、钙、磷等身体不可缺少的矿物质，其中钙对防治骨质疏松有重要作用。红枣所含有的黄酮类物质——葡萄糖苷有镇静、催眠和降压作用，其中被分离出的柚配质 C 糖苷类有中枢抑制作用，具有防治神经衰弱之功。红枣中大量的糖类物

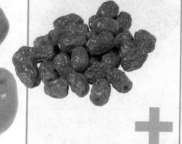

质能促进白细胞的生成，降低血清胆固醇，提高血清白蛋白，保护肝脏。经常食用鲜枣的人很少患胆结石，这是因为鲜枣中丰富的维生素 C 使体内多余的胆固醇转变为胆汁酸，结石形成的概率也就随之减小。红枣中含有大量的维生素 C 和有机酸，能抑制肿瘤细胞，甚至可使肿瘤细胞向正常细胞转化。红枣中含有大量环磷酸腺苷，可扩张血管、增强心肌收缩力，对治疗心血管疾病有一定的好处。

红枣

药典选录

"平胃气，通九窍，补心气、少津液、身中不足，和百药。"——《神农本草经》

"润心肺，止嗽，补五脏，治虚劳损，除肠胃癖气。"——《日华子本草》

医生叮咛

①过多食用红枣会引起胃酸过多和腹胀，因此腹胀、胃胀者忌食。

②不能吃腐烂的红枣，否则会出现头晕、视力障碍等中毒反应，重者可危及生命。

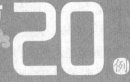

红枣治病偏方 20例

1 治肝炎偏方

1. 红枣 20 颗，茯苓粉 20 克，粳米 30 克。先将红枣用文火煮烂，连汤放入粳米粥内，加茯苓粉再煮沸即成。每日服 2 次，可酌加红糖。本方主治湿邪困脾型肝炎，症见面黄无华、疲倦乏力、眩晕腹胀等。（《饮食治大病》）

2. 红枣 10 颗（去核），五味子 9 克，冰糖适量。上述三味加入开水同炖，去渣饮水。本方养血柔肝、滋阴理气，适用于肝肾亏损型肝炎。（经验方）

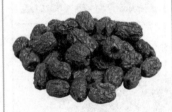

2 治失眠偏方

红枣 20 颗，红糖 12 克，黄芪 10 克。红枣连核捣碎，煎汤饮之，煎时以红糖入汤；如有盗汗症，则加黄芪。治疗失眠。（经验方）

3 治支气管炎偏方

红枣 20 颗，麦芽糖 50 克。上述二味加清水适量，煮熟服食。用于脾虚型慢性支气管炎。（经验方）

4 治腹泻偏方

1. 红枣 10 颗，荔枝干果 7 枚。上述二味用水煎成汤，持续服用，至愈为度。主治腹泻。（经验方）

2. 红枣 7 颗去核，注入明矾末，用线捆住，入火内烧至黑红色，去线，明矾末和红枣皆吃下。病情较轻的，1～3 次即可痊愈。（经验方）

5 治腹痛偏方

红枣 7 颗（去核），胡椒 9 粒，黄酒适量。红枣、胡椒共捣烂，黄酒送服。主治腹痛、胃痛。（经验方）

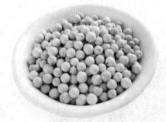

6 治神经衰弱偏方

1. 红枣 5 颗，枸杞子 30 克，鸡蛋 2 个。上述三味放砂锅内加水适量同煮，蛋熟后去壳再共煮片刻。吃蛋喝汤，每日一次，连服数日。主治神经衰弱，症状为心悸失眠、烦躁易怒、腰膝酸软等。（经验方）

2. 红枣 25 颗，葱白 7 根。将红枣洗净，用水泡发，煮 20 分钟；再将葱白洗净加入，文火煮 10 分钟，吃枣喝汤。每日一次，连服数日。主治神经衰弱。（经验方）

7 治贫血偏方

红枣 15 颗，粳米 50 克。红枣洗净，与粳米同置锅内，加水 400 毫升，煮至粳米开花、表面有粥油即成。每日早晚温热服。适用于贫血、营养不良等症。注：患有实热证者忌食。（经验方）

8 治咳嗽偏方

红枣 5 颗，姜末适量。红枣去核，纳入姜末，焙至发黄，水煎服。主治风寒咳嗽。（经验方）

9 治风疹偏方

红枣 5 颗，党参 9 克，五味子 6 克。上述三味煎汤服。吃红枣，每日 1 剂。主治风疹块，症见形寒怕冷、胸脘胀闷、神疲乏力等。（经验方）

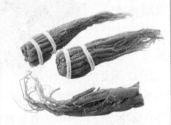

10 治痢疾偏方

红枣 10 颗，山药 200 克，鲜扁豆 50 克，陈皮 30 克。将山药切成薄片，鲜扁豆、枣肉切碎，陈皮切丝，再加面粉及适量白糖制成糕，适量食用。健脾止泻、益气化湿，主治下痢时发时止，日久不愈。（经验方）

11 治皮肤瘙痒偏方

红枣 10 颗，干姜 9 克，桂枝 6 克。将上述三味共煎

汤服，每日1剂，1周为1疗程。本方疏风散寒，主治风寒侵表型皮肤瘙痒。（《常见病饮食疗法》）

12 治口疮偏方

红枣10颗，红糖150克，面粉适量。红枣煮熟去皮、核，加入红糖调匀。用放好碱的发面包，蒸熟后食用。温中和胃，用于脾胃虚寒之口疮。（经验方）

13 治耳鸣、耳聋偏方

红枣150克，桂圆120克，葱白150克。先煮红枣、桂圆，后下葱白，煮熟服之。主治青少年病后耳鸣、耳聋，兼见头晕目眩、膝腰酸软等。（经验方）

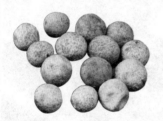

14 治小儿营养不良偏方

红枣10颗，茶叶5克，白糖10克。茶叶用开水冲泡，取汁。将红枣洗净，加白糖、水适量，共煮至枣烂，倒入茶汁，拌匀食用。本方具有消积理脾之功效，主治小儿疳积属脾虚气弱者。（经验方）

15 治小儿腹泻偏方

红枣（炒焦）10颗，姜30克。红枣、姜水煎，代茶饮。温中健脾，可治小儿腹泻。（经验方）

16 治小儿流涎偏方

红枣20克，白术、益智仁各15克，此为5岁用量，可视年龄大小增减。水煎，分3次服，每日1剂。治疗小儿流涎症。（《四川中医》1984年第2期）

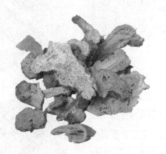

17 治闭经偏方

红枣60克，姜15克，绿茶1克，红糖60克。上述四味共水煎代茶饮，连服至经来为止。主治血虚性闭经。（经验方）

18 治妇女带下病偏方

红枣10颗，马兰根20克。将马兰根洗净，切碎，与红枣煎水取汁，代茶饮。（《常见病验方研究参考资料》）

19 治小儿遗尿偏方

1. 红枣10颗，绿茶5克，白糖10克。茶叶用开水冲泡5分钟；红枣洗净掰开，放入锅内，加水200毫升，煮沸10分钟。倒入茶汁，加入白糖，混匀，饮汤吃枣。每日1剂，连服数日。健脾和胃、醒脑壮神，可辅治小儿遗尿。（经验方）

2. 红枣10颗，荔枝10颗。红枣加水煮熟后，去皮去核，捣成泥。荔枝去壳及核后，将荔枝肉与枣肉入锅，加水煮汤汁半碗，加热熬至汤浓稠即可。补脾生血，可辅治小儿遗尿、食欲不振、大便呈糊状。（经验方）

20 治痛经偏方

红枣10颗，姜6克，红糖60克。加水适量煎汤饮。月经前，每日一次，连服3～5日。适用于气血不足型痛经。（经验方）

红枣食疗方 6种

1 补铁、防治贫血食疗方

贫血是指血液中红血球数量太少，血红素不足。贫血分成几种不同的情形，其中一种是缺铁性贫血，即红血球中铁质含量太少，这也是所有贫血情形中最常见的一种。要预防缺铁性贫血，首先要注意饮食，要均衡摄取红肉、肝脏、蛋黄、谷类等富含铁的食物。红枣中富含铁，对防治贫血有重要作用。正在生长发育高峰的青少年、儿童以及所有女性都容易发生贫血，红枣对他们会有十分理想的食疗作用，当然对外伤失血、病后体虚的人也有良好的滋补作用。

红枣布丁

【配方】红枣 20 颗，淡乳 500 克，白砂糖 100 克，玉米粉 150 克，盐适量，五香粉少许。

【制法】1. 红枣洗净，上火煮熟，捞出，去皮，去核，枣汁留用。2. 将盐、白砂糖、玉米粉一起用冷水调稀倒入枣汁中，上火煮，边煮边搅，再慢慢地倒入淡乳，加入枣肉。3. 煮沸离火，加入五香粉，凉凉即成。

【功效】补血、养血，主治贫血。

枣芪鹿肉汤

【配方】红枣 15 颗，黄芪 50 克，鹿肉 100 克，盐、料酒、味精、姜片、葱段、熟植物油、肉汤各适量。

【制法】1. 将鹿肉洗净，切片；黄芪用冷水洗净，切段；红枣洗净，去核。2. 锅置火上，放入肉汤，烧沸，加入盐、料酒、味精、姜片、葱段、植物油，放入鹿肉、黄芪、红枣共煮，煮至鹿肉烂熟即可。

【功效】补五脏、调血脉，主治贫血。

红枣炖兔肉

【配方】红枣 15 颗，兔肉 150 克，酱油、料酒、姜片、葱段、盐各适量，白糖少许。

【制法】1. 选色红、肉质厚实的大红枣洗净。2. 兔肉洗净，切块，与红枣一起放入砂锅内，再放入料酒、酱油、姜片、葱段、盐、白糖，隔水炖熟，即可食用。

【功效】补益脾胃、补血止血，主治贫血、血崩等症。

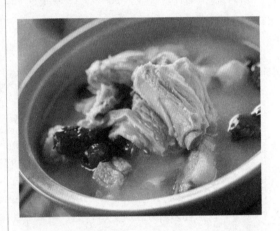

2 神经衰弱食疗方

神经衰弱是一种常见的神经病症，患者常感脑力和体力不足，容易疲劳，工作效率低下，常有头痛等躯体不适感和睡眠障碍，但无器质性病变存在。患者一般需在医生指导下进行适宜的治疗，还要在平时注意饮食的调养，多吃具有安神、镇静作用的食物，如红枣等。红枣中所含有的黄酮类物质葡萄糖苷有镇静、催眠和降压作用，其中被分离出的柚配质 C 糖苷类有中枢抑制作用，即降低自发运动及刺激反射作用、强直木僵作用，故红枣具有防治神经衰弱之功。

枣泥桂圆羹

【配方】金丝蜜枣30颗，桂圆肉50克，桂花糖100克。

【制法】1. 金丝蜜枣洗净，入锅加水煮1小时，捣烂如泥，放入桂花糖。2. 桂圆肉用温水泡软，用凉水冲洗干净，放入枣泥锅内，煮20分钟即成。

【功效】健脑、养血、通血，主治神经衰弱等症。

二米红枣粥

【配方】红枣8颗，大米100克，小米60克，白糖30克。

【制法】1. 将大米、小米淘洗干净，用冷水浸泡半小时，捞出，沥干水分；红枣洗净，去核。

2. 锅中加入约1500毫升冷水，放入大米、小米和红枣，先用旺火烧沸，然后改用小火熬煮，待米粥烂熟时，调入白糖，再稍煮片刻，即可盛起食用。

【功效】增强人体抗病、防病能力，益智健脑。主治神经衰弱引起的神志不安、久卧难眠等症。

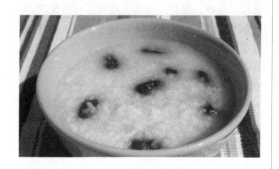

莲枣薏米粥

【配方】红枣5颗，薏米150克，莲子50克，冰糖15克。

【制法】1. 薏米洗净，用冷水浸泡3小时。2. 莲子洗净；红枣洗净，去核。3. 锅中加入约1000毫升冷水，放入薏米，用旺火烧沸，然后加入莲子和红枣，一起焖煮至熟透，调入冰糖，稍煮片刻，即可盛起食用。

【功效】安神益智，用于防治神经衰弱、高血压、动脉硬化等病症。

3 提高血清白蛋白、保护肝脏食疗方

慢性肝炎多由急性型、丙型、丁型肝炎久治不愈发展而成，一旦确诊，除要积极配合医生进行药物治疗以外，饮食也需力求清淡、易于消化，如新鲜水果、蔬菜、豆浆、稀粥之类。在病情稳定时，根据病人的食欲和消化能力，可适当增加营养，经常吃河鱼、瘦肉、菌豆等；不宜食羊肉、鸡等油腻及刺激性食物。另外，平时也可以选一些食疗方长期食用，如红枣煮鸡肝等。

药理研究发现，红枣中大量的糖类物质能促进白细胞的生成，降低血清胆固醇，提高血清白蛋白，保护肝脏，对一些肝病的治疗有不错的辅助作用，同时还能增强人体免疫力。红枣有保肝作用，可减少其他药物对肝脏的损害。

红枣煮鸡肝

【配方】红枣20颗，鸡肝250克，大料20克，酱油、料酒、盐、葱段、姜片各适量。

【制法】1. 红枣洗净，用温水泡软，去核。2. 鸡肝入开水锅中焯一下，滤去血水，捞出，用凉水冲洗干净。3. 锅置火上，放入清水、鸡肝、红枣、大料、酱油、料酒、盐、葱段、姜片，煮30分钟，至鸡肝烂熟即可。

【功效】补肝养血，主治慢性肝炎。

4 骨质疏松食疗方

骨质疏松是一种以钙质流失严重、骨量减少、骨的微观结构退化为特征的，致使骨的脆性增加以及易于发生骨折的全身性疾病，主要临床表现为全身骨痛（多见腰背痛）、身长缩短、驼背、骨折、呼吸系统障碍等。红枣含有丰富的蛋白质以及铁、钙、磷等身体不可缺少的矿物质，其中钙对防治骨质疏松有重要作用，老年人、绝经妇女和发育中的青少年经常食用有强筋壮骨之功效。

猪皮红枣烩蹄筋

【配方】红枣10颗，猪皮500克，蹄筋50克，葱5克，姜5克，蒜5克，大料2克，酱油5毫升，料酒10毫升，盐5克，鸡汤200毫升，干辣椒1克，植物油30毫升。

【制法】1. 猪皮洗净，刮去油质、毛桩，挂阴凉处晾干，剁成小块，入油锅，用温油炸透、鼓起即可；蹄筋入水中煮2小时捞出，剁成小块；红枣用小锅煮20分钟去核；葱姜均切成末，蒜切片。2. 锅置火上，放少许油，烧热，下入葱、姜、蒜、大料、酱油、料酒、盐、干辣椒、鸡汤，倒入蹄筋、肉皮，炖煮20分钟。倒入红枣肉再煮20分钟即成。

【功效】强筋壮骨，可防治老年骨质疏松，促进儿童生长发育，增长智力。

5 胆结石食疗方

胆结石是胆汁在胆囊内和胆管内凝固产生的结石。急性发作可引起胆绞痛、中上腹或右上腹剧烈疼痛、坐卧不安、大汗淋漓、面色苍白、恶心、呕吐，甚至出现黄疸和高热。经常食用红枣的人很少患胆结石，这是因为红枣中含有丰富的维生素C，可使体内多余的胆固醇转变为胆汁酸。胆固醇少了，结石形成的概率也就随之减小。

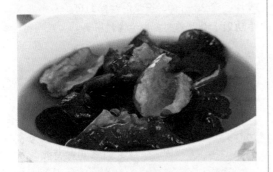

姜枣桂圆

【配方】红枣25颗，桂圆肉250克，鲜姜汁20毫升，蜂蜜适量。

【制法】1. 将红枣洗净，用温水浸泡；将桂圆肉洗净；将泡红枣的水和洗桂圆的水澄清过滤待用。2. 将红枣、桂圆肉同放入锅中，放入澄清过滤的水，不够再加清水，煎煮至七成熟时，加入姜汁及适量蜂蜜，煮沸调匀即成。

【功效】滋补、健体、延年益寿，可防治胆结石。

6 癌症食疗方

有机酸可增加肠蠕动，刺激胃液分泌，并抑制肿瘤细胞增殖，不仅可使肿瘤细胞明显减少，而且可以有效地防止肿瘤细胞转移，并且能够减轻化疗、放疗引起的副作用，还能使体质逐步改善，血液中白细胞迅速增加。

红枣中含有大量的维生素C和有机酸，能抑制肿瘤细胞，甚至可使肿瘤细胞向正常细胞转化。

枣菇蒸鸡

【配方】红枣20颗，鸡肉150克，香菇20克，湿淀粉6克，酱油、盐、料酒、白糖、味精、葱段、姜丝、蒜片、香油、鸡清汤各适量。

【制法】1. 将鸡肉洗净，切成肉条；红枣、香菇洗净。2. 将鸡条、香菇、红枣放入碗内，加入酱油、盐、白糖、味精、姜丝、料酒、鸡清汤、葱段、蒜片和湿淀粉拌匀，上笼蒸约15分钟，蒸熟取出，用筷子拨开，推入平盘，淋上香油即成。

【功效】补充营养、防病保健、防癌抗癌。

猪皮红枣羹

【配方】红枣20颗，猪皮500克，鲜藕100克，冰糖适量。

【制法】1. 将猪皮去毛、洗净、切块，用水煮一会儿捞出；红枣洗净，去净核；鲜藕洗净，切成小丁。2. 锅内加入猪皮块及适量清水，用小火炖煮至猪皮溶化、呈黏稠状汤汁时，将红枣、藕丁加入锅内，继续用小火炖煮30分钟，加入冰糖，熬至溶化即成。

【功效】美容润肤、强身健体、防癌抗癌。

香蕉为芭蕉科植物甘蕉的果实，又名甘蕉、蕉果、蕉子。香蕉原产亚热带地区，是世界上最古老的栽培果木之一，在东南亚被称为"长腰黄果"。香蕉在我国南部也有2000多年的栽培历史，早在战国时期的《庄子》和屈原的《九歌》中就对香蕉作过记载。香蕉又被称为"智慧之果"，传说是因为佛祖释迦牟尼吃了香蕉而获得智慧。而欧洲人则因其能解除忧郁而称香蕉为"快乐之果"。

传统中医认为，香蕉性寒，味甘；入肺、大肠经；具有清热生津、润肠解毒、养胃抑菌、降压的功效，主治热病伤津、烦渴喜饮、便秘、痔血等病症。

现代医学和营养学研究证明，香蕉是水果中的"钾元素仓库"，钾元素可以帮助维持人体细胞内液体和电解质的平衡状态，而且借此调节血压和心脏功能，可帮助预防心脏病、高血压等疾病，还可减少中风、癌症的发生。

香蕉是淀粉类多糖丰富的有益水果，燥咳若没有发热的现象，可用香蕉治疗。

香蕉中含有果胶，有润燥通便的功效，还能够减少人体对脂肪的吸收。香蕉所含的 5- 羟色胺能降低胃酸，修复胃壁；同时这种物质可调节、减轻人的不佳情绪，对治疗时差带来的困倦也极为有效。

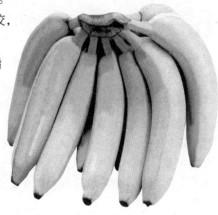

香蕉含有丰富的矿物质，并含有数量很高的钾离子，可预防精神疲劳，对增强记忆力有较大的帮助。

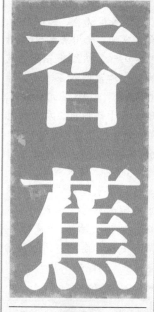

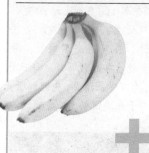

药典选录

"止渴润肺解酒，清脾滑肠，脾火盛者食之，反能止泻止痢。"——《本草求原》"生食破血，合金疮，解毒酒。干者解肌热烦渴。"——《食疗本草》

医生叮咛

①脾胃虚寒腹泻者不宜多食。
②不宜与芋头、红薯、酸奶菠萝、西瓜同食。

香蕉治病偏方 13例

1 治冠心病偏方

1. 香蕉50克，茶叶10克，蜂蜜少许。先用沸水50毫升冲泡茶叶，然后将香蕉去皮研碎，加蜜调入茶水中，当茶饮，每日1剂。主治冠心病，也适用于高血压、动脉硬化等症的治疗。（经验方）

2. 香蕉100克，冰糖60克，糯米60克。糯米淘洗干净，入锅加清水适量烧开，文火煎煮待米熟时，加入去皮、切块的香蕉、冰糖，熬成稀粥。每日1次，连续服用。防治冠心病。（经验方）

2 治便秘偏方

香蕉100克，生地20克，冰糖适量。水煎生地，去渣留汁。香蕉剥皮切成段，放入生地水和冰糖同煮。每日2次。本方养阴清热，生津润肠，适用于血虚便秘。（经验方）

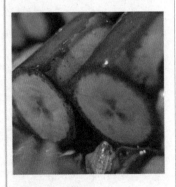

3 治痔疮偏方

香蕉150克。每晚睡前吃香蕉，有止血润便之功效，常吃，对治疗肠热痔疮出血有效。（经验方）

4 治眩晕偏方

香蕉肉200克，绿茶10克，蜂蜜25毫升，盐适量。上述四味共置大碗中，搅拌后加开水300毫升，泡5分钟后服，每日1剂。主治眩晕。（经验方）

5 治气管炎偏方

香蕉100克，冰糖适量。香蕉剥皮切块，加水、冰糖，隔水慢炖1小时后去渣取汁，趁热食用。主治支气管炎，也可用于防治热咳、喉痛。（经验方）

6 治白喉偏方

香蕉皮60克。将香蕉皮切碎，加水煎服，每日3次。主治白喉。（经验方）

7 治痢疾偏方

香蕉花50克，蜂蜜适量。将香蕉花捣烂，加蜂蜜调匀，开水冲服。本方清热利湿、健脾止泻，主治急性菌痢。（经验方）

8 治流行性乙型脑炎偏方

香蕉汁（洗净、榨汁）500毫升，蜂蜜30毫升。将上药混匀、鼻饲点滴，保持每分钟5～10毫升。出现稀便后，停药。主治乙脑神志不清者。（《中医急症实用手册》）

9 治发质干黄偏方

香蕉50克，蜂蜜适量。香蕉去皮，捣烂，加入蜂蜜，调匀，敷在头发上。经常使用，可改善发质，治疗发质干黄。（经验方）

10 治手脚干裂偏方

香蕉100克。将香蕉去皮，捣烂如泥，每晚沐洗后，取少许烘热的香蕉泥涂抹手掌、脚底，并用手按摩片刻，持续敷用数日。（经验方）

11 治扁平疣偏方

香蕉皮适量。用香蕉皮敷在扁平疣（俗称瘊子）上面，使其软化，并一点点地脱落，直至痊愈。（经验方）

12 治小儿腹泻偏方

香蕉100克。把香蕉放于炉火上，像烤馒头片一样烤热。每日吃3次，每次1～2只。适用于小儿感染风寒引起的腹泻。（经验方）

13 治子宫脱垂偏方

香蕉花（凋谢落地的）适量。将香蕉花炒黄存性研末，每日2次，每次1汤匙，开水送服。治子宫脱垂。（经验方）

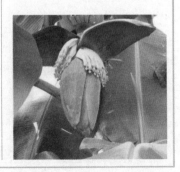

香蕉食疗方 7种

1 调节血压食疗方

钾元素可以帮助维持人体细胞内液体和电解质的平衡状态，而且借此调节血压和心脏功能，可帮助预防心脏病等疾病。在一项最近的研究当中，高血压病人在食用大量含钾的食物之后，对降血压药物的需求量减少了许多。香蕉是水果中的"钾元素仓库"，是所有水果中含钾最高的。因此，高血压和心脏病患者可将香蕉作为辅助治疗性食品。

奶油香蕉

【配方】香蕉 350 克，奶油 100 克，白砂糖 150 克，柠檬汁 50 克。

【制法】1. 将香蕉剥去皮，并捣成泥；将白砂糖加适量清水，上火煮化后过滤，再倒入香蕉泥中；将柠檬汁也倒入香蕉泥中。2. 奶油搅打成雪花状，放入香蕉泥中，搅拌均匀，凉凉后送入冰箱冷冻，温度控制在 3℃ 左右，半小时后即可食用。

【功效】防治动脉硬化和心脏病，适宜高血压、心脏病患者常食。

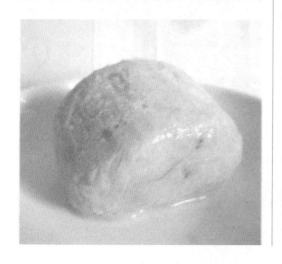

蜜汁香蕉

【配方】香蕉 500 克，白糖 50 克，蜂蜜 15 毫升，桂花酱 5 克，香油 5 毫升，精粉、植物油各适量。

【制法】1. 剥去香蕉外皮，切块，在精粉中滚过；炒勺放中火上，注入植物油，烧至七成热，逐块下入香蕉，炸至发黄捞出。2. 另用炒勺上火，放香油、白糖 15 克，炒至鸡血色时，放清水、白糖、桂花酱、蜂蜜稍搅，再放进香蕉，搅至汁浓即成。

【功效】通便降压，适宜高血压病人食用。

2 预防中风食疗方

脑中风又称脑血管意外或脑卒中，是由脑部血液循环障碍，导致以局部神经功能缺失为特征的一组疾病。包括颅内和颅外动脉、静脉及静脉窦的疾病，但以动脉疾病为多见。

钾对于人体是一种非常重要的元素，它对神经脉冲传送、细胞营养的吸收和废物排出的平衡有着重要作用。机体缺钾是诱发中风的重要因素之一。老年人每天坚持食用香蕉，可减少中风的发生。

高丽香蕉

【配方】香蕉 500 克，精面粉 25 克，湿淀粉 35 克，白砂糖 100 克，鸡蛋清 75 克，熟芝麻 15 克，大油 100 克（实耗 70 克）。

【制法】1. 将香蕉剥去皮，切块；鸡蛋清放入碗中，加入精面粉、湿淀粉调匀，拌成蛋糊。2. 锅置火上，放大油，烧至三成热，将香蕉放进蛋糊中粘匀，下油锅，炸一分钟，捞出。待油烧至八成热时，再放入香蕉，炸呈金黄色，捞出，沥净油。3.另取锅上火，倒入50毫升清水，加进50克白糖，待糖溶化、熬至起泡时，放入炸好的香蕉。待香蕉均匀地粘满糖汁后，起锅，装入盘中，撒上白砂糖和熟芝麻即成。

【功效】常食可减少中风的发生。

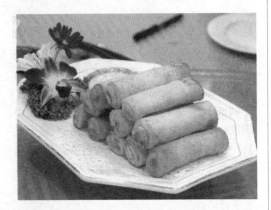

金河香蕉卷

【配方】香蕉150克，豆沙100克，鸡蛋2个，威化纸、面包糠、淀粉、面粉、植物油各适量，奶沙司（香茄沙司加炼乳、白糖调匀）一小碟。

【制法】1.香蕉去皮，切成条状；鸡蛋磕入碗中，加入淀粉、面粉，调匀成糊。2.取双层威化纸，放上一段香蕉，并放上豆沙，卷包成条状，裹上蛋糊，蘸上面包糠，入五成热油锅内，炸至色黄成熟时，捞出装盘，随奶沙司上桌，蘸食。

【功效】常食可减少中风的发生。

3 癌症食疗方

人体中有数百种不同的酶需要镁元素的给养。如果人体缺镁，会使有毒物质在体内积聚引起多种疾病，包括癌症。

香蕉含有丰富的镁，因此有预防癌症的作用；同时，香蕉中含有大量的碳水化合物、果胶，能将体内致癌物质迅速排出体外，其经细菌消化生成的丁酸盐是肿瘤细胞生长的强效抑制物质；此外，5-羟色胺也能保护胃黏膜，改善胃溃疡，预防胃癌。因此香蕉是一种较好的防癌、抗癌果品。

香蕉夹

【配方】香蕉500克，山楂糕150克，鸡蛋清100克，淀粉25克，面粉15克，白砂糖20克，植物油100毫升（实耗75毫升）。

【制法】1.香蕉剥去皮，切成抹刀片，蘸上干面粉；山楂糕捣碎成泥，均匀地夹在每两片香蕉片中，即成香蕉夹。2.将鸡蛋清放碗内，打搅成泡沫状，加入面粉和淀粉，拌均匀，成蛋糊。3.锅置火上，倒入植物油，烧热，将香蕉夹蘸上蛋糊，逐个放入油锅中炸透，用漏勺捞出，整齐地码放盘中，撒上白砂糖即成。

【功效】防癌抗癌。

香蕉粥

【配方】香蕉2只，粳米100克，冰糖10克。

【制法】1.将香蕉去皮，撕掉筋，切成丁。2.粳米淘洗干净，用冷水浸泡半小时。3.锅中加入冷水、粳米，先用旺火煮开，再改用小火熬煮，待粥将成时，放入香蕉丁、冰糖，再略煮片刻即可。

【功效】健体润肤、延缓衰老、防癌抗癌。

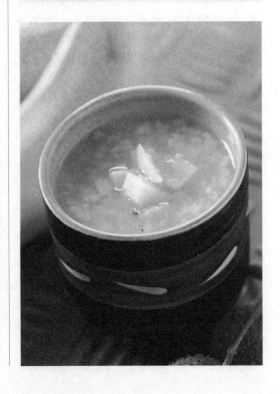

4 胃溃疡食疗方

胃溃疡之所以感觉痛，是胃酸刺激溃疡面所致。胃酸专司消化食物与防腐制酵的重要工作，但胃液分泌有一定的量，如分泌过多，就会出现吞酸、反胃、吐酸水、胃溃疡加重等现象。

香蕉所含的5-羟色胺能降低胃酸，增强胃壁的抗酸能力而使其不受胃酸的侵蚀，且能促进胃黏膜的生长，起到修复胃壁的作用。

香蕉鱼卷

【配方】香蕉500克，春卷皮4张，三文鱼肉4块（约重300克），盐、胡椒粉、植物油各适量，香槟酒、鱼子酱各少许，鱼汤150毫升，干葱粒50克。

【制法】1. 将香蕉去皮，压成蓉；鱼块用盐及胡椒粉腌过。2. 将每张春卷内涂上植物油，分别先铺上一层香蕉蓉，再放上一个鱼块，包成卷，放入烤箱内，用中火烤7～10分钟，取出，放盘中。3. 将香槟酒、鱼汤、干葱粒、鱼子酱煮浓，淋在鱼卷周围即可。

【功效】健脾养胃、益智通便，适宜消化不良、胃溃疡患者食用。

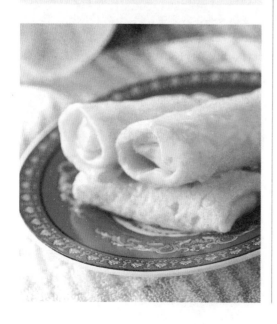

樱桃菠萝西米香蕉羹

【配方】香蕉500克，红樱桃30克，菠萝50克，西米50克，白糖100克。

【制法】1. 将香蕉去皮，切成小丁；樱桃去核，切成小丁；菠萝去皮，也切成小丁。2. 西米淘洗干净，用清水泡4小时，涨发后，入锅，用中火，加入适量清水，待煮熟后，加进白糖，略煮一下，再放入香蕉丁、菠萝丁和樱桃丁煮开，撇去浮沫即成。

【功效】补血止渴、通便，适宜胃溃疡患者食用。

5 润燥止咳食疗方

气候干燥、暑热等引致支气管炎，中医谓之燥热咳嗽，症见气喘、喉咙痛、多痰等。突如其来的咳嗽症状常常让人"措手不及"。其实，除了对症吃药外，水果也有意想不到的功效，能帮你减缓咳嗽的症状。

从营养角度看，香蕉是淀粉类多糖丰富的有益水果，具有降火、润肺、清凉、解毒、滋补、美容功能，对咳嗽、呼吸道感染、便秘有特殊疗效。燥咳若没有发热的现象，可用香蕉治疗。

金河香蕉卷

【配方】香蕉250克，冰糖80克，陈皮20克。

【制法】1. 将香蕉逐只剥去皮，切段。2. 陈皮水浸去白，再用清水洗净，切成丝状，放入砂锅内，加清水适量，用旺火煮至水开，放入香蕉。再煮沸，改用文火，煮15分钟，加入冰糖，煮至冰糖溶化即成。

【功效】润肠通便、润肺止咳。

油炸香蕉夹

【配方】香蕉250克，植物油50毫升，豆沙馅125克，鸡蛋清50克，淀粉30克，白糖150克，京糕100克。

【制法】1. 先将香蕉去皮，切片；京糕碾成泥。香蕉片铺平，抹上一层京糕泥，并在上面盖一片香蕉片，再抹上一层豆沙馅，再盖上一层香蕉片，然后用手将其轻轻压实，即成香蕉夹；鸡蛋清放入碗内，用筷子沿一个方向不断搅动成泡沫状，再加入淀粉拌成蛋糊。2.将锅置火上，倒入植物油，烧至六成热后，把香蕉夹放入蛋糊中挂糊，投入锅中，炸成金黄色捞出，摆入盘内，撒上白糖即成。

【功效】健脾胃、润燥，适宜肠燥便秘、燥热咳嗽、痔疮出血等病症。

6 手足皲裂食疗方

手足皲裂、脱皮主要是因为缺乏微量元素和维生素，而香蕉的矿物质含量比较高，可以作为不错的食疗之品。香蕉中的镁，对于预防疼痛有相当作用。另外，香蕉果肉甲醇提取物的水溶性部分，对细菌、真菌有抑制作用，对人体具有消炎解毒之功效。香蕉皮也含有某些杀菌成分。

香蕉梨排

【配方】香蕉250克，梨100克，浓缩橙汁100毫升，鸡蛋1个，淀粉35克，面包糠100克，植物油100毫升（约耗70毫升）。

【制法】1.香蕉去皮，切去两头，切为4段，挖洞；梨切成细条，插入香蕉内，制成10个香蕉梨生坯。2.将生坯拍上淀粉，放蛋液中拖蘸蛋液后，再放面包糠中，使其周身沾满面包糠，用手握实。3.锅置火上，添入植物油，烧至四成热，放入生坯，炸至内部熟透、外部金黄时捞出，蘸橙汁食用。

【功效】清暑解毒、杀菌消炎、泻火除烦、化湿利尿，可用于治疗皮肤外伤感染、手足皲裂等症。

巧克力香蕉

【配方】香蕉500克，巧克力200克，核桃仁50克，牙签20根，花生仁50克，冰水1盘。

【制法】1.香蕉剥去皮，去掉两头。用小刀在中间一切两半，再用牙签插入香蕉中间。

2.将核桃仁、花生仁炒熟，擀碎，掺和在一起。

3.在锅中放入巧克力，稍加点水，微火熬化，

将准备好的香蕉蘸匀巧克力，拿出沾上花生、核桃仁，放入冰水，然后拿出即可。

【功效】通血脉、填精髓、清热止咳、杀菌消炎、通便降压，可用于治疗皮肤外伤感染、手足皲裂等症。

7 通便减脂、防止肥胖食疗方

肥胖的人往往喜欢摄取容易消化的食物，同时胖子最怕运动，导致腹肌衰弱，阻碍肠的蠕动而易产生便秘。香蕉中的果胶有润肠通便的作用，能够减少人体对脂肪的吸收。香蕉含有人体所需的多种营养成分，减肥时可以充饥，补充营养及能量。

珍珠狮子头

【配方】香蕉500克，优质大红枣6颗，糯米50克，水淀粉25克，植物油25毫升，冰糖100克。

【制法】1.将香蕉剥去外皮，压烂成蓉；红枣入笼中蒸软，除去枣核、枣皮；糯米淘洗干净，用温水泡15分钟，使其吸足水分，待发涨后，捞在大平底盘上。2.把香蕉泥分成6等份，分别包入一个大红枣，制成圆形，放在铺有糯米的盘内，滚粘上一层糯米，搁干净的盘中，即成狮子头，入笼中，蒸25分钟取出。3.净锅上火放入植物油、冰糖、清水，用中火熬2分钟，用水淀粉勾薄芡，烧沸，浇于盘中的狮子头上即成。

【功效】安神益智、减肥健体。

蜜汁西米香蕉球

【配方】香蕉500克，西米150克，冰糖200克。

【制法】1.西米洗净，入清水中浸泡1小时捞出，沥干。2.香蕉去皮，压成泥，放碗中，搅匀成馅，然后做成12个丸子，逐一蘸上一层西米，入笼蒸熟，取出装盘。3.锅置火上，放入清水、冰糖，熬成糖汁，淋于西米香蕉球上即成。

【功效】益智、通便、减肥。

猕 猴桃为猕猴桃科植物猕猴桃的果实，又名藤梨、羊桃、毛梨、连楚。

猕猴桃所含的营养物质极为丰富，其种类之多，含量之大，是其他水果无法比拟的。因其维生素 C 含量在水果中名列前茅，1 个猕猴桃能提供 1 个人 1 日维生素 C 需求量的 2 倍多，故被誉为"维生素 C 之王""水果金矿"。

传统中医认为，猕猴桃味甘、酸，性寒；入脾、胃经；具有解热止渴、抗癌和胃降逆、通淋等功效，适用于烦热、消渴、黄疸、石淋、痔疮等病症。

现代医学和营养学研究证明，猕猴桃所含的有效物质猕猴桃碱具有直接抗癌和间接抗癌的作用，还能提高免疫功能。猕猴桃成熟果含有蛋白水解酶，能把肉类的纤维蛋白质分解成氨基酸，从而阻止蛋白质凝固，预防胃部不适。

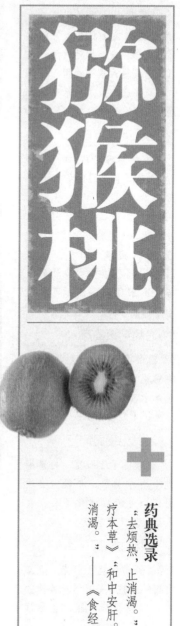

猕猴桃富含的维生素 C 可降低血液中的胆固醇。猕猴桃还富含钾元素，它可以增加血管弹性、降低心脏工作负荷和血压。猕猴桃中含有较多具有利尿效果的钾，很适合浮肿、小便不通的人食用。

猕猴桃中含有血清促进素，具有稳定情绪、镇静心情的作用。

猕猴桃所含的天然肌醇，有助于脑部活动，因此能帮助忧郁之人走出情绪低谷。猕猴桃含有的果胶不溶于水，能有效降低血液中胆固醇等脂类物；果胶可使肠道中的铅沉淀，有利于肝功能的恢复。猕猴桃含有营养头发的多种氨基酸、泛酸、叶酸及酪氨酸等物质，并含有合成黑色颗粒的铜、铁等矿物质。

药典选录

"去烦热，止消渴。"——《食疗本草》"和中安肝。主黄疸，消渴。"——《食经》

医生叮咛

①脾胃虚寒的人应少食，否则易导致腹痛腹泻。

②风寒感冒、疟疾、寒湿型痢疾、慢性胃炎、痛经、闭经、小儿腹泻等患者不宜食用。

猕猴桃治病偏方 14例

1 治高脂血症偏方

鲜猕猴桃100克。将鲜猕猴桃洗净剥皮，榨汁饮用；也可洗净剥皮后直接食用。每日1次，常服有效。主治高脂血症，并有防癌作用。（经验方）

2 治肝炎偏方

1. 鲜猕猴桃60克，白马骨60克，茵陈15克。上述三味加水1000毫升煎煮至700毫升。每日1剂。可治急性肝炎。（经验方）

2. 鲜猕猴桃100克，红枣12颗。将猕猴桃去皮切碎，与红枣水煎代茶饮。可有效治疗急性肝炎。（经验方）

3 治肺结核偏方

猕猴桃根50克，红枣5颗。将猕猴桃根切碎，与红枣一起加水煎服。可用于治疗肺结核。（经验方）

4 治消化不良偏方

猕猴桃干100克。将猕猴桃干用水煎服，早晚分2次服完。可治疗消化不良、食欲不振。（经验方）

5 治胀肚偏方

新鲜猕猴桃150克。直接食用猕猴桃，每日3～4次。可治疗胸腹部闷胀、高热烦渴。（经验方）

6 治便秘偏方

新鲜猕猴桃150克。每日清晨起床后空腹吃一两个猕猴桃，隔一小时再用早餐。便秘之苦就可减轻。（经验方）

7 治尿路结石偏方

新鲜猕猴桃150克。每次饭后1小时吃，每日吃3次。可辅助治疗尿路结石。（经验方）

8 治水肿偏方

猕猴桃根50克。将猕猴桃根切碎，加水煎服，每日2次。可治水肿。（经验方）

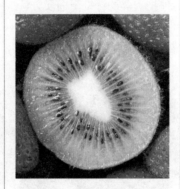

9 治前列腺炎偏方

新鲜猕猴桃50克。将猕猴桃捣烂，加温开水250毫升（约1茶杯），调匀后饮服。能治前列腺炎和小便涩痛。（经验方）

10 治坏血病偏方

鲜猕猴桃60克。将鲜猕猴桃捣烂，冲入1杯凉开水，2小时之后慢慢饮服。用于治疗坏血病。（经验方）

11 治疖肿、跌打损伤偏方

鲜猕猴桃根150克，白酒少许。取猕猴桃根60克切碎，加水煎服，同时，将剩余猕猴桃根捣烂，放白酒，置火上加热，将药敷于患处，一日换药2次。主治疖肿、跌打伤。（经验方）

12 治妊娠呕吐偏方

鲜猕猴桃50克，姜30克。将猕猴桃果肉和姜同捣烂挤汁。每日早晚各饮1次。主治气阴两虚引起的妊娠呕吐。（经验方）

13 治乳腺炎偏方

鲜猕猴桃叶30克，酒精10毫升，红糖10克。猕猴桃叶洗净，加酒精、红糖捣烂，热外敷。可治乳腺炎。（经验方）

14 治产后少乳偏方

猕猴桃根30～60克，白糖10克。将猕猴桃根切碎，加适量水煎煮几开，然后取汁加白糖服。主治妇女产后乳汁不足。（经验方）

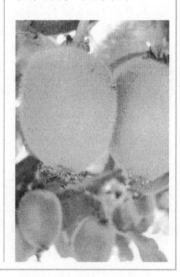

猕猴桃食疗方

8种

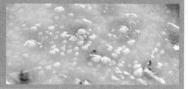

1 癌症食疗方

猕猴桃富含维生素 C，而且在人体内的利用率高，堪称"维生素 C 之王"。维生素 C 的抗氧化能力是非凡的，因此防癌抗癌效果也是非常显著的。此外，维生素 C 还可辅助治疗酒精中毒、坏血病、过敏性紫癜、感冒及脾脏肿大、骨节风病、热毒、咽喉肿痛等。猕猴桃所含的有效物质猕猴桃碱也具有直接抗癌和间接抗癌的作用，能阻断致癌物质亚硝基在人体内合成，既能预防多种癌症的发生，又能提高免疫功能。

猕猴桃芒果炒干贝

【配方】干贝 100 克，猕猴桃、芒果 150 克，胡椒粉、盐、白糖各少许，植物油 100 毫升（约耗 75 毫升）。

【制法】1. 干贝用胡椒粉、盐、白糖稍腌一下；猕猴桃、芒果均用小勺挖球形（或切块），并用热水浸热。2. 锅置火上，放入植物油烧热，下入干贝略炸，捞出。3. 原锅留少许底油，烧热，放入干贝、猕猴桃、芒果，再炒匀即成。

【功效】此方有除烦、抗癌作用。

猕猴桃粥

【配方】猕猴桃 100 克，大米 60 克，白糖适量。

【制法】1. 将猕猴桃洗干净，去皮取瓤。2. 大米洗净，用冷水浸泡半小时，捞出沥干。3. 取锅倒入冷水，放入大米，先用旺火烧沸后改用小火煮半小时，加入猕猴桃，再继续煮 15 分钟，加入白糖调味即可。

【功效】此方具有润肺生津、滋阴养胃的功效，适用于烦热、消渴、食欲不振、消化不良、肺热咳嗽、痔疮等病症。健康人食之能提高抗病能力、预防癌症、泽肤健美、延年益寿。

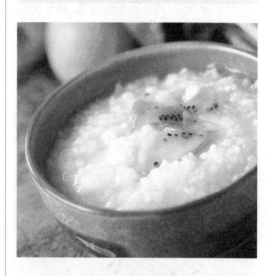

2 分解蛋白质、促进消化食疗方

蛋白水解酶是催化多肽或蛋白质水解的酶的统称，简称蛋白酶，广泛分布于动植物及细菌中。蛋白酶对机体的新陈代谢及生物调控起重要作用。猕猴桃成熟果实中含有蛋白水解酶，能把肉类的纤维蛋白质分解成氨基酸，从而阻止蛋白质凝固，预防胃部不适。

猕猴桃羹

【配方】猕猴桃 200 克，苹果 150 克，香蕉 150 克，白糖、湿淀粉各适量。

【制法】将猕猴桃、苹果、香蕉分别洗净，切成小丁；将桃丁、苹果丁、香蕉丁放锅内，加适量水煮沸，再加白糖，用湿淀粉勾稀芡即成。

【功效】本方具有清热解毒、生津止渴的功效，适用于烦热消渴、食欲不振、消化不良、石淋等病症。

猕猴桃蜜瓜炒虾仁

【配方】猕猴桃 250 克，蜜瓜 150 克，柠檬 150 克，草莓 100 克，香菜 50 克，鲜虾 400 克，红辣椒 30 克，盐 5 克，高汤适量，芡粉（豆粉或粟米粉）少许。

【制法】1. 将猕猴桃、蜜瓜剥皮切片；柠檬半个切片，半个榨汁；鲜虾去背上黑线肠，去壳，用热油略炒（或略煮去壳）。2. 锅置火上，放入高汤，加盐、芡粉、猕猴桃片、蜜瓜片和柠檬汁，再加虾仁炒匀。3. 把草莓、柠檬片、香菜、红辣椒围放碟边（或加入同炒）拌食。

【功效】本方用于积食难消、胃部不适。

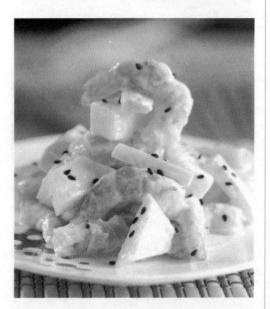

3 利尿、防治结石食疗方

尿路结石是泌尿系统的常见病之一。临床表现有疼痛、尿血，并可引起尿路感染，到了后期可能发生肾功能不全，因而及早防治尿路结石尤显重要。

猕猴桃性寒，味甘酸，具有润中理气，生津润燥，解热止渴，利尿通淋的作用。近代医学研究表明，常食猕猴桃果和汁液，有降低胆固醇及三酰甘油的作用，也可抑制致癌物质亚酸的产生，对高血压、冠心病、尿道结石有预防和辅助治疗作用。

猕猴桃酱

【配方】鲜猕猴桃 1000 克，白糖适量。

【制法】选用熟透的猕猴桃，洗净，去皮；将糖放入锅中，加适量清水，熬成糖液，取出一半，将猕猴桃肉放入糖液中，煮沸 15 分钟左右，待果肉煮成透明、无白心时，再倒入另一半糖液，继续煮 20 分钟，边煮边搅；煮好后，将果肉捣成泥状，离火，略凉，装入瓶中贮藏即可。

【食法】每日 3 次，每次食用 20 克。

【功效】此方具有清热通淋、养阴生津的功效，适用于热淋小便不通、尿路结石、口渴、痔疮等病症。

蛋酥猕猴桃

【配方】猕猴桃 500 克，精面粉、白糖各 200 克，鸡蛋 2 个，植物油 100 毫升。

【制法】1. 猕猴桃去皮，切片；鸡蛋磕于碗内，搅打起泡，调入面粉，加植物油 30 毫升，制成蛋糊。2. 炒锅放火上，倒入余下植物油，烧至七成热，将猕猴桃逐片挂面糊下锅，炸至金黄色，捞起装盘。3. 原锅放火上，锅里留油 15 毫升，加入清水、白糖，溶成糖液，将糖液淋于炸好的猕猴桃片上即成。

【功效】本方具有健脾利湿、益心养阴的功效，可用于防治心血管病、尿路结石、肝炎等疾病。

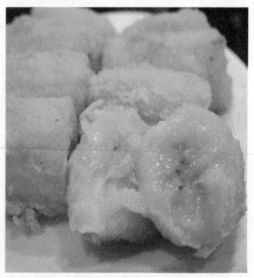

4 高血压食疗方

老年人处在心血管疾病、癌症侵扰的最危险期，他们体内维生素C的储存常常是很不理想的。人体血液中如果缺乏足够的维生素C，胆固醇就会在血管中沉积，造成高脂血症、高血压等症。

维生素C能提高肝脏解毒能力，加速胆固醇转化，减少血清胆固醇和血脂的含量，最终有效地降低人体血液中总胆固醇值。猕猴桃富含的果胶能有效降低血液中胆固醇等脂类物的含量；同时，猕猴桃还富含钾元素，它可以增加血管弹性、降低心脏工作负荷和血压，从而起到降低胆固醇及三酰甘油水平的作用。经常食用猕猴桃，对高血压、高脂血症、冠心病等有辅助治疗作用。

猕猴桃西芹汁

【配方】猕猴桃100克，西芹80克，菠萝100克，蜂蜜15毫升，凉开水100毫升。

【制法】1. 西芹洗净，切成小段；猕猴桃去皮取瓤，切成小块；菠萝切成块。2. 猕猴桃块、西芹段、菠萝块放入榨汁机中，加入凉开水一起榨取汁液。3. 将榨好的蔬果汁倒入杯中，加入蜂蜜搅拌均匀，即可直接饮用。

【功效】降低血压。

5 稳定情绪、防治抑郁症食疗方

血清促进素又叫选择性血清素回收抑制剂，如百忧解、克忧乐等药物，是目前用来治疗抑郁症、强迫症等病症的主流药物。

猕猴桃中含有血清促进素，因此具有稳定情绪、镇静心情的作用。另外猕猴桃所含的天然肌醇，有助于脑部活动，因此能帮助抑郁之人走出情绪低谷。

猕猴桃鸡柳

【配方】鲜猕猴桃250克，鸡脯肉400克，白糖100克，盐、味精、胡椒粉各适量，料酒15毫升，鸡蛋清50克，湿淀粉25克，香油100毫升（约耗75毫升）。

【制法】1. 将鸡脯肉剔净筋膜，切成2毫米厚的柳叶片，用适量盐、胡椒粉、味精、料酒拌匀，腌一下；鸡蛋清和湿淀粉调匀成糊待用；将猕猴桃洗净去皮，一半切成和鸡柳相似的条状，一半挤汁。2. 锅置火上，倒入香油，烧至六成热，将鸡柳挂匀蛋糊，下入油锅中，炸至外酥内嫩时捞出，沥净油，装入盘中。3. 另取锅上火，倒入香油50毫升，烧热，放入白糖，熬化，倒入猕猴桃汁和猕猴桃柳，迅速颠翻，勾入湿淀粉薄芡，起锅，浇在盘中的鸡柳上面即成。

【功效】治疗抑郁症。

6 改善便秘、加速排毒食疗方

果酸，顾名思义就是指从各种水果等天然物质中萃取的酸，它的学名叫氢氧基酸，简称为AHA。猕猴桃含有果酸和良好的可溶性膳食纤维，能够刺激唾液和胃液分泌，促进胃肠蠕动，加速肠内废物清除，降低肠道中硫化物、粪臭素等有害物质的吸收，并帮助排便。

猕猴桃苹果薄荷汁

【配方】猕猴桃250克，苹果150克，薄荷叶50克。

【制法】1. 猕猴桃去皮取瓤，切成小块；苹果洗净后去核去皮，也切成小块。2. 薄荷叶洗净，放入榨汁机中打碎，过滤干净后倒入杯中。3. 猕猴桃块、苹果块也放入榨汁机中搅打成汁，倒入装薄荷汁的杯中拌匀，即可直接饮用。

【功效】改善便秘，加速排毒。

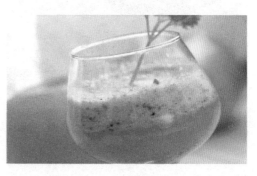

7 保肝护肾食疗方

很多重金属如铅、汞等以及非金属元素砷都对人体健康有害，过量摄入和积蓄，会导致胃、肠、肝、肾等器官的疾病，严重时会引起肾脏坏死、尿毒症等。

猕猴桃含有丰富的果胶，它可使肠道中的铅沉淀，减少人体对铅的吸收，降低肝的负担。研究发现，猕猴桃含有的有机硒能与铅、镉、汞等金属毒物在体内结合成金属硒蛋白复合物并排出体外，也有利于肝功能的恢复。

西米猕猴桃粥

【配方】鲜猕猴桃100克，西米50克，白糖50克。

【制法】1.猕猴桃洗净，去皮取瓤；西米淘洗干净，用冷水浸泡回软。2.取锅加入约500毫升冷水，放入西米，先用旺火烧沸，再改用小火煮半小时，加入猕猴桃，再继续煮15分钟，加入白糖调味，即可盛起食用。

【功效】排毒护肝肾。

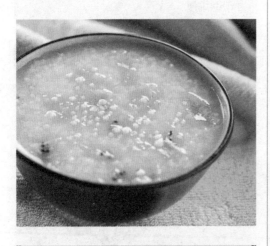

猕猴桃烩水果

【配方】猕猴桃500克，桂圆100克，荔枝100克，菠萝100克，橙汁1000克，红樱桃50克。

【制法】1.将桂圆、菠萝切成小块；荔枝去壳，用小刀挖去核；猕猴桃洗净，用小刀拉去皮，切成小块。2.将以上各料放入钵中，加入橙汁、

红樱桃，轻轻搅拌均匀，放入冰箱内冰凉，即可食用。

【功效】强心益智、补血健脾、护肝抗癌。

8 合成黑色素、防治白发食疗方

酪氨酸决定毛发的颜色，毛发的颜色由发干中的色素量决定，这些色素由表皮树枝状细胞中的黑色素产生，酪氨酸是体内黑色素合成的前提物质，若酪氨酸缺乏时，使酪氨酸转变为黑色素受阻，体内就没有黑色素，从而导致白发与白化病的形成。补充酪氨酸能有效增加头发中的黑色素，从而使白发的病情得到有效控制。

猕猴桃含有营养头发的多种氨基酸、泛酸、叶酸及酪氨酸等物质，并含有合成黑色颗粒的铜、铁等矿物质和具有美容作用的镁，因此被人称为"美容果"。

猕猴桃炒肉丝

【配方】猕猴桃300克，猪瘦肉300克，盐、料酒、白糖、胡椒粉、鸡蛋清、淀粉、高汤、植物油各适量。

【制法】1.将猪瘦肉洗净切成丝，用盐、料酒、蛋清、淀粉上浆；猕猴桃洗净去皮切丝；用碗将盐、白糖、胡椒粉、高汤、水淀粉兑成芡汁。2.坐锅点火入油至五成热时，下浆好的猪肉丝炒散，下猕猴桃丝略炒匀，烹入兑好的芡汁，收汁即可。

【功效】润肤乌发，健体强身。

猕猴桃牛肉片

【配方】猕猴桃3个（约250克），牛肉片300克，苹果100克，蒜20克，白糖10克，酱油10毫升。

【制法】1.将1个猕猴桃去皮，苹果去核，蒜去皮，一起用搅拌器搅碎，加白糖和酱油调成汁，将切好的牛肉片放入腌渍一夜。2.腌渍好的牛肉片放入炒锅内干炒，肉熟透后，将另外2个猕猴桃去皮，切成片，与牛肉同炒片刻即可。

【功效】乌发美容，强身健体。

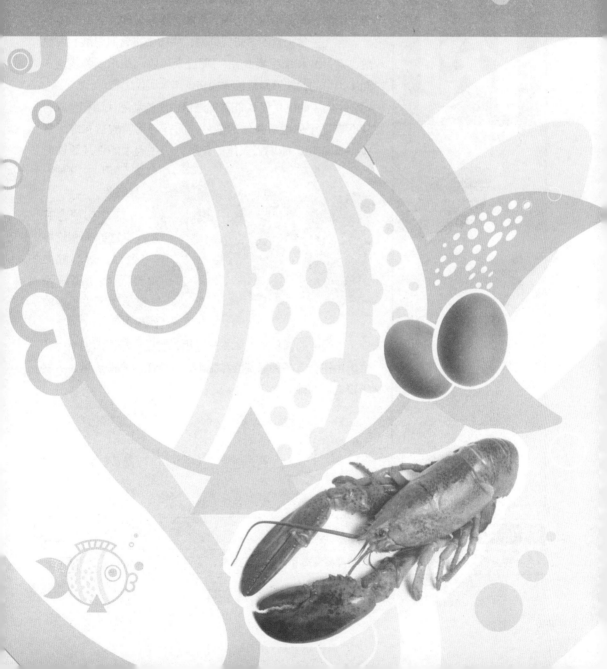

十 第三章
畜禽水产最精华

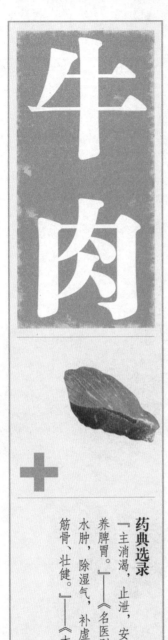

牛肉为牛科动物黄牛或水牛的肉,是很常见的一种肉食,也是中国人的第二大肉类食品,仅次于猪肉,其味道十分鲜美,营养价值非常高,并易于被人体吸收。

牛肉含有丰富的蛋白质,肌氨酸含量更是比任何其他肉类都高,这使它对增长肌肉、增强力量特别有效。

同时,牛肉中脂肪含量很低,营养组成接近人体需要,所以一直以来备受人们的青睐,素有"肉中骄子"的美称。

传统中医认为,牛肉性温味甘,入肠、胃经,有暖中补气、滋养御寒、补肾壮阳、强筋骨、补脾胃等作用,可治虚损羸瘦、消渴、脾弱不运、痞积、水肿、腰膝酸软。

现代医学和营养学研究证明,牛肉中富含肌氨酸、丙氨酸、亚油酸和维生素 B_{12},可促进人体肌肉组织新陈代谢;而牛肉中的锌能够修复机体损伤,增加肌肉力量。

牛肉中的维生素 B_6 能够促进蛋白质的新陈代谢和合成,从而有助于体虚者身体的恢复,而锌与谷氨酸盐和维生素 B_6 共同作用,能增强人体的免疫力。牛肉中的铁是亚铁血红素,可以充分被人体吸收。

牛肉中含有丰富的钾和胶原蛋白,对心脑血管系统、泌尿系统有着至关重要的作用。

牛肉中的镁易被人体充分利用,有助于糖尿病的治疗。牛肉中还含有多种氨基酸和脂类,可产生较高的热量,可用于胃寒痛的辅助食疗。

药典选录

「主消渴,止泄,安中益气,养脾胃。」——《名医别录》「消水肿,除湿气,补虚,令人强筋骨、壮健。」——《本草拾遗》

医生叮咛

牛肉高油脂,栗子淀粉含量高,二者同属温热食品,不宜同食,否则易引起腹胀、消化不良。

牛肉治病偏方 9例

1 治胃痛偏方

牛肉70克，仙人掌30~40克，红枣5颗，豆蔻、桂皮、盐各少许。仙人掌洗净去刺，与牛肉、红枣、豆蔻、桂皮、盐共煮汤服。治胃痛。（经验方）

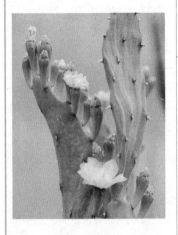

2 治胃溃疡偏方

牛肉100克，仙人掌50克，植物油、调料各适量。将仙人掌洗净去刺切片，牛肉切片，共入热油锅内急火快炒，加入调料食用。每日1剂。本方具有行气活血、补中养血、止痛之功效，可治各种类型的胃、十二指肠溃疡。（经验方）

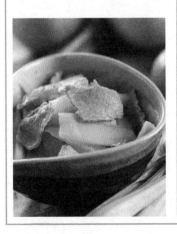

3 治中风偏方

嫩黄牛肉500克。牛肉洗净，水煮成肉糜，去渣取液，再熬成琥珀色收膏。冬天温服，每次1小杯，逐渐可加量，久服有效。本方补肾填精、活血通络，主治肾虚中风、半身不遂、耳鸣目眩等。（经验方）

4 治阳痿偏方

牛睾丸2个，鸡蛋2个，白糖、盐、豉油、胡椒粉各适量。将牛睾丸捣烂，鸡蛋去壳，六物共拌均匀，锅内放少许食油烧热煎煮，可佐餐食。本方补气益中，主治中气不足导致的阳痿，症见举而不坚、气短乏力、食少神疲等。（《偏方大全》）

5 治妇女性冷淡偏方

牛肾（去筋膜，细切）1个，阳起石（布裹）200克，粳米100克。以水1500毫升，煮阳起石，取600毫升，去石，下粳米及牛肾，加少许调料煮作粥，空腹食。主治妇女性冷淡，适用于五劳七伤、阴萎气乏等症。（《圣惠方》）

6 治腹泻偏方

黄牛肉250克。将其上锅煮浓汁，经常饮汁食肉，有健脾止泻之功。注：古时的霞天膏专治脾虚久泻，即是用黄牛肉熬制而成。（经验方）

7 治风疹偏方

牛肉200克，南瓜100克。牛肉炖至七成熟，捞出切条。南瓜去皮、瓤，洗净切条，与牛肉同炒作餐食。本方补益脾胃，适用于风疹块，伴恶心呕吐、腹胀腹痛等。（经验方）

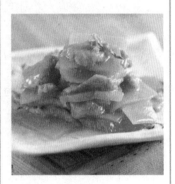

8 治关节炎偏方

牛肉250克，薏米、白藓皮各100克。取无筋膜之牛肉切大块与后二味共炖，不加盐，肉烂即可。食肉饮汤，1日3次。本方祛湿益气、健脾消肿，主治关节炎肿痛，日久不愈。（经验方）

9 治小儿遗尿偏方

牛肉100克，附子9克，黄酒、盐适量。牛肉切小块，与附子同入锅内，加入黄酒，不必加水，用文火煮8～10小时。然后滤取牛肉汁，加盐，临睡前温服。牛肉在第二天早晨可以当菜吃。此法宜在冬季服用，可以连服3个月。（经验方）

牛肉食疗方 6种

1 肌肉酸痛和疲劳食疗方

牛肉中富含肌氨酸、丙氨酸、亚油酸和维生素B_{12}，这些营养物质发生作用，可以弥补人体对碳水化合物摄取量的不足，促进肌肉组织新陈代谢；而牛肉中的锌是一种有助于合成蛋白质、促进肌肉生长的抗氧化剂，能够修复机体损伤，增加肌肉力量，从而起到缓解肌肉疲劳、损伤、酸痛的作用。

木瓜炖牛肉

【配方】牛肉300克，木瓜30克，莴苣头100克，姜5克，葱10克，料酒10毫升，盐3克，鸡精3克，鸡油30毫升，胡椒粉3克。

【制法】1. 将木瓜洗净，切薄片；牛肉洗净，切块；姜切片，葱切段；莴苣头去皮，切块。2. 将牛肉、木瓜、莴苣头、料酒、姜、葱同放炖锅内，加水1800毫升，置武火上烧沸，再用文火炖煮45分钟，加入盐、鸡精、鸡油、胡椒粉即成。

【功效】舒经活络、强筋健骨，适用于风湿疼痛、虚损、消渴、脾弱不运、痞积、水肿、腰膝酸软等症。

2 提高免疫力食疗方

牛肉含有锌、谷氨酸盐和维生素B_6。维生素B_6能够促进蛋白质的新陈代谢和合成，从而有助于体虚者身体的恢复，而锌与谷氨酸盐和维生素B_6共同作用，能增强人体的免疫力。

牛肉中的氨基酸组成比猪肉更接近人体需要，能提高机体抗病能力，对生长发育及手术后、病后调养的人特别适宜。

山楂枸杞子煮牛肉

【配方】牛肉200克，山楂15克，枸杞子12克，胡萝卜100克，姜5克，葱10克，盐3克，植物油50毫升。

【制法】1. 把山楂洗净，去核切片；枸杞子洗净去杂质；牛肉洗净切块；胡萝卜洗净切块；姜切片，葱切段。2. 把锅置武火上，倒入植物油，烧至六成热时，加入姜、葱爆香，下入牛肉、胡萝卜、山楂、枸杞子、盐，再加水400毫升，用文火煮1小时即成。

【食法】每日1次，佐餐食用。

【功效】散瘀血、降血压、益气力，能够促进新陈代谢、提高免疫力，也适用于高血压病肝肾阴虚型患者。

3 贫血食疗方

当发生缺铁性贫血时，容易出现气喘、疲劳、脸色苍白等症状。铁是造血所必需的元素，而牛肉中富含大量的铁，多食用牛肉会对缺铁性贫血的治疗起到很大帮助。牛肉中的铁是亚铁血红素，可以充分被人体吸收。铁在人体内存在于红血球的血红蛋白中，可以将氧气送至全身。

参枣炖牛肉

【配方】牛肉300克，人参10克，红枣10颗，姜5克，葱10克，盐5克，植物油30毫升，高汤700毫升。

【制法】1. 把牛肉洗净，切薄片；人参润透切片；红枣洗净、去核；姜切丝，葱切段。2. 炒锅置武火上，倒入植物油，烧至六成热时，加入姜、葱爆香，放入高汤，烧沸下入牛肉、盐、红枣、人参，文火炖45分钟即成。

【食法】每日1次,每次吃牛肉50克,随意喝汤。

【功效】补益气血、降低血压,适用于贫血及高血压病气虚湿阻型患者。

4 糖尿病食疗方

牛肉中的镁易被人体充分吸收利用,而这种物质进入人体后产生的化合物能够提高胰岛素合成代谢的效率。因此,经常适量食用牛肉,十分有助于糖尿病的治疗。

牛肉胶冻

【配方】牛肉1000克,山茱萸20克,黄酒250毫升。

【制法】1. 将牛肉洗净,切成小块,放入大锅内,加入山茱萸,加水适量,煎煮。每小时取肉汁一次,加水再煮,共取肉汁4次。合并牛肉汁液,以文火继续煎熬,至黏稠为度,再加入黄酒至黏稠时停火。2. 将黏稠液倒入盆内冷藏,食用时,取牛肉胶冻吃。

【功效】补气益血、健脾安中、降低血糖,适用于气血虚弱、消瘦、少食消渴、精神倦怠、糖尿病等症。

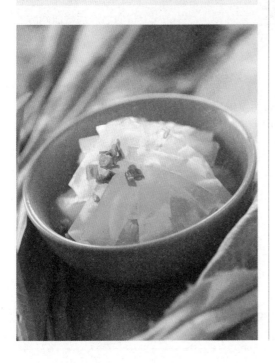

5 冠心病食疗方

牛肉中含有丰富的钾,这种物质对心脑血管系统、泌尿系统有着至关重要的作用。牛肉中丰富的胶原蛋白,可以强化血管,预防脑出血、冠心病,还能维持肌肤的滋润。

红枣桂枝炖牛肉

【配方】牛肉100克,红枣10颗,桂枝9克,胡萝卜200克,料酒10毫升,葱10克,姜5克,盐3克,高汤1000毫升。

【制法】1. 把红枣洗净去核,桂枝洗净;牛肉洗净,切块;胡萝卜洗净,切块;姜拍松,葱切段。2. 把牛肉、红枣、桂枝、胡萝卜、料酒、葱、姜、盐放入炖锅内,加入高汤。3. 把炖锅置武火上烧沸,再用文火炖煮1小时即成。

【食法】每日1次,佐餐食用。

【功效】宣痹通阳、祛寒补血,适用于血虚寒闭型冠心病患者。

6 胃寒痛食疗方

传统中医认为,牛肉有补中益气、滋养脾胃的作用,寒冬食牛肉有暖胃作用,为寒冬补益佳品。而现代医学也证明,牛肉中含有多种氨基酸和脂类,可产生较高的热量;同时,某种由脂肪酸合成的物质可以使人产生幸福感,并具有缓和疼痛的功效。因此牛肉可用于胃寒痛的辅助食疗。

姜汁牛肉饭

【配方】牛肉150克,粳米200克,姜汁、酱油、植物油各适量。

【制法】1. 将牛肉洗净,切碎剁成肉糜,放入碗内,加入姜汁,拌匀后,放入酱油、植物油,再拌匀。2. 将粳米淘净,放入盆内,上笼用武火蒸40分钟,揭开盖,将姜汁牛肉倒在饭面上,继续蒸15分钟即成。

【功效】补中益气,抗衰老,强筋健骨。适用于胃寒痛患者。

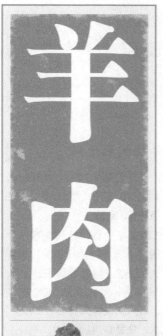

羊肉包括山羊肉、绵羊肉、野羊肉三种，是我国人民食用的主要肉类之一。

因为羊是纯草食动物，所以肉质较牛肉要细嫩，脂肪、胆固醇含量比牛肉和猪肉都要少，还具有高蛋白、高磷脂、高消化率等优点。

寒冬常吃羊肉可益气补虚，促进血液循环，增强御寒能力，因此被誉为"冬季滋补上品"。

一般来说，绵羊的膻味比山羊小，冬季吃羊肉比其他季节吃膻味要小；另外，羊羔肉是肉中上品，不仅味道鲜美，而且特别养身。

传统中医认为，羊肉性温热，味甘；入脾、胃、肾、心经；具有补气滋阴、暖中补虚、开胃健力的功效，能助元阳、补精血、治肺虚、除劳损。

现代医学和营养学研究证明，羊肉中种类繁多而含量丰富的氨基酸还可增加消化酶，保护胃壁，对慢性胃炎患者有益。羊肉含大量蛋白质、脂肪、氨基酸和锌元素，可治疗阳痿，还有助于提高人的抗病能力。

羊瘦肉所含丰富的维生素 B_{12}、铁比猪肉和牛肉要高，所以对贫血、产后气血两虚、虚风内动引起的眩晕、久病体弱等症有良好的食疗效果。

羊肉中含有丰富的维生素 D，具有促进骨骼生长、预防骨质疏松的作用。

药典选录

「开胃肥健。」——《日华子本草》

「头肉：治骨蒸、脑热、头晕，明目。」——《日华子本草》

「治腰膝羸弱，壮筋骨，厚肠胃。」——《日用本草》

医生叮咛

①羊肉属大热之品，凡有发热、牙痛、口舌生疮、咳吐黄痰等上火症状者都不宜食用。

②患有肝病、高血压、急性肠炎或其他感染性疾病，还有发热期间也都不宜食用。

③不宜与乳酪、荞麦、豆腐酱、南瓜、竹笋同食。

羊肉治病偏方 12例

1 治支气管炎偏方

羊肉100克，当归、姜（布包）各15克，山药50克，盐少许。前五味放瓦锅内加水适量同煮至烂熟，用盐调味，吃肉喝汤。每日1次，连服5～7日。主治慢性支气管炎，症见咳嗽多痰、面色萎黄、形体瘦削等。（《养生益寿百科辞典》）

2 治神经衰弱偏方

肉苁蓉10～15克，精羊肉100克，大米100克，盐、葱白、姜各适量。分别将羊肉、肉苁蓉洗净切细，先用砂锅煎肉苁蓉取汁，去渣入羊肉、大米同煮，待煮熟后加盐、葱、姜煮为粥。以5～7天为1疗程。主治肾阳不足型神经衰弱症。（《医食同源》）

3 治肺结核偏方

羊肉500克，小麦仁（小麦去皮）60克，姜9克。上述三味共熬成稀粥，早晚分食，连服一月。主治肺阴虚型肺结核，症见干咳少痰、胸闷隐痛、倦怠无力、口燥咽干等。（经验方）

4 治遗精偏方

羊肉60克，肉苁蓉15克，粳米60克，鹿角胶6克，葱白、盐、酒适量。肉苁蓉酒浸一宿，刮去皱皮，切细；羊肉洗净，切细；鹿角胶炒熟，研细末。

肉苁蓉、羊肉、粳米同煮粥；临熟，调入鹿角胶末及葱白、盐，1日内分2次空腹食之。主治肾气不固型遗精。（《圣惠方》）

5 治阳痿偏方

羊肉200克，切片，加葱白、姜、虾米各15克，共煮成粥，一次食完，每日一次。（经验方）

6 治腹痛偏方

羊肉250克，肉桂、蔻仁、茴香、姜各5克，盐适量。六味共炖煮至熟，分次食用。主治脾胃虚寒、腹痛反胃。（经验方）

7 治关节炎偏方

鲜羊腿肉1000克，附片30克，肉精汤250克，各种调味料适量。将羊肉煮熟，捞出，切成肉块。附片洗净，与羊肉同放入大碗中，并放肉精汤隔水蒸3小时。吃时撒上葱花、味精、胡椒粉即可。蠲痹散寒、益气养血，主治风寒湿滞型关节炎、关节疼痛。（经验方）

8 治骨折偏方

羊肉500克，当归、党参、黄芪各25克，调味料适量。先将羊肉洗净放锅内，另将当归、黄芪、党参装入纱布袋中，扎口，放入锅中，葱、姜、盐、料酒也加入锅内，再加适量

水，用武火煮沸，改文火慢炖，至羊肉烂熟即成，吃肉喝汤。可分2～3次用，每日服1～2次，连服2～3周。补血益气、强筋壮骨，适用于骨折恢复期、肝肾亏损患者。（经验方）

9 治小儿遗尿偏方

羊肉60克，羊肾30克，粳米50克，枸杞子200克，葱白、盐各适量。先将羊肾去内膜，切细，再把羊肉洗净切碎。枸杞子煎汤后去渣，入羊肾、羊肉、葱白、粳米一同熬粥，粥成后加盐少许，当早餐食之。（《饮膳正要》）

10 治痛经偏方

羊肉500克，当归、姜各25克，桂皮、调料各适量。羊肉洗净切块，当归用纱布包好，加姜、调料、桂皮后，文火焖煮至烂熟，去药渣，食肉喝汤。月经前，每日1次，连服3～5日。疏肝调气、活血化瘀，主治气滞血瘀型痛经。（经验方）

11 治闭经偏方

羊肉250克，当归30克，姜15克。上述三味放瓦锅内共煮汤，烂熟后调味服食。每日1次，每月连服4～5日。（经验方）

12 治妊娠呕吐偏方

羊肉250克，苏叶5克，黄连1.5克。先将苏叶、黄连煎汤去渣，再将羊肉下入药汤，用文火炖。待羊肉烂熟后，用汤泡素饼食用。适用于肝气犯胃引起的妊娠呕吐。（经验方）

羊肉食疗方 4种

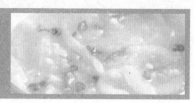

1 阳痿食疗方

羊肉性温热，有助元阳、补精血、疗肺虚之功效，人们适时地多吃羊肉不仅可以去湿气，还能起到补肾壮阳的作用，对阳痿早泄患者很有好处，适合男士经常食用。另外，它还有助于提高抗病能力。

羊肉鸡头粉

【配方】羊肉500克，苹果150克，回回豆50克，鸡头粉（即芡实米粉）1000克，豆粉500克，葱、姜、盐各适量。

【制法】先将羊肉、苹果、回回豆（即去皮的豌豆）同煮熬汤过滤，加入鸡头粉和豆粉做成丸子，将羊肉切细，与丸子同煮至烂熟，调以葱、姜、盐即成。

【功效】凡脾肾阳气不足引起的久泄不止、小便频数带浊、遗滑精者可辅食。

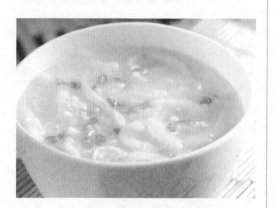

参归羊肉

【配方】羊肉500克，党参30克，当归15克，葱段、姜片、香菜、盐、花椒、桂皮、植物油各适量。

【制法】羊肉切块，开水氽过捞出；党参、当归用布包。砂锅内放1500毫升水，下羊肉块、葱段、姜片、党参、当归药包及盐、花椒、桂皮等调料，文火焖3小时，至羊肉烂熟，捞出沥净汤。油锅烧热，下羊肉块，炸至金黄色，捞出，置盘中，撒香菜段即可食用，吃时要饮1碗羊汤。

【功效】可促进血液循环、增温防寒、补益阳气，阳虚者、遗滑精者及中老年人冬季可间断服食。

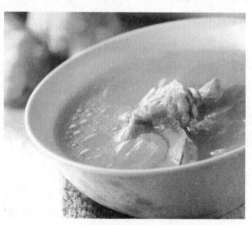

羊肾粳米粥

【配方】羊肾80克，粳米200克。

【制法】羊肾洗净，剔除筋膜腺腺，切块；粳米洗净，与羊肾同放入砂锅中，文火煮至肾熟粥成，甜食、咸食都可，早晚各服食1次。

【功效】羊肾以脏补脏，能温肾壮阳，治疗肾阳不足、肢冷畏寒、遗精阳痿等症，老年人冬季服用能保健强身。

2 癌症食疗方

科学研究表明，羊肉含有的脂肪酸对治疗癌症有积极意义，特别对治疗皮肤癌、结肠癌以及乳腺癌有着明显的效果。

木耳红烧羊肉

【配方】熟羊筋条肉350克，水发木耳25克，鸡蛋1个，水发玉兰片25克，干淀粉、葱丝、姜丝、盐、味精、酱油、料酒、高汤、花椒油各适量，植物油500毫升（约耗50毫升）。

【制法】1. 将熟羊肉切片，放入鸡蛋、干淀粉、酱油拌匀；将玉兰片切成薄片；木耳撕成小块，同葱丝、姜丝放在一起。2. 将炒锅放在火上，倒入植物油，烧至五六成热时，将肉下油，炸成柿黄色后，捞出，控净油。3. 再将炒锅放火上，加入花椒油，将葱丝、盐、姜丝、木耳、玉兰片下锅煸炒一下，随即加入高汤，投入炸好的肉片和料酒、味精，烧至汁浓、肉烂即成。

【功效】健体壮阳，防癌抗癌。

羊肉粳米粥

【配方】羊肉100克，粳米150克。

【制法】羊肉洗净切碎末，粳米洗净，同入砂锅中，加适量清水，文火熬煮至米粥熟，早晚各服1次。

【功效】益肾气、强阳道、温中祛寒、防癌抗癌。

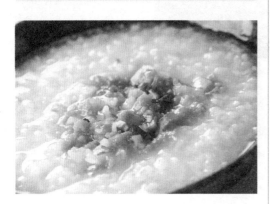

3 贫血食疗方

维生素 B_{12} 缺乏时，红细胞的生存时间有一度缩短，骨髓内虽然各阶段的巨幼细胞增多，但不发生代偿，因而出现贫血。羊肉中所含丰富的维生素 B_{12}、铁比猪肉和牛肉要高，所以对贫血、产后气血两虚、久病体弱等症有良好的食疗效果。

当归炖羊肉

【配方】羊肉500克，当归30克，黄芪50克，葱、姜、盐、味精、料酒各适量。

【制法】羊肉洗净切块，当归、黄芪用纱布包扎，同入砂锅中，加葱、姜、料酒、盐及清水适量，武火煮沸后，改文火慢炖至羊肉烂熟，加少量味精即可，食肉饮汤。

【功效】本方能益气生血、补肾生髓，适宜贫血患者及大病、久病之后身体虚弱者食用，产妇进补也可选用。

4 慢性胃炎食疗方

羊肉几乎不含纤维，因此肉质细嫩，容易被消化；同时羊肉中种类繁多而含量丰富的氨基酸还可增加消化酶，保护胃壁，从而有助于食物在胃部的消化，对慢性胃炎有较好的调养作用。

山药羊肉粥

【配方】羊肉250克，山药250克，粳米150克。

【制法】山药洗净去皮，切块；羊肉洗净切块，二味同入砂锅，加清水适量，文火煮至熟如泥，放粳米，再煮至米熟粥状即可，加调味品，早晚各服1碗。

【功效】本方可治疗慢性胃炎、溃疡病、肠炎等症。

羊肉面条

【配方】羊肉100克，面粉200克，羊肚100克，鸡蛋2个，香菇100克，韭黄90克，植物油30毫升，姜、盐、味精、料酒、醋、胡椒粉各适量。

【制法】羊肉、羊肚洗净切小块；香菇洗净切丝；韭黄洗净剁碎；面粉打入鸡蛋，与韭黄、盐加适量水和成面团，擀薄切成面条。油锅烧热，下姜丝煸香，放入羊肉、羊肚、香菇，翻炒片刻，放料酒，注入清水适量，烧开入面条，煮熟，调以盐、味精、醋、胡椒粉即可食用。

【功效】具有健脾养胃、补中益气的功效。

猪血

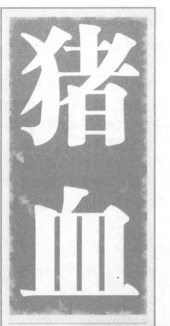

猪血又称血豆腐或血花，不仅蛋白质特别丰富，还含有多种人体所需的微量元素，尤其含铁量高，是最理想的补血佳品之一。

猪血及猪血制品以其丰富的营养和独特的滋补功效，一直为人们所喜爱，素有"液态肉"之美称。

在日本和欧美许多国家的食品市场上出现的以猪血为原料的香肠、点心等很受消费者的青睐。

传统中医认为，猪血性平，味咸；归肾、脾经；具有祛头风、止眩晕、养血止血、利大肠等功效，可治疗眩晕、血证、中满腹胀等，近年也用治宫颈糜烂等症。

现代医学和营养学研究证明，猪血中含铁量较高，可以防治缺铁性贫血。

猪血中含有微量元素钴，故对其他贫血病如恶性贫血也有一定的防治作用。

猪血中的血浆蛋白被消化液中的酶分解后，会产生一种解毒的物质，有除尘、清肠、排毒的作用。

猪血中含有凝血酶，具有止血作用。猪血含有适量的硒，有防癌抗癌作用，尤其对血癌病人有益。

猪血中含有大量卵磷脂，可防治动脉粥样硬化及老年痴呆症。猪血所含的锌、铜等微量元素，具有抗衰老的作用，常吃猪血能延缓机体衰老，使人耳聪目明。

药典选录

"主奔豚暴气，中风头眩，淋沥。" ——《名医别录》"主卒下血不止，美清酒和炒服之。" ——《千金·食治》

医生叮咛

①高胆固醇血症、肝病、高血压和冠心病患者应少食。

②适宜因贫血而面色苍白者。

猪血治病偏方 7例

1 治冠心病偏方

猪血200克，面粉250克。猪血拌入面粉中，和好，切块，蒸成糕。可防治动脉硬化，对冠心病患者有辅助疗效。（经验方）

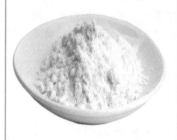

2 治腹胀偏方

新鲜猪血适量。猪血沥去水，晒干研末，用黄酒送服，每次6克。治中满腹胀，旦食不能暮食。（《怪证奇方》）

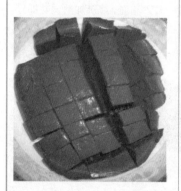

3 治贫血偏方

猪血100克，醋30克，植物油、盐各适量。炒锅下植物油，加醋将猪血炒熟，加盐调味，1次吃完，每日1次。治疗贫血。（经验方）

4 治吐血偏方

猪血块焙炭、血余炭各3克，黄酒适量。前二味研为细末，每次6克，黄酒兑开水冲服。主治吐血。（经验方）

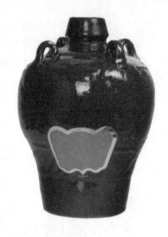

5 治便秘偏方

猪血150克，菠菜100克，盐少许。菠菜洗净连根切段，猪血洗净切块，二者加水同煮15～20分钟，加盐后饮汤汁。每日1～2次，宜空腹服。本方具有润肠通便之功效，主治习惯性便秘。（经验方）

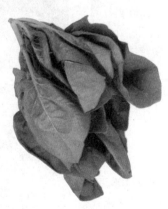

6 治皮肤瘙痒偏方

猪血300克，猪板油100克。将二者加水煮熟，2天服食1次，连服3次为一疗程。可治疗老年人因气血虚弱、血虚生风引起的皮肤瘙痒症。（经验方）

7 治月经不调偏方

1. 猪血150克，当归6克，肉苁蓉15克，熟大油4克，葱白5克，盐2克，味精1.5克，香油3克，冷水适量。将当归、肉苁蓉洗净，放入锅内，注入适量冷水，煮取药液，再将猪血整理干净，切成块，加入药液中煮熟，放入熟大油、葱白、盐、味精拌匀，食用时淋上香油即可。（经验方）

2. 酸菜100克，猪血块100克，豆腐皮1张，姜2片，料酒、盐、胡椒粉各少许，冷水适量。将酸菜洗净；猪血洗净，切成适当大小的块状；豆腐皮切成适当的块状或丝条状，汤锅里的水煮沸后，将猪血放入炖煮10分钟，再放入切好的酸菜、姜片、豆腐皮，继续煮5分钟后添加适量盐和少许料酒来调味，食用前可再撒些胡椒粉。（经验方）

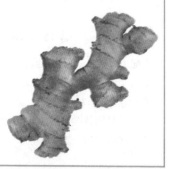

猪血食疗方 6种

1 骨髓性出血食疗方

猪血中含有凝血酶，凝血酶能使血溶胶状态纤维蛋白质迅速生成不溶性纤维蛋白质，使血液凝固，因此，猪血具有止血作用。目前我国制造的凝血酶的主要材料是猪血，对于治疗肝实质性出血和骨髓性出血有显著疗效。

猪血粥

【配方】猪血200克，粳米100克，葱末5克，盐2克，味精1克，香油2毫升。

【制法】1. 将猪血（凝固状）切成小块，放在冷水中浸泡。2. 粳米洗净，用冷水浸泡半小时。3. 锅中加入约1000毫升冷水，将粳米放入，用旺火烧沸后，加入猪血，再改用小火熬煮，待粥将成时，以盐、味精调味，撒上葱末，淋上香油，即可盛起食用。

2 贫血食疗方

猪血中含铁量较高，而且以血红素铁的形式存在，容易被人体吸收利用。处于生长发育阶段的儿童及孕产妇多吃些有猪血的菜肴，可以防治缺铁性贫血。同时，由于猪血中含有微量元素钴，故对其他贫血病如恶性贫血也有一定的防治作用。

腐竹猪血粥

【配方】猪血300克，腐竹50克，粳米100克，干贝15克，盐2克，葱末5克，胡椒粉2克。

【制法】1. 粳米洗净，加少许盐拌腌；腐竹和干贝分别洗净，泡软，切细；猪血切成长条，放入水中浸泡。2. 锅内加入约1000毫升冷水，将粳米放入，用旺火煮开，放入腐竹及干贝，随即改用小火慢煮；约煮半小时以后，放入猪血条，待锅再开时加入葱末及胡椒粉调味，即可盛起食用。

【功效】促进细胞活力、滋补内脏、防癌抗老、补血益气，可用于防治贫血。

黄豆芽猪血汤

【配方】熟猪血300克，黄豆芽200克，姜4片，花生油15毫升，盐适量。

【制法】1. 黄豆芽洗净，去根，切段；猪血用清水洗净。2. 炒锅上火，下花生油烧七成热，爆香姜片，下黄豆芽炒香，注入清水，以旺火烧沸约30分钟；放入猪血，烧沸加盐调味即成。

【功效】开胃提神、益气补血、滑肠通便，可用于防治贫血。

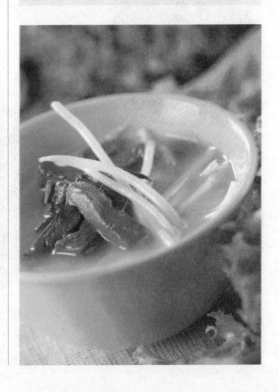

3 便秘食疗方

猪血中的血浆蛋白被消化液中的酶分解后，会产生一种解毒的物质，有除尘、清肠、排毒的作用，能与侵入人体内的粉尘和金属微粒反应，将其转化为人体不易吸收的物质，直接排出体外，从而避免对人体的损害。因此便秘者最宜食用。

韭菜豆芽猪血汤

【配方】猪血400克，韭菜60克，黄豆芽100克，姜丝16克，植物油10毫升，盐5克。

【制法】1. 将韭菜洗净，切成小段；黄豆芽洗净；猪血洗净，切成块状。2. 将清水1000毫升放入瓦煲内，煮沸后下植物油、韭菜、黄豆芽、姜丝，沸5分钟后放入猪血，文火煮至猪血熟，加盐调味即可。

【功效】行气通便、清热解毒、养血补血，适用于大肠燥热引起的大便不畅者。

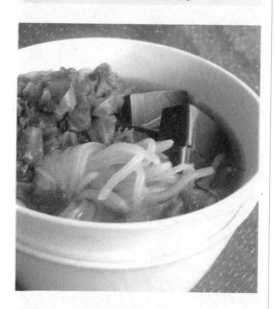

菠菜猪血汤

【配方】猪血250克，菠菜500克，香油、盐各少许。

【制法】1. 将菠菜择洗干净，切段；猪血漂洗干净，切小方块。2. 将猪血放入锅内加水

煮沸，投入菠菜同煮成汤，以香油、盐调味即可。

【功效】润肠通便、补血止血，凡老人久病、大便涩滞不通者，可常食，既补血，又对便秘有效。

火炭母猪血汤

【配方】猪血块100克，火炭母60克，盐少许。

【制法】1. 将猪血块漂净切小块，火炭母洗净。2. 将上述二味一同放入锅内，加适量清水煮汤，熟后以盐调味即可。

【功效】清热解毒、消滞化食，可治疗食积不化、腹胀、便秘。

4 防癌抗癌食疗方

现代医学家研究发现，猪血含有适量的硒，足以起到防癌抗癌作用，尤其对血癌病人来说，多食新鲜猪血，能够增强血红细胞的造血功能，使病情得到缓解和改善。

山楂红花炒猪血

【配方】猪血250克，藏红花6克，山楂20克，料酒10毫升，酱油10毫升，盐2克，味精2克，姜5克，葱10克，植物油25毫升。

【制法】1. 藏红花、山楂洗净，去杂质；猪血放沸水锅内煮3分钟，捞起，沥干水分，切块；姜切片，葱切段。2. 将炒锅置武火上烧热，倒入植物油，烧至六成热时，下入姜、葱爆香，再下猪血、料酒、酱油，炒变色，下入红花、山楂、盐、味精即成。

【食法】每日1次，佐餐食用。

【功效】活血补血、益气美容、降血压、抗癌。

5 老年痴呆症食疗方

猪血中含有大量卵磷脂，可防治动脉粥样硬化及老年痴呆症。另外，猪血中脂肪含量非常低，比同等质量猪瘦肉的脂肪含量低得多，因此老年人食用，一般不会引起血脂升高。

葱白猪血

【配方】猪血300克，葱250克，花椒10粒，面酱、姜丝、盐、味精、植物油各少许。

【制法】猪血切片；葱去根叶、洗净、切段。油热入花椒、姜丝出味，放面酱、盐，加少许水，入猪血稍煮，放盐、味精、葱段翻炒几下即成。

【功效】补血益智，可用于防治老年痴呆。

6 延缓机体衰老食疗方

猪血所含的锌、铜等微量元素，具有抗衰老的作用，常吃猪血能延缓机体衰老，使人耳聪目明。尤其老年人的循环系统功能减弱，许多重要器官的血流量和血流速度都明显降低，多食猪血能改善这种状况。

脆蛇烧猪血

【配方】猪血300克，脆蛇1条，姜5克，葱10克，盐、鸡精3克，胡椒粉3克，花椒粉各3克，酱油料酒各10毫升，白糖15克，淀粉25克。

【制法】1. 将脆蛇宰杀后，去皮、头、尾及肠杂，洗净，切段；猪血切块；姜切片，葱切段。

2. 将炒锅置武火上烧热，倒入植物油，烧至六成热时，下入姜、葱爆香，随即下入蛇肉、猪血、料酒，炒变色，下调味料炒熟，用淀粉勾薄芡即成。

【功效】祛风湿，散瘀血，消肿痛。适用于风湿疼痛，头风眩晕。

韭菜花烧猪血

【配方】韭菜花100克，猪血150克，盐5克，味精2克，上汤200毫升，红椒1个，辣椒酱30克，豆瓣酱20克。

【制法】1. 猪血切块；韭菜切段；红椒切块。

2. 锅中水烧开，放入猪血焯烫，捞出沥水。

3. 油烧热，爆香红椒，加入猪血、上汤及调味料煮入味，再加入韭菜花煮熟即可。

【功效】补血养颜。

猪血鱼片粥

【配方】熟猪血300克，鲩鱼肉100克，粳米100克，干贝15克，腐竹20克，酱油10毫升，姜丝2克，葱末3克，胡椒粉1克，盐2克。

【制法】1. 粳米洗净，用少许盐、酱油拌匀，与腐竹、干贝一起放入沸水锅中，用小火同煮。

2. 熟猪血洗净，切成小方块。3. 鲩鱼肉切成薄片，用酱油、姜丝拌匀。4. 粥约煮40分钟后，将猪血块、姜丝放入，用盐调味，烧沸时放入鲩鱼片，待再烧沸时即可盛起，食用时加入胡椒粉、葱末等调味即可。

【功效】促进血液循环，延缓机体衰老。

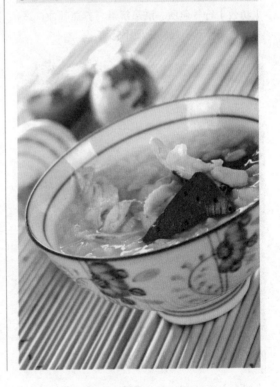

狗肉又名犬肉、地羊肉，为犬科动物狗的肉。民间常说的"寒冬至，狗肉肥""狗肉滚三滚，神仙站不稳"等俗语充分说明，肥嫩美味的狗肉早就有着不错的口碑。

狗肉不仅蛋白质含量高，而且蛋白质质量极佳，尤以球蛋白比例大，对增强机体抗病能力和细胞活力及器官功能有明显作用。

寒冬正是吃狗肉的好时节。狗肉味道醇厚、芳香四溢，所以有的地方叫"香肉"，它与羊肉都是冬令进补的佳品。

传统中医认为，狗肉性温，味咸；归脾、胃、肾经；具有补中益气、温肾助阳等功效，主治脾胃气虚、胸腹胀满、肢体浮肿、腰膝酸软、阳痿遗精、败疮久不收敛等症。

现代医学和营养学研究证明，狗肉中维生素 A 的含量丰富，能够促进蛋白质的合成，强化精子活力；而狗肉中的维生素 E 可提高性欲，促进精子的生成。

狗肉中含有丰富的钾、蛋白质、多种氨基酸和脂类，可改善四肢酸软无力症状，还能使机体产生较高的热量，也能使新陈代谢旺盛，增强防寒抗病能力。

胃黏膜上皮的正常功能也与维生素 A 有关，若适量食用含维生素 A 较丰富的狗肉，能够辅助治疗胃及十二指肠溃疡。

狗肉中含有丰富的磷，有益于神经和大脑皮质的活动，能够提神益智，补脑健脑。

狗肉中钙的含量相当可观，且磷和钙的比例较合适，可强筋壮骨，防治骨质疏松。

狗肉

药典选录

"主安五藏，补绝伤。"——《名医别录》"治败疮稀水不敛。"——《本经逢原》

医生叮咛

①狗肉以冬季食用为宜，夏季不宜食用。

②脑血管病、心脏病、高血压病、中风后遗症等患者均忌吃狗肉。

狗肉治病偏方 7例

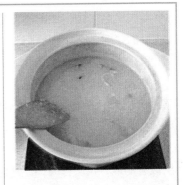

1 治疟疾偏方

狗肉 250 克，姜 100 克，黑豆 150 克，陈皮 1 片，红枣 10 颗。将狗肉洗净切块，与其余四味加水同煮至肉熟，吃肉喝汤，每日 1 剂。主治疟疾，症见口淡不渴、胸胁闷满、神疲肢倦等。（经验方）

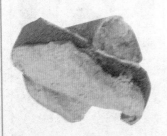

2 治阳痿偏方

狗肉 500 克，黑豆 50 克。狗肉切成块，黑豆先用水浸泡，然后共放锅内加水炖烂，吃肉喝汤，每日 2 次，10 天为 1 疗程。本方具有温肾扶阳之功效，主治肾阳衰弱型阳痿，症见痿而不起、腰酸腿软、滑精早泄等。（《家用谷物果菜治病小窍门》）

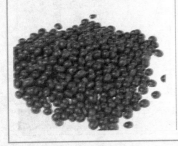

3 治关节炎偏方

鲜狗骨若干，黄酒适量。取狗四肢骨剔去筋肉，砸碎，装入罐中密封后置入烤箱（120℃为宜），烤酥，取出研为细末，装瓶备用。每次取 12 克，睡前用黄酒送服。主治风湿性关节炎。（经验方）

4 治风疹偏方

狗肉 300 克，黄芪 50 克，粳米 500 克。狗肉剁烂成泥；黄芪煮水去渣取汁，入粳米煮成粥，待半熟时入狗肉泥及调料即可。本方益气固卫，适用于脾胃不足导致的风疹块。（经验方）

5 治不孕症偏方

全狗头骨 1 个，黄酒、红糖适量。将狗头骨砸成碎块，焙干或用砂炒干焦，研成细末备用。月经过去后 3～7 天开始服药。每晚睡时服狗骨末 10 克，以黄酒、红糖为引，连服 4 天为 1 个疗程。服 1 个疗程未成孕者，下次月经过后再服。连用 3 个疗程而无效者，改用其他方法治疗。此方适用于宫寒、子宫发育欠佳不能受孕者。注：忌食生冷食物。（《浙江中医》1992 年第 9 期）

6 治小儿遗尿偏方

狗肉 100 克，大米 150 克。将狗肉洗净，切成碎末。大米淘洗干净，放入锅中，加水煮之。待半熟时，加入狗肉末搅匀，煮烂，即可食用。本方健脾补肾，适用于小儿遗尿等。（经验方）

7 治呃逆偏方

狗肉 120 克，姜 30 克。狗肉、姜同煮，狗肉烂熟食之。主治脾肾阳虚之呃逆。（经验方）

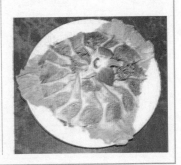

狗肉食疗方 4种

1 胃及十二指肠溃疡食疗方

胃溃疡是青壮年的一种常见病，过去用抗酸剂治疗，曾取得一定疗效，如今有专家发现，倘若在服用制酸剂的同时配合吃些维生素A，则效果更好。维生素A是一种人类生长发育所必需的营养物质，它有多方面的生理功能，不但是夜盲症的良药、性功能减退的食补佳品，而且还有维持上皮细胞正常功能的作用，如果缺乏维生素A，会发生许多疾病，如角膜软化症、肾炎、膀胱炎、肺炎、结肠炎、胆囊炎等等，不言而喻，胃黏膜上皮的正常功能也与维生素A有关。因此，若适量食用含维生素A较丰富的狗肉，能够辅助治疗胃及十二指肠溃疡。

胡椒狗肉粥

【配方】狗肉150克，大米200克，胡椒粉20克，姜5克，葱10克，盐3克，味精3克，料酒10毫升。

【制法】1. 狗肉洗净，切碎；大米淘洗干净；姜切片，葱切花。2. 将大米、狗肉、胡椒粉、姜、葱、料酒同放锅内，加入清水1500毫升，置武火上烧沸，再用文火炖煮35分钟，放入盐、味精即成。

【食法】每日1次，佐餐食用。

【功效】温胃、散寒、止痛，适用于慢性十二指肠溃疡患者。

狗肉干姜汤

【配方】狗肉100克，干姜10克，葱、盐少许。

【制法】狗肉洗净，切片，加入干姜及葱、盐，炖汤，食肉喝汤。每日1剂，连食1周或时时

服食。

【功效】适用于脘部冷痛、得热痛减、遇寒即增属脾胃虚寒型溃疡病缓解期。

2 四肢酸软无力、增强抗寒能力食疗方

钾是人体内重要的营养成分，能增强人体神经和肌肉的兴奋性，降低心肌的兴奋性，故能维持神经和肌肉的正常功能，特别是心肌的正常运动。人体一旦缺钾，不仅精力和体力下降，而且耐热、耐寒能力都会降低，最突出的表现就是四肢酸软无力。

狗肉中含有丰富的钾，适量食用能够补充人体所需的钾元素，改善四肢酸软无力症状，增强抗寒能力。同时，狗肉中含有丰富的蛋白质、多种氨基酸和脂类，能使机体产生较高的热量，也能使新陈代谢旺盛，增强防寒抗寒能力。

木瓜炖狗肉

【配方】狗肉300克，木瓜30克，白萝卜100克，料酒10毫升，姜5克，葱10克，盐3克，鸡精3克，胡椒粉3克，香菜25克。

【制法】1. 将木瓜洗净，切薄片；狗肉反复冲洗干净，切块；白萝卜洗净，去皮，切块；姜拍松，葱切段。2. 将木瓜、狗肉、白萝卜、姜、葱、料酒同放炖锅内，加水1200毫升，置武火烧沸，再用文火炖煮45分钟，加入盐、鸡精、胡椒粉、香菜即成。

【功效】舒经活络、补中益气、温肾助阳，适用于胃痛、风湿疼痛、脾肾气虚、胸腹胀满、腰膝酸软、畏寒肢冷、久不收敛等症。

活血通络狗肉汤

【配方】狗肉1500克，附子30克，桂皮30克，八角茴香10克，姜150克，黄酒、盐适量。

【制法】将狗肉洗净切块；放入姜、桂皮、茴香、附子及适量黄酒、盐，加清水用文火炖2小时即成。

【功效】适用于手脚无力、畏寒肢冷、冻伤、硬皮病。

狗肉黑豆汤

【配方】狗肉500克，黑豆60克，盐少许。

【制法】1. 狗肉洗净切块，黑豆洗净，加水以武火煮沸，撇去浮沫。2. 改文火煨至豆酥肉烂，以盐调味即可。

【功效】温肾散寒、健脑益智、润肠通便，适用于阳痿、夜多小便、便秘、畏寒、四肢冰冷、智力低下等症。

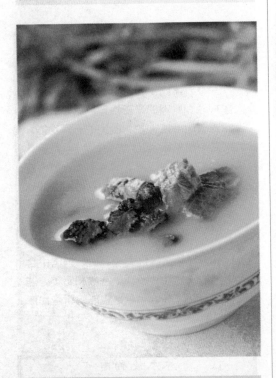

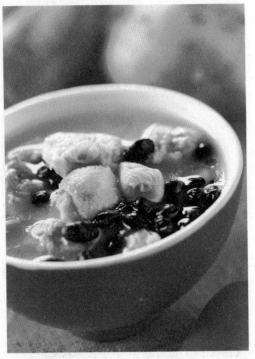

3 补脑健脑食疗方

磷是人体必需的元素之一，因为它是所有细胞中的核糖核酸、脱氧核糖核酸的构成元素之一，对生物体的遗传代谢、生长发育、能量供应等方面都是不可缺少的。磷也是生物体所有细胞的必需元素，是维持细胞膜的完整性、发挥大脑细胞功能所必需的。

狗肉中含有丰富的磷，适量食用可维持血浆及细胞中的酸碱平衡，促进物质吸收，刺激激素的分泌，有益于神经和大脑皮质的活动，能够提神益智、补脑健脑。

核桃山药炖狗肉

【配方】狗肉300克，核桃仁30克，山药30克，白萝卜100克，料酒10毫升，姜5克，葱10克，盐3克，鸡精2克，鸡油35毫升，胡椒粉2克。

【制法】1. 将狗肉洗净，切块；核桃仁洗净，去杂质；山药用水浸泡一夜，切厚片；白萝卜去皮，洗净，切块；姜拍松，葱切段。2. 将狗肉、核桃仁、白萝卜、山药、料酒、姜、葱同放炖锅内，加水2500毫升，置武火上烧沸，再用文火炖煮50分钟，加入盐、胡椒粉、鸡精、鸡油，搅匀即成。

【功效】补五脏、暖肾腰、益智能、润肠通便，适用于五脏虚损、腰膝冷痛、便秘、智力低下、脑力衰退等症。

4 补虚益肾、提高性功能食疗方

众所周知，维生素是人体代谢中必不可少的"生物活性物质"，有些维生素与性功能还有着密切的关系。如维生素A缺乏时，雄性睾丸组织产生精母细胞功能会受影响，会导致输精管上皮变性、睾丸重量下降、精囊变小、前列腺角化等；维生素E有调节性腺和延长精子寿命的作用，能改善血液循环，提高毛细血管尤其是生殖器官部位毛细血管的运动性。狗肉中维生素A的含量是很丰富的，主要功能是促进蛋白质的合成，强化精子活力；而狗肉中的维生素E可提高性欲，促进精子的生成。

红焖狗肉

【配方】狗肉500克，盐、红椒、香菜、料酒、生抽各适量。

【制法】1. 狗肉洗净，沥干切块；红椒洗净，沥干切块；香菜洗净切段。2. 油烧热，下狗肉，调入料酒、生抽炒至变色，加入红椒和适量水焖至狗肉熟透。3. 加盐调味，撒上香菜段即可。

【功效】保肝护肾。

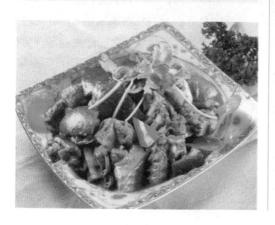

附片炖狗肉

【配方】狗肉1000克，熟附片30克，姜150克，葱、姜、盐少许。

【制法】先将附片文火煎煮半小时，撇去浮沫，然后放入狗肉、姜，加葱、蒜、盐少许，一同炖烂，分餐服食。

【功效】主治肾阳虚所致的阳痿、夜尿多、畏寒、四肢不温等症。

五香狗肉汤

【配方】狗肉500克，橘皮、桂皮、小茴香、大料、料酒、姜、酱油、白糖各少许。

【制法】1. 将狗肉洗净，切成小块，入沸水烫后洗净，放砂锅内加水。2. 投入橘皮、桂皮、小茴香、大料、姜、料酒、酱油、白糖，用武火烧沸后，改文火煨至狗肉烂熟，呈酱红色即成。

【功效】补中益气、温肾壮阳，用于肾阳不足、腰膝酸软、四肢不温、阳痿不举等症。

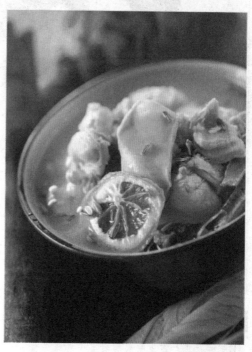

乌鸡肉

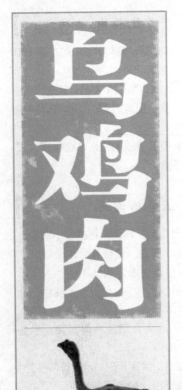

乌鸡，又名乌骨鸡、药鸡、绒毛鸡、黑脚鸡等，为我国特有鸡种，原产于江西泰和。

乌鸡与家鸡的形态基本相同，有白羽、黑羽之分，但都为黑皮、黑肉、黑骨。

乌鸡肉质十分细嫩、味道鲜美爽口，含有丰富的蛋白质、黑色素、多种维生素和微量元素等物质，营养价值极高，并具有一定的医疗保健作用，是难得的"滋补珍禽"。

传统中医认为，乌鸡性平、味甘；入肝、肾经；具有养阴退热的功效，主治虚劳骨蒸、羸瘦、消渴、脾虚滑泄、下痢口噤、崩中、带下等症。

现代医学和营养学研究证明，乌鸡肉中胶原蛋白、丝氨酸、苏氨酸含量非常高，可以预防皮肤老化、失去弹性。乌鸡体内含有大量的铁，补血效果非常好。

乌鸡的血清总蛋白明显高于普通鸡，对提高机体抵抗力、防治贫血、促进身体健康具有重要作用。

乌鸡肉含有大量的氨基酸，其中亮氨酸可以加速细胞的新陈代谢，促进伤口愈合，因此对术后病人的调养十分有益。乌鸡含有丰富的多元化不饱和脂肪酸——DHA（二十二碳六烯酸）和EPA（二十碳五烯酸），可以防止血液凝固，预防脑溢血、脑血栓和老年痴呆症的发生。乌鸡中含有相当可观的维生素E，对月经异常、痛经和性腺功能减退症状有显著的治疗作用。乌鸡含有丰富的蛋白质和多种氨基酸，有利于乳汁的分泌和产后恢复，还能有效调节、提高人体的免疫功能。乌鸡含有大量的黑色素和维生素A、维生素E及微量元素硒，它们具有清除体内自由基、抑制过氧化脂质形成、抗衰老和抑制肿瘤细胞生长的效果。

药典选录

「补中止渴。」——《滇南本草》

「补阴退热。」——《本草通玄》

医生叮咛

①肥胖及患严重皮肤疾病者宜少食或忌食。

②患严重外感疾患时不宜食用乌鸡。

乌鸡肉治病偏方

9例

1 治咳嗽偏方

乌鸡1只。将鸡块用1500毫升醋文火炖蒸2小时，分3～6次热食。病轻者1只即可，重者2～3只。治疗咳嗽久虚者。（经验方）

2 治肾虚偏方

白毛雄乌鸡1只，甜酒120毫升。同煮熟吃，连服5～6只。主治肾虚所致的耳鸣耳聋、腰膝酸软、阳痿遗精。（经验方）

3 治眩晕偏方

乌鸡1只，甲鱼1只（500克左右）。将甲鱼和乌鸡除内脏洗净，分别切成块，放于砂锅中，加入料酒、盐、葱、姜、水，炖熟至烂，连肉带汁服食。本方滋阴补肾、养血补虚，适用于体虚所致的眩晕。（经验方）

4 治中风偏方

雌乌鸡1只，江米酒500毫升。将雌乌鸡去毛、洗净，以酒煮取200毫升，去渣，分3次服，可伴葱、姜、粥食，睡卧取汗，效果更佳。本方温中益气、补虚活血，主治中风舌强、目睛不转。（经验方）

5 治关节炎偏方

麻黄、牛蒡子各12克，雌乌鸡1只。先将乌鸡及内脏，洗净，放入锅内，加水淹没鸡为度。用纱布将麻黄、牛蒡子包裹，同时放入锅内炖煮，可加少量盐调味，勿加别的调味品，以肉烂熟为度，取出麻黄、牛蒡子，食乌鸡肉喝汤各半碗（约500毫升），早晚各服一次。主治类风湿性关节炎。（《四川中医》1984年第1期）

6 治骨折偏方

1. 雌乌鸡1只，白酒2500毫升。乌鸡去内脏，洗净，置酒中共煮，至酒熬至一半即可食用。每日早晚各饮服20～30毫升，连服10～15日。本方补益肝肾、活血通络，适合骨折中、后期使用。（经验方）

2. 雄乌鸡1只（约500克左右），三七5克（切片），黄酒、酱油适量。将乌鸡去内脏，三七切片纳入鸡肚中，加入黄酒，隔水清炖，熟后用酱油蘸服。每日1～2次，连服1～2周。本方益气血、补肝肾、强筋骨，促进骨折愈合。（经验方）

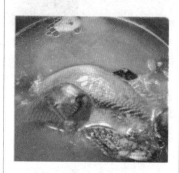

7 治痛经偏方

乌鸡1只（约1500克），黄芪100克，调料适量。乌鸡去皮及肠杂，洗净，黄芪洗净切段，置鸡腹中。将鸡放入砂锅内，加水1000毫升，煮沸后，改用文火，待鸡烂熟后，调味服食。每料为3～5天量。月经前3天即可服用。适用于气血不足型痛经。（经验方）

8 治子宫出血偏方

乌鸡1只，艾叶20克，黄酒30毫升。将乌鸡去内脏，洗净，加艾叶、黄酒、水1500毫升，隔水蒸烂熟，吃肉喝汤。主治子宫出血。注：口渴烦热或有发热、小便黄或大便干结者不宜用。（经验方）

9 治妇女带下病偏方

乌鸡1只，白果肉、莲子肉、糯米各15克，胡椒粉适量。将乌鸡去内脏，洗净。将白果、莲子、糯米、胡椒粉装入鸡腹内，加水适量，武火煮至沸，文火炖至烂熟，空腹食之，隔日一次。主治肾虚所致的带下病。（《家用鱼肉禽蛋治病小窍门》）

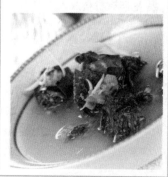

乌鸡肉食疗方 7种

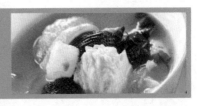

1 增强皮肤弹性、防止老化食疗方

胶原蛋白是皮肤细胞之间的一种连接物质，有良好的支撑力，关系到肌肤是否丰润娇嫩、富有弹性。

乌鸡肉中胶原蛋白含量非常高，经常食用可大大增强皮肤弹性，防止过早出现皱纹。丝氨酸、苏氨酸也可以预防皮肤老化。

乌鸡枸杞子汤

【配方】乌鸡1只，姜（拍破）50克，枸杞子50克，葱段10克，盐适量，醋10毫升，香菜少许。

【制法】将乌鸡去内脏洗净，放入炖锅里，加入葱段、姜、盐、枸杞子、醋及适量清水，大火煮沸后，文火炖1小时，出锅后撒入少许香菜即可食用。

【功效】养阴补血、改善肤色、增强皮肤弹性。

红枣排骨炖乌鸡

【配方】乌鸡半只，排骨200克，红枣12颗，姜2片，料酒少许，盐适量。

【制法】1.将排骨、乌鸡均切成块，分别用沸水汆烫；将红枣泡水20分钟，去皮、去核。

2.把所有材料放入炖盅内，加入水及料酒，放进蒸锅中炖2小时，起锅前加盐调味即可。

【功效】补血益气、活血健体、养颜润肤。

2 贫血食疗方

乌鸡体内含有大量的微量元素铁，甚至比菠菜中铁的含量还高10倍，补血效果非常好，可有效治疗女性缺铁性贫血。

乌鸡的血清总蛋白明显高于普通鸡。血清总蛋白既是构成机体组织和修补组织的原料，也是新陈代谢、维持多种生理功能的重要物质，对提高机体抵抗力、防治贫血、促进身体健康具有重要作用。

乌鸡补血膏

【配方】乌鸡1只，阿胶、龟板胶、鹿角胶各100克，熟地、当归、枸杞子、红枣各100克，山药150克。

【制法】乌鸡去内脏、头足，与熟地、当归、枸杞子、红枣、山药同入砂锅中，加水500毫升，文火炖至乌鸡烂熟，弃去药渣及鸡骨，入阿胶、龟板胶、鹿角胶溶化，文火收膏，冷却，装瓶备用。

【功效】养血生血、补血，可防治各种类型的贫血。

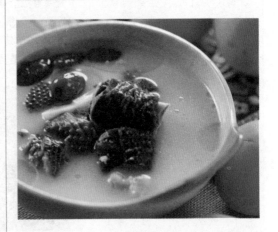

八宝肉汤

【配方】乌鸡1只，猪瘦肉1500克，人参、茯苓、白术各10克，甘草5克，葱、姜各10克，盐5克。

【制法】先把人参、茯苓、白术、甘草装入纱布袋里，扎紧袋口；把乌鸡去内脏，洗净；猪瘦肉洗净切块；姜切片、葱切段。然后将药物与鸡、肉一并入锅，用武火烧沸，去浮沫，加入葱、姜，用文火炖至肉烂，加盐调味，吃肉饮汤。

【功效】能大补气血、健脾开胃，久病、大病之后体弱者可常服，产妇进补最佳。

3 调养病后及产后体虚食疗方

乌鸡肉含大量的氨基酸，乌鸡的氨基酸构成与普通鸡不尽相同。普通鸡仅含 10 种氨基酸，而乌鸡含 17 种氨基酸，包括 7 种人体必需氨基酸，其中亮氨酸可以加速细胞的新陈代谢，促进伤口愈合，因此对术后病人的调养十分有益。

乌鸡还含有多种维生素，而且其胆固醇含量极低，是高蛋白、低脂肪的高级补品，对产妇、体弱及老人、儿童补益尤甚，可治病后虚弱、产后体虚、腰酸腿疼等症。

人参乌鸡片

【配方】乌鸡肉 250 克，鲜人参 15 克，竹笋 30 克，黄瓜 25 克，鸡蛋 1 个，葱、姜、盐、淀粉、植物油各适量。

【制法】将乌鸡肉洗净切片，鲜人参洗净切片，竹笋、黄瓜切斜片，鸡蛋打开取蛋清；油锅烧热，下乌鸡片翻炒至熟取出，沥油，淀粉调以适量水成稀汁，并加适量盐；再将油锅烧热，下葱、姜、人参片、竹笋片翻炒片刻，下黄瓜片、鸡片，浇上淀粉汁，翻炒数下即可。

【功效】此方适宜各种原因导致的身体虚弱者。

八宝鸡人参汤

【配方】乌鸡 1 只，人参 3 克，茯苓 6 克，白术 6 克，炙甘草 2 克，熟地 6 克，白芍 6 克，当归 6 克，川芎 2 克，葱、姜、料酒、盐、味精各适量。

【制法】乌鸡去内脏，洗净，八味中药用纱布包扎，放入鸡腹内，同置砂锅中，加水，用武火烧沸，撇去浮沫，入葱、姜、料酒、盐，用文火煨至乌鸡肉烂熟，取出药袋，食肉饮汤。

【功效】本方为大补之品，加上八味中药，滋补之力更佳，适合病后虚弱者食用。

酒制乌鸡

【配方】乌鸡 1 只（约 1000 克），党参 30 克，黄芪 100 克，红枣 10 颗，黄酒 500 毫升，盐适量。

【制法】乌鸡去内脏，洗净，置瓷盘中，加黄酒浸没，红枣掰开与党参、黄芪同放鸡四周，入笼屉中隔水蒸熟，取鸡调以盐，分数次食用。

【功效】益气补血、活血，是产妇进补的最佳补品。

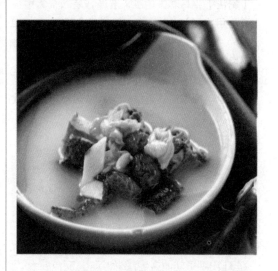

4 老年痴呆症食疗方

不饱和脂肪酸是大脑和脑神经的重要营养成分，摄入不足将影响记忆力和思维能力，对婴幼儿将影响智力发育，对老年人将产生老年痴呆症。乌鸡含有丰富的多元化不饱和脂肪酸——DHA（二十二碳六烯酸）和EPA（二十碳五烯酸），这两种物质具有帮助降低胆固醇和三酰甘油含量、预防心脑血管疾病的功能，可以防止血液凝固，预防脑溢血、脑血栓和老年痴呆症的发生。

乌鸡党参

【配方】乌鸡1只，党参15克，白术、茯苓各10克，炙甘草6克，葱、姜、料酒、盐各适量。

【制法】乌鸡去内脏，洗净；党参、白术、茯苓、炙甘草用纱布包扎，放入鸡腹内，整鸡入蒸盘中，加葱、姜、料酒、盐、适量水，上屉隔水旺火蒸3小时，取出药包，食肉饮汤。

【功效】此方大补元气，对老年痴呆症及各种虚弱症均可防治，能够健脑益智，对病后、产后气血亏虚者尤宜。

海马蒸雏乌鸡

【配方】雏乌鸡1只，海马10克，葱段、姜片、盐、料酒、清汤各适量。

【制法】雏乌鸡去内脏，洗净，装入瓷盆中；海马用水浸泡10分钟，放在雏乌鸡腹内，加姜片、葱段、清汤、料酒、盐，上屉蒸至雏乌鸡肉烂熟，即可食用。

【功效】温肾壮阳、益气填精、健脑益智，是防治老年痴呆症、延缓衰老、祛病延年的保健补品。

5 月经不调及痛经食疗方

缺乏维生素E可出现皮肤滞暗、痛经、月经不调，甚至引起不孕不育等。痛经的女性常在月经前后或经期出现下腹部疼痛，或伴有腰骶部疼痛。有的人疼痛剧烈，甚至还出现了其他症状，例如呕吐、面色苍白、手足冰凉等，严重影响了正常学习、工作或生活。乌鸡中含有相当可观的维生素E。维生素E不但具有强大的抗氧化功能，还可提高子宫内膜对雌激素的感受性作用，从而对月经异常、痛经和性腺功能减退症状有显著的治疗作用。

板栗炖乌鸡

【配方】乌鸡肉250克，鲜板栗（去皮）200克，葱白10克，香油5毫升，盐5克，姜、花椒

各适量。

【制法】将净乌鸡肉与鲜板栗同煮至熟，加入葱白、香油、盐、姜、花椒，文火炖至烂熟。

【食法】空腹食肉饮汤。

【功效】适用于脾肾虚衰、中风烦热、手足发热、妇女带下、月经不调、痛经等症。

黄芪乌鸡

【配方】乌鸡1只，黄芪100克，盐15克，料酒50毫升，姜15克。

【制法】1. 乌鸡去内脏，洗净。2. 黄芪切成段，填入鸡腹内，将鸡放入砂锅，加水至淹没鸡身，文火煨至鸡肉熟，加入盐、料酒、姜，文火烧半小时即可食用。

【食法】如用于痛经者，则须在月经来潮前3日始用，连食5日吃完。

【功效】补肝肾、益气血，对痛经、男子遗精、早泄有辅助治疗作用。

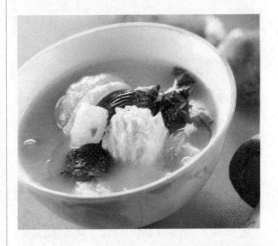

6 通乳、促进婴幼儿发育食疗方

乳汁的主要成分是水和蛋白质。如果孕妇蛋白质摄入不足，不仅会对胎儿大脑产生重大障碍，还会影响到乳汁蛋白质含量及氨基酸组成，导致乳汁减少，甚至回乳；婴幼儿蛋白质摄入不足，还会直接影响到脑神经细胞发育。因此，孕妇及婴幼儿要摄入足够的优质蛋白质食物。

现代医学研究认为，乳汁分泌有赖于催乳素，催乳素是由多种氨基酸组成的蛋白乳素。乌鸡含有丰富的蛋白质和多种氨基酸，经常食用能够为乳汁的分泌提供充足的营养物质，有利于乳汁的分泌和产后恢复，还能有效调节、提高人体的免疫功能。

莲子蒸乌鸡

【配方】乌鸡肉200克，西瓜1个，莲子50克，杏仁10克，桂圆肉50克，核桃肉50克，松子50克。

【制法】1. 将西瓜蒂端切下，挖去瓤备用；乌鸡肉切丝；莲子去心用水泡发；杏仁水浸泡去皮。2. 将乌鸡肉与莲子、杏仁、桂圆肉、核桃肉与松子同放西瓜内，盖好瓜蒂，入屉隔水蒸熟，取出瓜内容物，随意食用。

【功效】除烦止渴、利水消肿、增进食欲、缓解疲劳、通乳。

薏米蒸乌鸡

【配方】雌乌鸡1只，薏米100克，清汤500毫升，鸡油10毫升，料酒15毫升，盐10克，葱白50克，姜15克。

【制法】1. 薏米洗净，用清水泡30分钟捞出，沥干；乌鸡去内脏，斩脚爪，洗净。2. 将乌鸡放入开水锅用旺火煮10分钟后捞出，背部开膛，剔净骨、勿破皮，将鸡皮朝下放大碗内，薏米平抹鸡肉上，加清汤、盐、料酒、葱、姜，上屉蒸2小时取出，扣入汤盘中。3. 另取净锅，加清汤、盐、料酒，烧开后浇入汤盘，淋上鸡油即成。

【功效】此方有利水消肿、通经下乳之功效，也可用于肿瘤患者的辅助治疗。

7 癌症食疗方

乌鸡肉中含有大量肌肽，这种物质具有抗氧化、抗癌和抗炎症的作用。肌肽是一种天然的二肽，存在于脊椎动物的骨骼肌和大脑等组织中。鸡肉中肌肽的含量比其他禽类要高很多，而乌鸡中肌肽的含量又比普通鸡高很多。

同时，乌鸡含有大量的黑色素和维生素A、维生素E及微量元素硒，它们具有清除体内自由基、抑制过氧化脂质形成、抗衰老和抑制肿瘤细胞生长的效果。

鲜奶银耳乌鸡汤

【配方】乌鸡1只，猪瘦肉25克，银耳19克，百合38克，鲜奶1杯，姜片、盐适量。

【制法】1. 银耳用水浸泡20分钟，清洗干净；百合洗净；乌鸡去内脏，汆烫后再冲洗干净；猪瘦肉洗净。2. 烧沸适量水，下乌鸡、猪瘦肉、银耳、百合和姜片，水沸后改文火煲约2小时，倒入鲜奶拌匀，续煮5分钟，下盐调味即成。

【功效】润泽肌肤，防癌抗癌。

核桃地黄乌鸡

【配方】乌鸡1只，核桃仁30克，生地黄250克，饴糖250克。

【制法】1. 将乌鸡去内脏，洗净；生地黄洗净，切成条，与饴糖拌匀，同核桃仁一起装入鸡腹内，将鸡放入盆中，加水适量。2. 将盛鸡的盆置入蒸笼中，蒸熟即成。

【食法】不放盐、醋，吃肉，喝汤。

【功效】补髓养血、健脑益智、润肠通便、抗癌，适用于骨髓虚损、腰膝酸痛、骨蒸盗汗、便秘、智力低下等症。

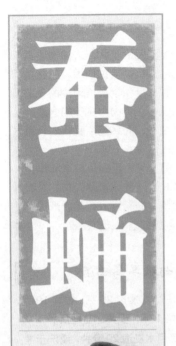

蚕蛹又叫小蜂儿，是蚕吐丝做茧以后变成的蛹，味道鲜美，营养丰富，蒸煮入宴已有1400多年的历史，自古就有"神虫"之称，《本草纲目》载"蚕与龙同气"。

蚕蛹是宝贵的动物性蛋白质来源，是一种优良的保健食品。蚕蛹的其他部分，如晚蚕砂（蚕屎）、蚕蜕、蚕茧、白僵蚕（感染白僵菌病死的蚕）等，都可作药用。

传统中医认为，蚕蛹性温，味咸，有补肾、强精、壮阳之功，能治男子阳痿滑精、夜尿颇多、腰膝酸软等症。

现代医学和营养学研究证明，蚕蛹富含精氨酸，有助于促进雄性激素分泌，提高性欲。

蚕蛹含有丰富的蛋白质、多种氨基酸，是肾虚体弱、病后、妇女产后、老人及骨质疏松症的高级营养补品。

蚕蛹所含的丰富的不饱和脂肪酸和α-亚麻酸，能够迅速清洁血液中的毒性物质，消除氧自由基，清洁血液，改善血液品质和血管内环境，延缓衰老，还能修复破损血管壁，使发硬的血管恢复弹性，避免血栓和动脉硬化斑块的形成。

另外，蚕蛹能产生具有药理学活性的物质，可有效提高人体内白细胞水平，从而提高人体免疫力，延缓衰老。

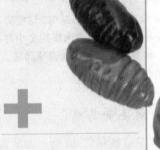

药典选录

「治风及劳瘦。又研敷蚕瘑恶疮等。」——《日华子本草》「和脾胃，去风湿，长阳气。」——《医林纂要》

医生叮咛

①对鱼、虾等异体高蛋白食物过敏的人忌食。

②适宜老人、体弱及高血脂血症患者、肝功能不佳者食用。

蚕蛹治病偏方

1 治慢性胃炎、胃下垂偏方

蚕蛹适量。将其焙燥，研末。每服2.5～5克，每日2次。主治胃下垂，辅助治疗慢性胃炎。注：此粉须干燥保存，最好存入胶囊，以免失效。（经验方）

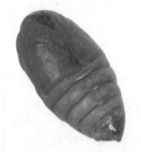

2 治小儿遗尿偏方

蚕蛹20个，乌梅3克，白糖适量。蚕蛹和乌梅加水适量煮汤。1日分2次调白糖饮汤食蚕蛹。本方补肾止遗，适用于小儿遗尿。（经验方）

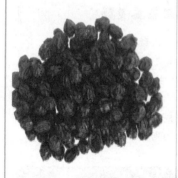

3 治糖尿病偏方

蚕蛹20个。将蚕蛹洗净后用植物油翻炒至熟，也可将蚕蛹加水和米酒煎煮至熟。炒的可直接食用，煮的可饮用药汁。每日1次，可连用数日。本方可调节糖代谢，主治糖尿病及合并高血压病。（经验方）

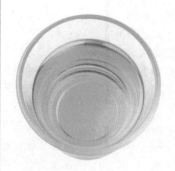

4 治失眠偏方

蚕蛹10个，米酒500毫升。蚕蛹放入米酒，浸泡1个月后饮用，每日2次，每次饮2匙。主治失眠。（经验方）

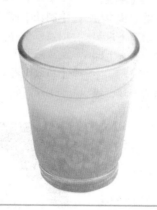

5 治阳痿偏方

蚕蛹15个（略炒），核桃仁100克。上二味隔水蒸，去蚕蛹。分数次服。本方益气补肾固涩，适用于肾虚遗尿、腰膝酸软、阳痿滑精等症。（经验方）

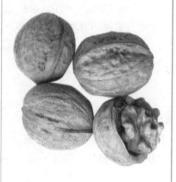

6 治乳腺癌偏方

油炸蚕蛹适量，每日10个，常服。（经验方）

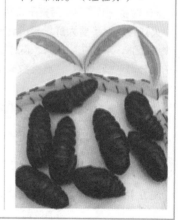

蚕蛹食疗方 2种

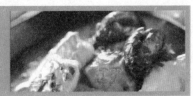

1 促进雄性激素分泌、提高性欲食疗方

精氨酸是精子形成的必要成分，常吃富含精氨酸的食物有助于促进雄性激素分泌，补肾益精，提高性欲。此类食物有黏滑的特点，如鳝鱼、鲇鱼、蚕蛹、鸡肉、紫菜、豌豆等。另外，蚕蛹含有丰富的蛋白质、多种氨基酸，是肾虚体弱、病后、妇女产后、老人及骨质疏松症的高级营养补品。

干煸蚕蛹

【配方】新鲜蚕蛹20个，葱花、姜末、蒜末、胡萝卜末、椒盐、红油、盐、料酒、干淀粉各适量。

【制法】将蚕蛹煮熟，但不要太过，将其从中间竖着剪开成两半，去掉中间的黑心，稍加些盐、料酒、干淀粉腌渍一会儿，锅中下油，约4成热时将蚕蛹下锅，用筷子打散，避免粘连，小火炸透，但不要太酥。捞出沥干油。锅中留少许红油，下葱花、姜末、蒜末、胡萝卜末煸干水分，下蚕蛹翻炒，离火撒椒盐，回火上翻炒均匀即可。

【功效】补肾益气，可促进雄性激素分泌，提高性欲。

椒盐蚕蛹

【配方】蚕蛹20个，鲜鱼肉250克，鸡蛋2个，面粉、淀粉、姜汁、料酒、盐、胡椒粉、葱花、味精、香油各适量。

【制法】1. 将鲜鱼肉切成鱼条，加盐、料酒、姜汁腌渍片刻，用鸡蛋、淀粉、面粉调成全蛋糊。2. 把鱼条挂糊下入热油中炸至金黄色，

捞出沥油。3. 蚕蛹用文火干煸至体内浆干，下入鱼条、盐、胡椒粉、葱花、味精，翻炒均匀，淋上香油即可。

【功效】补肾益气，可促进雄性激素分泌，提高性欲。

2 降低血脂、预防血栓生成食疗方

蚕蛹所含的不饱和脂肪酸和 α - 亚麻酸能对人体内的脂肪代谢起到一定的调节作用，可预防高脂血症的发生；能渗入血栓和动脉硬化斑块内部，逐层分解、清除血栓和硬化斑块，疏通血管；还能修复破损血管壁，使发硬的血管恢复弹性，避免血栓和动脉硬化斑块的再次形成，防止二次复发。

鲳鱼蚕茧汤

【配方】鲳鱼1条，蚕茧壳10只。

【制法】1. 鲳鱼去内脏，刮洗干净；蚕茧壳以清水漂净。2. 共入一锅内，加水以文火煮至鱼熟即可。

【功效】养胃健脾、润肺生津、护肝降脂，用于治疗高脂血症和脂肪肝等症。

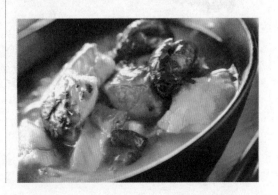

黄花鱼，也叫江鱼，因头上有像棋子的石头，所以古时候又叫石首鱼。黄花鱼有大小黄花鱼之分。

大黄花鱼也称大鲜、大黄花、桂花黄鱼；小黄花鱼也称小鲜、小黄花、小黄瓜鱼。二者和带鱼一起被称为中国三大海产，产量较其他鱼类要高得多，特别是大黄花鱼，主要分布在长江口以南的海区，其活动范围又广，却都在我国领海范围内，因此有"中国家鱼"的美称。

黄花鱼营养丰富，全身都是宝。肉、鳔、耳石（鱼脑石）、胆汁、精巢均可入药。

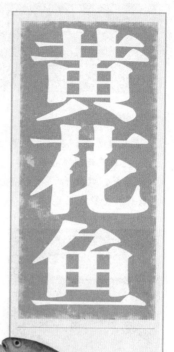

传统中医认为，黄花鱼肉性味甘平，入胃、肾经；有健脾开胃、安神止痢、补气填精等功效，对贫血、失眠、头晕、食欲不振及妇女产后体虚有良好疗效，凡久病体虚、面黄羸瘦、目昏神倦、饮食日减及妇人产后体虚者，均可作为补益食疗佳品食用。

现代医学和营养学研究证明，黄花鱼肉中含有视黄醇，即维生素 A，可保护视力，防治夜盲症。

黄花鱼中含有的二十二碳六烯酸（DHA）和二十碳五烯酸（EPA），是促进神经细胞生长发育最重要的物质，具有健脑作用。

黄花鱼富含微量元素硒，能清除人体代谢产生的自由基，延缓衰老，防治各种癌症。

黄花鱼中 N-3 脂酸具有影响人体脂质代谢的作用，能积极防止动脉硬化和冠心病的发生。

药典选录

"和莼菜作羹，开胃益气。"——《开宝本草》

"石首鱼甘温开胃，补气填精。"——《随息居饮食谱》

医生叮咛

黄花鱼不可用牛油、羊油煎炸。

黄花鱼治病偏方 7例

1 治胃病偏方

黄花鱼1条，姜3片，葱3根。将黄花鱼剖腹去杂洗净，加姜、葱，共炖食。可治各种胃病。（经验方）

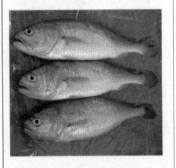

2 治头痛偏方

1. 黄花鱼1条，茶叶5克，盐少许。黄花鱼剖腹去杂洗净，腹中塞入茶叶，用清汤煮熟，加盐调味即可。可治头痛，也可辅助治疗水肿。（经验方）

2. 黄花鱼1条，盐、陈皮、砂仁、豆蔻和红茶各少许。黄花鱼剖腹去杂洗净，与其他各料共煮成汤食用。可治头痛，也可辅助治疗水肿。（经验方）

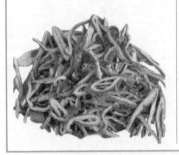

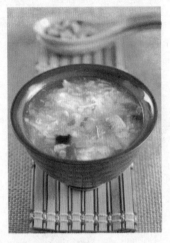

3 治水肿偏方

黄花鱼1条，苏子5克，杏仁50克，盐少许。黄花鱼剖腹去杂，腹中塞入苏子和杏仁，清汤煮熟，加盐调味即可。治疗水肿。（经验方）

4 治尿路结石偏方

鱼脑石2～3粒。将其焙干研成细末，以温水送服，每日2次，每次服1～2克。本方健脾补肾、利水排石，主治肾结石引起的神疲体倦、腰背酸痛、排尿不畅等。注：鱼脑石是黄花鱼（石首鱼）的头中物，是一味常用中药，能下尿路结石，治小便淋漓不通。（经验方）

5 治阳痿偏方

黄花鱼1条，海参50克，盐少许。海参泡发，与黄花鱼同煮服食。适用于体虚纳呆、阳痿早泄等症。（经验方）

6 治小儿麻疹偏方

黄花鱼1条，香菜少许。小儿发热数日，麻疹不易透发，可用黄花鱼略加香菜熬汤喝，有助麻疹透发之效。（经验方）

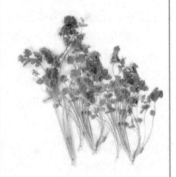

7 治耳聋偏方

鱼脑石10粒，冰片1克。将二味共研为细末，过筛，贮瓶密封，用时取药粉少许，放在细竹管一端，或放在细纸卷的一头，将有药的一端，对准耳孔，轻轻吹进耳内。主治实证耳聋。（《中医简易外治法》）

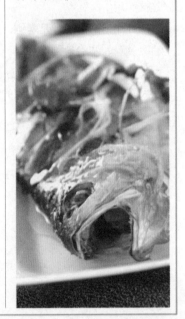

黄花鱼食疗方 5种

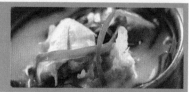

1 保护视力、防治夜盲症食疗方

人在光线暗淡的情况下，眼睛也可以看见物体，是因为在视网膜上有一种能感触光的明暗的物质——视紫质。视紫质的主要成分就是维生素A。此外，人能分辨各种颜色也离不开维生素A。

黄花鱼肉中含有视黄醇，即维生素A。因此经常适量食用黄花鱼，可保护视力，防治夜盲症。

黄花鱼火腿粥

【配方】黄花鱼肉150克，糯米100克，火腿丁10克，胡椒粉2克，味精2克，盐5克，猪油15克，莼菜50克。

【制法】黄花鱼肉洗净切丁；莼菜用开水焯一下，装碗；糯米加水煮成粥，加入鱼肉丁及火腿丁、盐、猪油再煮熟；最后撒胡椒粉、味精，将粥倒入莼菜碗内。

【功效】益气开胃，安神明目，主治夜盲症、胃溃疡、肺结核。

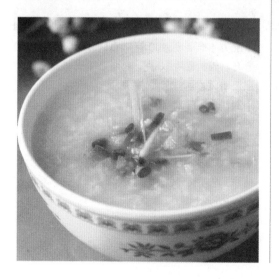

2 促进细胞生长、健脑食疗方

鱼类含有丰富的不饱和脂肪酸（比肉类高约10倍），是健脑的重要物质。尤其黄花鱼中含有的二十二碳六烯酸（DHA）和二十碳五烯酸（EPA），是促进神经细胞生长发育最重要的物质，健脑作用尤佳。

苋菜黄花鱼羹

【配方】黄花鱼肉150克，苋菜100克，火腿20克，鸡油30毫升，盐3克，料酒5毫升，白糖4克，胡椒粉2克，湿淀粉25克，香油5毫升，葱10克，姜8克，红油5毫升，鸡汤800毫升。

【制法】1. 将苋菜择去老茎、黄叶，洗净后沥干水分；葱、姜洗净，均切成末；火腿切丁。2. 黄花鱼去皮、去刺，切成小丁，放入碗内，加适量料酒搅拌均匀。3. 炒锅置旺火上烧热，放入鸡油化开，烧至五成热时，放入葱末、姜末煸炒出香味，下入苋菜稍加煸炒后，倒出。4. 用同样的方法将黄花鱼丁煸炒后，倒出。5. 净锅烧热，倒入鸡汤，加入盐、白糖烧沸后，放入鱼丁及火腿丁，待再次烧沸后，撇去浮沫，下入湿淀粉勾芡，随即将苋菜放入，撒上香油、红油、胡椒粉即可。

【功效】促进细胞生长，补脑健脑，提高记忆力。

3 养胃、营养不良食疗方

胃炎患者宜食用纤维短而柔软的肉类，如黄花鱼、虾、鸡肉等，这些食物营养丰富，易于消化，不但能够减轻胃的负担，起到养胃的作用，而且能够滋补因患胃病而导致缺乏营养的身体。

雪菜黄花鱼

【配方】黄花鱼肉（去头尾）300克，植物油50毫升，冬笋片5克，雪里蕻（咸）5克，盐适量，葱段3克，料酒适量，姜片3克，味精1克。

【制法】1. 黄花鱼洗净，正反两面剞柳叶花刀。2. 将雪里蕻洗净切成碎粒，用水稍泡一会儿，把咸味泡掉一部分，捞出，挤出水分。3. 炒锅上火，倒植物油，烧至六成热时，放入姜片略炒，放黄花鱼，两面煎至略黄，烹入料酒，加盖稍焖，立即倒入清水300毫升，放上葱段，盖上盖，再焖烧7～8分钟，待汤呈乳白色，鱼眼呈白色，改旺火，捡去葱段，放进冬笋片、雪里蕻，烧至鱼熟时，加盐、味精，起锅，将鱼和汤同时倒入大碗，撒上葱段即成。

【功效】养胃安神，预防营养不良。

4 冠心病食疗方

黄花鱼中的N-3脂酸具有影响人体脂质代谢的作用；还可使血三酰甘油和总胆固醇降低，高密度脂蛋白稍增高，肝脏合成极低密度脂蛋白减少，故能积极防止动脉硬化和冠心病的发生。科学家把发现N-3脂酸具有预防冠心病的作用称为近年冠心病研究中的三大进展之一。

清蒸黄花鱼

【配方】黄花鱼1条，料酒、盐、姜、葱各适量。

【制法】1. 将葱、姜切丝。2. 将鱼洗净去内脏，里外涂上料酒、盐，鱼腹中放入葱丝、姜丝，上笼蒸10分钟即可。

【功效】调节脂质代谢，预防冠心病。

海带黄花鱼

【配方】黄花鱼1条，海带50克，植物油75克，酱油、黄酱、料酒、高汤、香油、醋、盐、葱、姜、蒜各适量。

【制法】海带泡软，捞出切丝；鱼去鳞、内脏，剪去背刺，洗净控干，在鱼的两侧划4道直刀口；葱、姜切段，蒜切末。锅内放入植物油，用旺火烧热，将鱼放入油中，炸至鱼身挺直，见黄色时捞出，盛入盘中。将锅内油倒出，留底油少许，放入海带丝煸炒，随后加入料酒、黄酱、酱油、葱段、盐、醋、高汤、姜段，调好汤汁，把鱼放入，盖上盖，移至微火上炖10分钟。最后再加入蒜末，滴入香油即成。

【功效】降血脂，益肝肾，调节脂质代谢，预防冠心病。

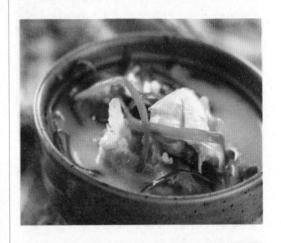

5 癌症食疗方

黄花鱼富含微量元素硒，能清除人体代谢产生的自由基，延缓衰老，防治各种癌症。同时，黄花鱼含丰富的蛋白质和维生素，能够提高抵抗力，防止癌细胞生长。

香菇鱼肉羹

【配方】黄花鱼400克，香菇5个，高汤500毫升，姜、葱各10克，料酒6毫升，盐2克，湿淀粉适量。

【制法】1. 将姜切成片，留一片待用，其余剁成泥，撒上一点清水，挤成姜汁；葱切末。2. 黄花鱼洗净，抹干水分，加料酒抹匀，上笼屉加姜1片蒸熟，冷却后拆骨取肉。3. 香菇用温水泡开，去蒂洗净，切碎。4. 高汤倒入汤锅内烧开，下香菇、姜汁、鱼肉，煮沸5～8分钟，加盐调味，用湿淀粉勾稀芡，放入葱末拌匀，盛入汤碗内即可。

【功效】提高免疫力，防癌抗癌。

鲤鱼又叫拐子、鲤子,因鳞上有十字纹理,故得名。在我国,鲤鱼自古以来就是鱼类中的佼佼者,素有"家鱼之首"的美称,南朝名医陶弘景也说"鲤鱼为诸鱼之长,为食品上味"。鲤鱼的家族非常大,有河鲤、江鲤、湖鲤、塘鲤等,我国最有名的"河鲤"是"黄河鲤鱼"。国外还有镜鲤、锦鲤等。不同水域、不同地区、不同季节的鲤鱼,吃起来口味大不相同,不过性味功效都很相近。

传统中医认为,鲤鱼性平,味甘;入脾、肾经;具有利水、消肿、下气、通乳等功效,可用于治疗水肿胀满、脚气、黄疸、咳嗽气逆、乳汁不通等症,对孕妇胎动不安、妊娠性水肿也有很好的食疗效果。

现代医学和营养学研究证明,鲤鱼富含多种氨基酸和微量元素,这些物质联合发生作用,使其具有改善体液循环、镇定安胎的功效。鲤鱼所含丰富的蛋白质可以提高子宫的收缩力,能够帮助子宫尽快排出"恶露"。

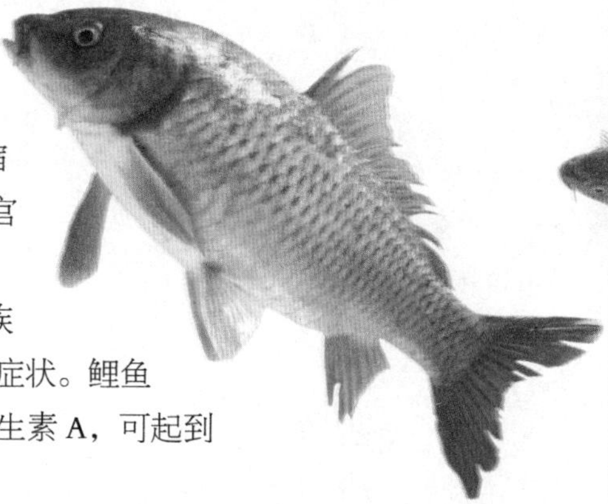

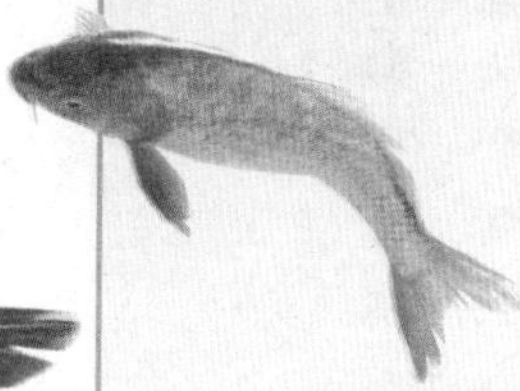

鲤鱼中的 B 族维生素能改善气喘症状。鲤鱼中也含有丰富的维生素 A,可起到保护视力的作用。

同时,鲤鱼肉含有大量的氨基乙磺酸,这种物质是维持人体眼睛健康、视觉正常的重要物质之一,还具有增强人体免疫力、维持血压正常、增强肝脏功能等作用。

鲤鱼富含矿物质,其中钙的含量高而稳定,既有催乳通乳的功效,又能防止骨质疏松。同时,鲤鱼中钾的含量较高,具有利水消肿的良好效果,可用来改善产妇的浮肿,并促进产后顺利出乳。

鲤鱼

药典选录

「主安胎。胎动、怀妊身肿,为汤食之。」——《本草拾遗》

「治痢疾,水泻,冷气存胃,作羹食。」——《滇南本草》

医生叮咛

鲤鱼与红豆利水作用都非常强,肾炎水肿患者可将二者同煮服用,但正常人不可食用。

鲤鱼治病偏方 12例

1 治咳嗽偏方

鲤鱼1条（约250克），用醋和水各200毫升煮食，不放盐。治疗痰湿咳嗽、久咳不愈。（经验方）

2 治疟疾偏方

鲤鱼1条，赤豆150克，姜50克，红枣1颗，陈皮1片。将鲤鱼去鳞及内脏洗净，与后四味加水煮至鱼烂，加油盐调味，每日1剂。主治疟疾，症见寒战、头痛、面红、烦渴等。（经验方）

3 治肝炎偏方

鲤鱼1条（500克以上），赤豆300克，玫瑰花15克。将鲤鱼去鳞及肠杂，洗净与其他两味共煮至烂熟。去花调味，分2～3次服食。每日或隔日服1剂。主治气滞血瘀型肝炎。（经验方）

4 治肾炎偏方

1. 鲤鱼1条（500克左右），黄芪30克，阿胶15克，鹿角胶15克，肉桂3克。鲤鱼剖腹留鳞，去肠杂、腮，洗净，将黄芪、肉桂、阿胶、鹿角胶填入鱼腹中，用纸将鱼包严，以棉线扎紧，外面糊上一层和匀的黄泥，将其置于烧柴禾的炉灶火灰中煨熟。剥去封泥，揭纸，淡食鱼肉。常食。益肝补脾、温肾填精、利尿消肿，用于慢性肾炎水肿不退者。（经验方）

2. 鲤鱼1条（去肠杂），冬瓜1000克，盐少许，同煮汤饮。隔日1剂，连服10～20日。（《民间偏方秘方精选》）

5 治水肿偏方

1. 鲤鱼1条，米酒1500毫升。共煮至酒干后食用，勿加任何调料。主治全身水肿、小便少。（经验方）

2. 鲤鱼1条，花生仁100克，酒适量。将鱼去肠杂、鳞鳃，洗净，与花生仁共加水炖烂，调入酒后食用。主治营养不良性水肿、小便多、头晕气喘。（经验方）

3. 鲤鱼1条，葱白1把，麻子400克。麻子煎取汁和鱼(收拾干净)、葱白（切段）煮熟，再加少许盐、豆豉，空腹慢食。主治全身水肿。（经验方）

6 治湿疹偏方

鲤鱼1条（500克左右），赤豆30克，调料适量。鲤鱼洗净，先煮赤豆20分钟，加入鲤鱼同煮。待鱼熟豆烂后，加入调料即可。健脾除湿、滋阴润燥，适用于湿疹。（经验方）

7 治丹毒偏方

鲤鱼肉适量。去骨，将其皮肉捣烂，敷于患处，干了再换，可以预防丹毒扩延。（经验方）

8 治中耳炎偏方

鲤鱼胆汁适量。胆汁挤入碗内，用双氧水将耳内脓水擦洗干净，滴入鲤鱼胆汁，然后以棉球塞堵耳孔。每日1次，3日可愈。本方清热、解毒、消炎，主治化脓性中耳炎。（经验方）

9 治闭经偏方

鲤鱼头1个，陈酒适量。鱼头晒干，炼炭存性，研成细末，用陈酒送服，每次15克，每日3次，连服5～6日。主治湿滞性闭经。（经验方）

10 治子宫出血偏方

1. 鲤鱼1条（约500克），黄酒适量。酒煮鱼熟后食，另将鱼刺焙干，研细末，每早用黄酒送服。主治子宫出血。（经验方）

2. 鲤鱼鳞甲200克，黄酒适量。加水适量，用文火煎熬成胶冻状，每次取60克，用黄酒冲化，温服，每日2次。主治子宫出血。（经验方）

11 治妊娠水肿偏方

鲤鱼1条，赤豆60克，姜、醋各适量。鲤鱼去肠杂，不去鳞，加入赤豆、姜、醋，清炖或煮汤，吃鱼喝汤。（经验方）

12 治产后缺乳偏方

鲤鱼头5个，黄酒500毫升。将鲤鱼头细研为散，用酒同煎数沸，去渣备用。早、午、晚各温饮15～20毫升。（经验方）

鲤鱼食疗方 5种

1 排尽产后恶露食疗方

"恶露"（即"余血"）的排出与子宫的收缩力密切相关，鱼类所含丰富的蛋白质可以提高子宫的收缩力，而鲤鱼比其他的鱼类更能促进子宫收缩。因此产妇在月子里多吃鲤鱼，能够帮助子宫尽快排出恶露。

参芪炖鲤鱼

【配方】鲤鱼1条（约500克），黄芪10克，党参10克，水发香菇30克，葱、姜、料酒、白糖、盐、味精、植物油各适量。

【制法】将鲤鱼去鳞、鳃、内脏，洗净，切十字花刀，油锅烧热，下葱、姜后入鲤鱼略炸，加水适量，同时入黄芪、党参、香菇，用文火炖至鱼熟，调以盐、白糖、料酒、味精，即可出锅，弃去黄芪、党参，吃鱼饮汤。

【功效】补气养血，适宜身体虚弱、产后恶露末尽者食用。

2 镇定安胎食疗方

凡妊娠不到20周，胎儿体重不足500克而中止者，称流产。习惯性流产是指连续发生3次以上者。其临床症状以下体出血、阵发性腹痛为主。

鲤鱼富含多种氨基酸和微量元素，这些物质联合发生作用，使其具有改善体液循环、镇定安胎的功效。

鲤鱼苎麻根粥

【配方】鲤鱼1条（约500克），苎麻根20~30克，糯米50克，葱、姜、油、盐各适量。

【制法】鲤鱼去鳞及肠杂，洗净切片煎汤。再取苎麻根加水200毫升，煎至100毫升，去渣留汁，入鲤鱼汤中，并加糯米和葱、姜、油、盐各适量，煮成稀粥。

【食法】每日早晚趁热食，3~5日为一疗程。

【功效】安胎、止血、消肿，适用于胎动不安、胎漏下血、妊娠浮肿。

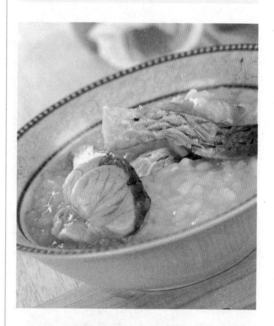

3 改善气喘症状食疗方

气喘是一种常见的免疫疾病，可分为外因性气喘与内因性气喘，目前大多数气喘都是外因性的，也就是由过敏原所引起的，如花粉、灰尘、毛发、气候等。要想改善气喘症状，应避开容易引起气喘的高过敏原食物，并且多摄取含B族维生素的食物，如鲤鱼、全麦制品等。

鲤鱼中的B族维生素有很多种，虽然每种含量不多，但联合起来，已经足以对人体产生有益功效。

醋酒活鲤鱼

【配方】鲜活鲤鱼1条，醋50毫升，黄酒25毫升，姜末、蒜末、韭菜末、酱油、植物油、高汤各适量，白糖少许。

【制法】1. 鲤鱼去鳞及肠杂，洗净、风干。2. 热锅放植物油，煎鲤鱼两面至焦黄，先把醋分次洒在鱼身上，再将黄酒一次洒入，待水汽蒸干，加高汤、酱油、白糖，文火炖烂，收浓汁。食用时，将姜末、蒜末、韭菜末撒在鱼身上。

【功效】补虚下气，适宜体虚久喘、痰喘气促、胸胁胀满者食用。

4 利水消肿、催乳通乳食疗方

孕产妇多食用蛋白质和钙含量高的食物，有助于产前养胎和产后下奶。鲤鱼富含矿物质，其中钙的含量高而稳定，既有催乳通乳的功效，又能防止骨质疏松。同时，鲤鱼中钾的含量较为高，具有利水消肿的良好效果，可用来改善产妇身体浮肿，并促进产后顺利出乳。

鲤鱼汁粥

【配方】鲤鱼1条（约500克），糯米60克，葱白、豆豉各适量。

【制法】1. 将鲤鱼去鳞、鳃和内脏，放入锅内，加入葱白、豆豉、水适量，置武火上烧沸，再用文火熬熟，滗汁待用。2. 将粳米淘洗干净，放入锅内，加入鱼汁、水适量，置武火上烧沸，再用文火熬煮至熟即成。

【功效】消水肿、利小便，适用于三焦气化失常、水液潴留、水肿、妊娠水肿、乳汁不通等症。

5 维持眼睛健康、保护视力食疗方

鲤鱼中含有丰富的维生素A，能起到保护视力的作用。同时，鲤鱼肉中含有大量的氨基乙磺酸，这种物质是维持人体眼睛健康、视觉正常的重要物质之一，还具有增强人体免疫力、维持血压正常、增强肝脏功能等作用。

天麻炒鲤鱼片

【配方】鲤鱼1条（约500克），天麻20克，川芎10克，茯苓10克，大米50克，淀粉30克，蛋清1个，酱油10毫升，盐4克，味精3克，姜5克，葱10克，料酒10毫升，植物油50毫升。

【制法】1. 川芎、茯苓切成片，放入淘米水中泡软，再将天麻泡入，浸泡4~6小时，捞出天麻，再放入米饭上蒸熟，切薄片；将鲤鱼宰杀，去鳞、鳃、内脏和骨，切薄片，放入碗内，加入淀粉、蛋清、酱油、味精、盐，抓匀，挂上浆；姜切片，葱切段。2. 将炒锅置武火上烧热，倒入植物油烧至六成热时，下入姜、葱爆香，下入鱼片、天麻、料酒、盐、味精，炒熟即成。

【功效】息风、定惊、补血，适用于高血压病、头风头痛、半身不遂、小儿惊痫动风、夜盲等症。

丹参赤豆鲤鱼

【配方】大鲤鱼1条（约1000克），丹参10克，赤豆50克，陈皮6克，花椒6克，苹果6克，姜葱适量，胡椒粉3克，盐适量。

【制法】1. 将鲤鱼去鳞、鳃、内脏，洗净。2. 将丹参、赤豆、陈皮、花椒、苹果洗净后，塞入鱼腹内，再将鲤鱼放入盘子中，用姜葱、胡椒粉、盐调好味，灌入鸡汤，上笼蒸制。3. 蒸制约2小时，待鲤鱼熟后，出笼另加葱丝、鲜菜叶略烫后，投入汤中即成。

【功效】活血化瘀、利水消肿，适用于消渴水肿、黄疸、脚气、小便频数、脑血管病、夜盲等症。

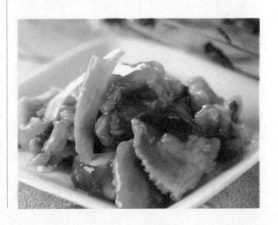

鲫鱼属鲤形目鲤科鲫属，俗称喜头鱼、鲫瓜子。鲫鱼是我国内陆水域中常见的经济鱼类，味道鲜美，肉质细嫩，极为可口。

鲫鱼的营养价值极高，特点是营养素全面，含糖分多，脂肪少，所以吃起来既鲜嫩又不肥腻，还有点甜丝丝的感觉。

《随息居饮食谱》说它"愈崩淋、利胎产、调经带、疗疝瘕，最益妇人"。

传统中医认为，鲫鱼性平味甘，入脾、胃、大肠经，具有健脾利湿等功效，可治疗脾胃虚弱、纳少无力、痢疾、便血、水肿、淋病、痈肿、溃疡等症。

现代医学和营养学研究证明，鱼肉含有较多的 $\Omega-3$ 脂肪酸，可增强人体对糖的分解、利用能力，维持糖代谢的正常状态，还有助于健脑。鲫鱼中的蛋白质和钙对通乳效果有很大影响，与其他营养成分联合发生作用，具有补中益气、利湿通乳的功效。

鲫鱼肉中的维生素 D、钙、磷各自或彼此发挥作用，能有效地预防骨质疏松症。

鲫鱼含有丰富的卵磷脂，有助于加强神经细胞的活动，从而提高学习和记忆能力，还能预防老年痴呆症。$\Omega-3$ 脂肪酸能阻止血小板聚集成块粘在动脉壁上，它们还能赶走三酰甘油和坏的胆固醇。

药典选录

"主诸疮，烧，以酱汁和敷之，或取猪脂煎用；又主肠痈。"——《名医别录》 "和五脏，通血脉，消积。"——《滇南本草》

医生叮咛

①鲫鱼胆有毒，外用可治疮疡热毒，但不可服食。

②中老年人、高血脂、高胆固醇者忌食。

鲫鱼治病偏方 21例

1 治糖尿病偏方

1. 活鲫鱼1条（约500克），绿茶10克。将鲫鱼去内脏，洗净，把绿茶塞入鱼腹内，置盘中上锅清蒸，不加盐。每日1剂。本方可消胃泻火、养阴润燥，主治胃火炽盛型糖尿病。（经验方）

2. 鲫鱼胆3个，干姜末50克。把姜末放入碗中，刺破鱼胆，将胆汁与姜末调匀，做成如梧桐子大的药丸。每日1次，每次服5～6丸，用米饭送下。本方清热平肝、燥湿和中，主治糖尿病。（经验方）

2 治肝硬化偏方

1. 鲫鱼（约500克），赤豆250克。鲫鱼（若用鲤鱼也可以）洗净与赤豆共煮烂，饮汤食豆。每日1剂，连食1周。健脾消肿、除湿退黄、清热解毒，适用于肝硬化腹水、黄疸。注：阴虚内热者慎服。有肝性脑病倾向者忌服。（经验方）

2. 活鲫鱼1条，冬瓜1个，赤豆30克，姜、葱、黄酒适量。鲫鱼去肠不去鳞，洗净；冬瓜切开一头，去内瓤及子，将鲫鱼放入，略加姜、葱、黄酒，再加入赤豆，用切开之盖盖好，以竹签钉牢，放入砂锅，加水炖3～5小时，喝汤，吃鱼及瓜，最好淡吃，

或略加糖、醋。每日1剂，连吃或隔日吃1剂，7日为1疗程。主治肝硬化。（经验方）

3 治眩晕偏方

鲫鱼1条（500克左右），天麻5克，葱、姜、盐、料酒、味精各适量。将鲫鱼刮鳞，去内脏洗净，加入调料，盛放于盘中。将天麻洗净，切成片，平放于鱼身上或两侧，加少量水于笼屉中隔水蒸熟，即可食用。主治肝阳上亢型眩晕，症见头晕眼花、面颊潮红、口渴口苦、血压偏高等。（经验方）

4 治胃痛偏方

姜30克，陈皮10克，胡椒粉30克，鲜鲫鱼1条。前三味用布包入鱼腹，炖熟食。主治胃痛。（经验方）

5 治胃炎偏方

鲫鱼1条，面条100克。

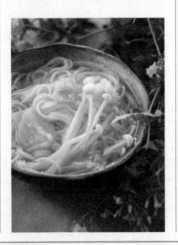

鲫鱼去鳞及内脏，煮成汤后下面条煮食。可连续吃3～6个月。下面时可放少许盐，但不可放醋。适用于慢性胃炎久治不愈者。（经验方）

6 治疟疾偏方

鲫鱼1条，苏叶6克，菖蒲、陈皮各3克。将鲫鱼去鳞及内脏洗净，与后三味同煮汤服食。每日1剂，连服数日。本方清热解毒、辟秽化浊，主治疟疾。（经验方）

7 治痢疾偏方

鲜鲫鱼1条，蒜10克。将鲫鱼去鳞和内脏洗净切片，蒜去外皮，同煮汤调味服食。每日1剂，连服数日。主治中毒性菌痢，症见发热急促、头痛烦躁、口渴等。（经验方）

8 治支气管炎偏方

鲫鱼1条，甜杏仁、薏米、茯苓各少许，红糖适量。鲫鱼去鳞鳃、内脏洗净，同后三味共入锅，加水适量煮熟，调入红糖，吃鱼喝汤。本方健脾益肺、化痰逐饮，治慢性支气管炎。（经验方）

9 治腹泻偏方

大鲫鱼1条（约1000克），蒜10克，胡椒粉、花椒、陈皮、缩砂、荜拨各6克，调料适量。鲫鱼去鳞和内脏，洗净，将以上各味及葱、酱、盐共装入鱼肚内，煎熟作羹，各味调匀。空腹食之。（经验方）

10 治肾炎偏方

鲫鱼1条（400克左右），松萝茶15克，独头蒜10个，胆矾9克。鲫鱼去内

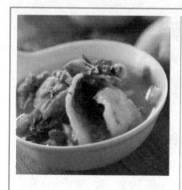

脏和鳞，洗净，将后三味纳入鱼肚内后扎紧，放入砂锅中加水煮熟，饮汁食鱼。每日2剂，连服3日。宣肺发表、通利三焦，主治急性风寒型肾炎。（《河南省秘验单方集锦》）

11 治水肿偏方

鲫鱼1条，砂仁面20克，甘草末10克。将鲫鱼去鳞及内脏，洗净，将药面纳入鱼腹中，用线缝好，清蒸烂熟，分3次当菜吃（忌盐、酱20天）。（《吉林中草药》）

12 治湿疹偏方

取鲫鱼骨适量，烘干后烧成灰，用香油调匀，搽试患处。可治湿疹。

13 治流行性腮腺炎偏方

鲫鱼1条，枸杞子连梗500克，陈皮5克，姜2片。将鲫鱼整理干净，与后三味同下锅，用水煮汤饮。本方清热解毒、凉血散结，主治流行性腮腺炎腮、咽部疼痛。（经验方）

14 治痔疮偏方

鲫鱼1条，葱10克，花椒6克（研末），草果3克（研末）。上四味共同煮熟，

调味后空腹食用。可治久痔、便血。（经验方）

15 治小儿百日咳偏方

鲫鱼1条（约250克），白糖15克。鱼腹洗净，和白糖摆在盘中蒸熟，食鱼肉和汤。适用于小儿百日咳初起。（经验方）

16 治小儿麻疹偏方

1. 鲜鲫鱼1条（约250克），鲜蘑菇150克。把鲫鱼洗尽蒸（或炖）沸，放入鲜蘑菇，熬汤。每日分2次服。适用于小儿麻疹出疹期。
注：如患者疹出足心、手心，即为麻疹出齐，则停用本品。（经验方）
2. 鲫鱼1条，鲜竹笋适量。两者一同炖汤让小儿饮服，有促进麻疹速透早愈之功效。（经验方）

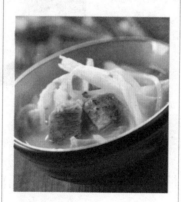

17 治痛经偏方

鲫鱼1条（约500克），豆蔻、玄胡、陈皮各6克，姜、葱等调料适量。将鲫鱼去鳞、鳃、内脏，洗净，入沸水锅中略焯，捞出。豆蔻、玄胡、陈皮入鱼腹，加入葱姜汤中煮15分钟，烹调后食用。适

用于气滞血瘀之痛经。（经验方）

18 治子宫脱垂偏方

鲫鱼150克，黄芪15克，炒枳壳9克，姜、盐各适量。将鲫鱼去鳞、鳃、内脏，洗净。先煎黄芪、枳壳30分钟，后下鲫鱼。鱼熟后放姜、盐调味，酌量服用，连服3～4周。适用于气虚性子宫脱垂。（经验方）

19 治子宫出血偏方

鲫鱼1条，当归9克，血竭、乳香各3克，黄酒适量。鲫鱼去肠脏杂物，腹内塞入当归、血竭、乳香，封泥烧存性，研成细末，用温黄酒送服。每日2次，每次3克。（经验方）

20 治妊娠呕吐偏方

鲫鱼1条（约500克）。鲫鱼用黄胶泥包着烧熟食之。健脾和中，主治妊娠呕吐。（经验方）

21 治妊娠水肿偏方

鲫鱼1条（约500克），黄酒30毫升。鲫鱼煮半熟时加入黄酒，清炖，吃鱼喝汤，每日1剂。（经验方）

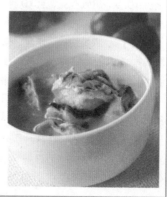

鲫鱼食疗方 5种

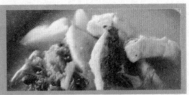

1 糖尿病食疗方

鱼肉含有较多的 Ω-3 脂肪酸，可增强人体对糖的分解、利用能力，维持糖代谢的正常状态，从而预防糖尿病。

枸杞子鲫鱼羹

【配方】鲫鱼 1 条（约 500 克），枸杞子 25 克，荜拨 10 克，砂仁 10 克，陈皮 10 克，蒜 10 克，胡椒粉 5 克，姜 5 克，葱 10 克，盐 3 克，料酒 15 毫升，鸡精 2 克，鸡油 35 毫升。

【制法】1. 将枸杞子洗净，去果柄杂质；荜拨洗净，切段；砂仁去杂质洗净；陈皮洗净，切丝；鲫鱼宰杀后去鳞、鳃、肠杂，洗净；姜切片，葱切段，蒜去皮。2. 将鲫鱼、枸杞子、荜拨、砂仁、陈皮、蒜、胡椒粉、姜、葱、料酒同放炖锅内，加水 1800 毫升，置武火上烧沸，再用文火炖煮 35 分钟，加入盐、鸡精、鸡油即成。

【食法】每日 1 次，佐餐食用。

【功效】醒脾暖胃、调节血糖，适用于三消型糖尿病患者。

姜橘椒鱼羹

【配方】鲫鱼 1 条（约 500 克），姜 30 克，橘皮 10 克，胡椒 5 克，葱 10 克，料酒 10 毫升，盐 3 克，鸡精 3 克，鸡油 25 毫升。

【制法】1. 将姜洗净，切丝；橘皮洗净，切丝；鲫鱼宰杀后，去鳞、鳃、肠杂；胡椒打碎，葱切段。2. 将鲫鱼、姜、葱、橘皮、胡椒、料酒同放锅内，加水 800 毫升，置武火上烧沸，再用文火炖煮 25 分钟，加入盐、鸡精、鸡油即成。

【食法】每日 1 次，佐餐食用。

【功效】温胃散寒、调节血糖，适合三消型糖尿病胃寒疼痛者食用。

砂仁三七鲫鱼汤

【配方】鲫鱼 1 条（约 500 克），三七粉 6 克，砂仁 3 克，姜 10 克，葱 10 克，盐、味精各 3 克。

【制法】1. 将鲫鱼去鳞、鳃，剖腹去内脏，洗净；将三七粉、砂仁放入鱼腹中。2. 将装有砂仁和三七粉的鲫鱼放入砂锅内，加水适量，用武火烧开。3. 锅内汤烧开后，放入姜、葱、盐、味精，调匀即成。

【食法】每日 1 次，佐餐食用。

【功效】醒脾开胃、利湿止呕、降低血糖，适合各型糖尿病患者食用。

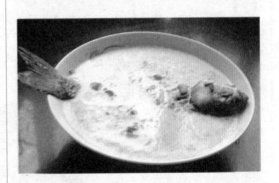

2 补中益气、利湿通乳食疗方

鲫鱼含有游离氨基酸、蛋白质、钙、磷、钠等丰富的营养成分，其中氨基酸对提高人体免疫力有重要意义，蛋白质和钙对通乳效果有很大影响，与其他营养成分联合发生作用，具有补中益气、利湿通乳的功效。民间常给产后妇女炖食鲫鱼汤，既可以补虚，又有通乳催奶的作用。

鲫鱼通乳汤

【配方】鲫鱼 1 条（约 500 克），通草 20 克，猪前蹄 1 个，料酒、盐、味精、葱段、姜片、胡椒粉各少许。

【制法】1. 猪蹄刮去毛，洗净，放沸水锅中焯，去掉血水；鲫鱼去鳞、鳃、内脏，洗净。

2. 锅中放适量清水，放进猪蹄煮一段时间，加入鲫鱼、通草、料酒、盐、胡椒粉、葱段、姜片，煮至猪肉、鱼肉烂熟，捞出姜、葱，用味精调味即成。

【功效】补中益气、利湿通乳。

3 健脑、提高记忆力食疗方

鱼肉脂肪中含有对神经系统具有保护作用的 $\Omega-3$ 脂肪酸，有助于健脑。同时，鲫鱼也同其他鱼一样含有丰富的卵磷脂，有助于加强神经细胞的活动，从而能提高学习和记忆能力。研究表明，每周至少吃一顿鱼的人，与很少吃鱼的人相比较，老年痴呆症的发病率要低很多。

核桃砂仁鲫鱼汤

【配方】鲜鲫鱼1条，核桃仁20克，砂仁3克，姜丝5克，葱花10克，盐3克。

【制法】1. 将鲫鱼去鳞、鳃和内脏，洗净，将砂仁放入鱼腹中。2. 将装有砂仁的鲫鱼放入砂锅内，加水适量，用武火烧开。3. 锅内汤烧开后，放入核桃仁、姜丝、葱花、盐，煮熟后即可食用。

【功效】醒脾开胃、利湿止呕、健脑益智、润肠通便，适用于恶心呕吐、便秘、不思饮食、智力低下等症。

核桃鲫鱼羹

【配方】鲫鱼1条，核桃仁20克，荜拨10克，缩砂仁10克，陈皮10克，蒜2个，胡椒粉10克，泡辣椒10克，葱10克，盐5克，酱油10毫升，植物油50毫升。

【制法】1. 将鲫鱼去鳞、鳃和内脏，洗净；在鲫鱼肚内装入陈皮、核桃仁、缩砂仁、荜拨、蒜（去皮）、胡椒粉、泡辣椒、葱、盐、酱油。

2. 在锅内放入植物油烧热，将鲫鱼放入锅内煎熟，再加水适量，炖煮成羹即成。

【食法】空腹食用。

【功效】醒脾暖胃、健脑益智、润肠通便，适用于脾胃虚弱、便秘、智力低下等症。

4 心脑血管疾病食疗方

$\Omega-3$ 脂肪酸能阻止血小板聚集成块粘在动脉壁上，它们还能赶走三酰甘油和坏的胆固醇。

同时，鲫鱼所含的蛋白质质优、齐全，容易消化吸收，是肝肾疾病、心脑血管疾病患者的良好蛋白质来源。经常食用，可补充营养，增强抗病能力。

牡蛎鲫鱼汤

【配方】鲫鱼1条，牡蛎粉12克，豆腐200克，料酒10毫升，姜、葱各5克，鸡汤500毫升，酱油10毫升，青菜叶100克，盐5克。

【制法】1. 把鲫鱼去鳞、腮、内脏，洗净；豆腐切块；姜切片，葱切花，青菜叶洗净。2. 把酱油、盐、料酒抹在鲫鱼身上，将鲫鱼放入炖锅内，加入鸡汤，放入姜、葱和牡蛎粉，烧沸，加入豆腐，用文火煮30分钟后，下入青菜叶即成。

【食法】每日1剂，佐餐食用，吃鱼、豆腐、青菜叶，喝汤。

【功效】平肝潜阳、降压止痛，用于高血压病肝阳上亢型患者及其他心脑血管疾病。

红花煮鲫鱼

【配方】鲫鱼1条（250克），红花10克，料酒10毫升，姜5克，葱10克，鸡精、盐各2克。

【制法】1. 将红花洗净；鲫鱼宰杀后去鳞、鳃、内脏，洗净；姜切片，葱切段。2. 将鲫鱼、红花、料酒、姜、葱同放炖锅内，加清水1200毫升，置武火上烧沸，再用文火煮28分钟，调入鸡精、盐即成。

【食法】佐餐食用。

【功效】活血化瘀、通经止痛，主治心绞痛、高脂血症，适用于脾胃虚热、瘀血、食少、腹胀、四肢无力等症。

豆蔻陈皮鲫鱼羹

【配方】鲫鱼4条，草豆蔻10克，橘皮5克，姜4片，胡椒粉3克，盐适量。

【制法】1. 鲫鱼刮鳞去鳃、内脏，洗净。2. 草豆蔻研末，放入鲫鱼肚内；橘皮切丝。3. 锅中加入适量冷水，放入鲫鱼、橘皮、生姜，旺火煮沸后改小火煲约2小时，撒上胡椒粉和盐即可。

【功效】燥湿健脾、温胃止痛、祛瘀血。可治疗高血压及其他心脑血管疾病，亦适用于脘腹胀满、冷痛、反胃、呕吐、食积、血瘀、食欲不振等症。

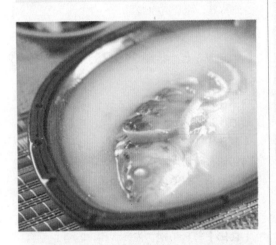

5 骨质疏松食疗方

鲫鱼肉中的维生素D、钙、磷含量较为丰富，各自或彼此发挥作用，即能有效地预防骨质疏松症。

雪菜鲫鱼汤

【配方】鲫鱼1条（约400克），雪里蕻梗100克，熟冬笋50克，葱段、姜片、料酒、精盐、味精、植物油、胡椒粉各适量。

【制法】1. 将鲫鱼去鳞、鳃、内脏，洗净；雪里蕻梗洗净，切成段；熟冬笋切成片。2. 将锅置于旺火上，倒入植物油，烧热后将鲫鱼放入锅内略煎，然后放入葱段、姜片、料酒，雪里蕻梗段、冬笋片、精盐、味精和清水，待汤烧开后起锅盛入大汤碗内，撒上胡椒粉即可。

【功效】益气健脾、开胃消食，适用于骨质疏松等症。

菊花鲫鱼汤

【配方】鲫鱼500克，鲜菊花100克，盐5克，料酒10毫升，味精3克，姜5克，葱10克，胡椒粉3克，棒子骨汤3000毫升。

【制法】1. 将菊花瓣用清水洗净，沥干水分；鲫鱼宰杀后，去鳞、鳃及肠杂，洗净；姜拍松，葱切段。2. 将鲫鱼、菊花、姜、葱、料酒、盐、味精、胡椒粉、棒子骨汤同放煲内。3. 将煲置炉上煮熟即成。

【功效】补益脾胃、和中止痢，适用于骨质疏松等症。

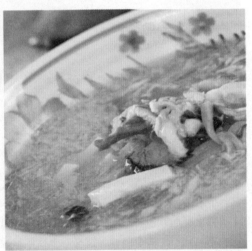

鲫鱼菠菜羹

【配方】鲫鱼1条（重约250克），菠菜50克，植物油15毫升，花椒粉、姜、盐各适量。

【制法】1. 将鲫鱼宰杀，去头、鳞、鳃、内脏，放入清水中洗净，沥干水。2. 菠菜去杂质，放入清水中洗净，切成小段。3. 将姜去外皮，洗净，切成丝。4. 炒锅上火，倒油烧至七成热，放入鲫鱼略煸，随即加入清水、花椒粉、姜丝、盐，烧开，放入菠菜，烧至鱼肉烂熟即成。

【功效】健脾益气、补血美容，适用于骨质疏松等症。

牡蛎，又名蚝、蛎黄或海蛎子，属软体动物门牡蛎科牡蛎属，栖息在浅海泥沙中。牡蛎壳自古列为药用，其肉味鲜美，生食熟食均可，也可加工成蚝豉、蚝油和罐头品。鲜牡蛎肉青白色，质地柔软细嫩。

欧洲人称牡蛎是"上帝赐予的珍贵之物""海洋的牛奶"，古罗马人把它誉为"海上美味——圣鱼"，日本人则称其为"根之源""海洋之超米"，它是唯一能够生吃的贝类。

传统中医认为，牡蛎性平，味甘咸，有滋阴养血的功效，主治烦热失眠、心神不安、丹毒等症。

现代医学和营养学研究证明，牡蛎所含的牛磺酸可促进胆固醇分解，有助于降低血脂、血压，缓解大脑疲劳。

牡蛎是含锌最多的天然食品之一，每天只吃 2～3 个牡蛎就能提供给人体全天所需的锌。

牡蛎中富含多种维生素与矿物质，特别是硒可以调节神经、稳定情绪。牡蛎中钙含量接近牛奶，铁含量为牛奶的 21 倍，食后有助于骨骼、牙齿生长。牡蛎所含矿物质不但种类多，而且含量丰富，具有改善肤质、嫩肤美颜的功效。牡蛎含有 18 种氨基酸、肝糖原、B 族维生素、牛磺酸和钙、磷、铁、锌等营养成分，常吃可以提高机体免疫力，对抗

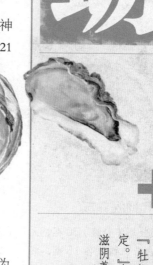

癌和防止癌细胞扩散也有一定效果。牡蛎肉中含有一种名为鲍灵的水溶性多肽类，对一些瘤细胞株和动物肿瘤有抑制其生长的作用。

药典选录

「牡蛎肉治夜不眠，志意不定。」——《食经》「清肺补心、滋阴养血。」——《医林纂要》

医生叮咛

牡蛎含锌非常丰富，不宜与蚕豆、黑面包等膳食纤维含量高的食物同吃，否则会使锌的吸收量大大减少。

牡蛎治病偏方 10例

1 治眩晕偏方

牡蛎 18 克，龙骨、枸杞子、首乌各 12 克。先将牡蛎、龙骨加水煎 20 分钟，再加枸杞子和首乌煎水，取汁去渣。分顿饮服。主治肝阳上亢型眩晕。（经验方）

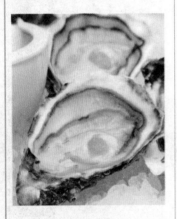

2 治高血压偏方

生牡蛎（先煎）30 克，元参、白芍、钩藤各 15 克，怀牛膝 10 克，甘草 3 克。六味共水煎服。主治高血压阴虚阳亢证。（经验方）

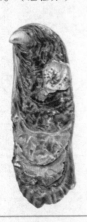

3 治便秘偏方

牡蛎肉 60 克，猪肉丸 60 克，大米适量。将牡蛎肉加适量清水煮沸，放入大米，同煮至大米开花为度，再放猪肉丸煮熟，食肉饮粥。（经验方）

4 治漏疮脓血偏方

牡蛎粉 3 克，白乳香 6 克，面粉少许。将白乳香研为末，与牡蛎粉、面粉调为丸子，塞孔中。可治漏疮脓血。（经验方）

5 治盗汗偏方

1. 牡蛎肉 15 克，加水 200 毫升，煎汤，早晚各 1 次，连食数日。主治烦热、盗汗、心神不安。（经验方）

2. 干牡蛎、蚬肉各 60 克，韭菜根 30 克。上物全部入锅，加水煮，熟后食用。主治阴虚盗汗。（经验方）

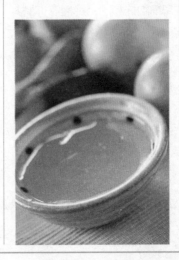

6 治失眠偏方

牡蛎壳 20 克，阿胶、白芍、炒枣仁、陈皮各 9 克，黄连 3 克，鸡蛋黄 1 个。七味加水煎服，连食 3～5 日。（经验方）

7 治小儿疝气偏方

牡蛎 40 克。将其捣碎筛出粉，调成糊涂在阴囊上，每日 1 次。（经验方）

8 治牙痛偏方

干牡蛎肉 100 克，咸鸭蛋 2 个，粳米适量。咸鸭蛋去皮，切碎，与牡蛎、粳米共煲粥，连吃 2～3 日。适宜虚火上升牙痛者食用。（经验方）

9 治湿疹偏方

牡蛎肉 200 克（切片），鲜慈姑 100 克（切片），调料适量。将牡蛎肉煸炒至半熟，加入鲜慈姑后同煸，加调料、清汤，用武火烧开，文火焖透，烧至汤汁稠浓即可。适用于血热型湿疹。（经验方）

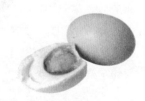

10 治面疱疮偏方

牡蛎、黄连各 60 克。两料共捣碎为散，水调成膏，每日睡前涂患处，早晨起床洗去。（经验方）

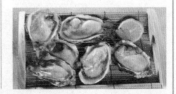

牡蛎食疗方 7 种

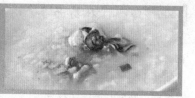

1 稳定情绪、改善失眠食疗方

矿物质是机体的重要组成成分，可与蛋白质一起维持细胞内、外渗透压，还可调节神经细胞的兴奋性。牡蛎中富含多种维生素与矿物质，特别是硒可以调节神经、稳定情绪。经常食用可以减少阴虚阳亢所致的烦躁不安、心悸失眠、头晕目眩及耳鸣等症状。

烤牡蛎串

【配方】牡蛎 500 克，芋头 100 克，豆腐 100 克，芝麻盐 2 克，酱油 20 毫升，香油 10 毫升，葱 20 克，蒜 10 克，胡椒粉 0.5 克，姜汁 10 毫升，醋 5 毫升，白糖 8 克，辣椒酱 15 克。

【制法】1. 把牡蛎用滚烫的盐水焯一下；芋头煮熟后去皮，大的切成一半；豆腐下油锅煎一下，切块。2. 在碗里放入香油、姜汁、胡椒粉、芝麻盐，做成调料，在竹签上交错穿上牡蛎、豆腐、芋头后，抹上调料汁在炭火上烤熟。3. 碟中放醋、白糖、辣椒酱、葱、蒜、酱油，做成糖醋酱，供蘸食。

【功效】调节神经，稳定情绪，改善失眠。

海味泡菜

【配方】牡蛎 250 克，鱿鱼 100 克，牛蒡 100 克，芹菜 100 克，白萝卜片 50 克，葱段 5 克，蒜末 10 克，姜末 10 克，辣椒粉 25 克，料酒 15 毫升，糖 10 克，盐 5 克。

【制法】1. 将牡蛎用盐水洗净后沥干；鱿鱼洗净后切小片，并撒盐腌片刻后洗净沥干；牛蒡洗净剥皮后切斜片，浸泡于水中；芹菜择洗干净，切段。2. 将所有食材与调料放入盆中，拌匀后置于干净无水分的容器中并冷藏，待其入味即可食用，约可保存 3 天。

【功效】调节神经、稳定情绪、改善失眠。

2 强筋健骨食疗方

牡蛎中钙含量接近牛奶，铁含量为牛奶的 21 倍，食后有助于骨骼、牙齿生长。牡蛎所含的钙盐能致密毛细血管，以减低血管的渗透性；入胃后，与胃酸作用，形成可溶性钙盐而被吸收入体内，可起到调节体内电解质平衡、抑制神经肌肉兴奋的作用。同时钙盐兼具制酸作用，有益胃生津之功效，所以对胃酸过多或患有胃溃疡的人更有益处。

牡蛎豆腐

【配方】牡蛎 200 克，豆腐 150 克，红辣椒 20 克，葱花 10 克，香菜 10 克，蒜末 10 克，豆豉 15 克，酱油 20 毫升，白糖 10 克，香油 5 毫升，植物油适量。

【制法】1. 牡蛎洗净，用沸水焯一下；红辣椒切片；豆腐切小块；香菜切成末。2. 炒锅下植物油烧热，先爆香蒜末、少许葱花，加入烫好的牡蛎翻炒，再加入豆腐块、红辣椒、豆豉、白糖和酱油稍煮，最后撒上葱花及香菜末，并淋上香油即可。

【功效】强筋健骨，益胃生津。

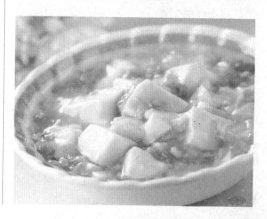

牡蛎面条

【配方】牡蛎肉 200 克，面条 50 克，调味汤料适量。

【制法】把牡蛎肉、面条加入少许盐煮熟，自己根据口味配制调味汤料食用。

【食法】一次食完，常食。

【功效】强健筋骨、益胃生津，对小儿佝偻病、胃酸过多有疗效。

龙牡粥

【配方】牡蛎 100 克，龙骨 30 克，山茱萸 10 克，粳米 50 克。

【制法】把龙骨打碎，加水煮 1 小时，再加山茱萸煮半小时，用纱布滤取药汁，煎药汁 80 分钟。粳米入锅，加药汁、牡蛎肉，加水煮粥。

【食法】每天早、晚食用。

【功效】对佝偻病、神疲消瘦、夜惊多梦、发稀、筋骨酸软、胃溃疡有疗效。

3 润肺补肾、提高性功能食疗方

男性的睾丸、前列腺、精液当中，都含有高浓度的锌。当人体内缺乏锌时，性功能会因此而低下，合成睾丸素酶发生紊乱，男子将会发生阳痿或脸上生长痤疮。

在古希腊神话里，牡蛎是代表爱的食物，因为吃牡蛎有助于提高性功能，西方人将牡蛎视为"爱"的灵药。从中医角度讲，牡蛎通水气，滋润肺部，利于肾水。现代医学证明，牡蛎是含锌最多的天然食品之一（每 100 克牡蛎肉含有机锌 47.8 毫克），也就是每天只吃 2 ～ 3 个牡蛎就能提供给人体全天所需的锌。锌的巨大价值体现在它是男性生殖系统里至关重要的矿物质，尤其是近 50 年来男性的精子数量下降明显，更需补充足够的锌。

牡蛎米粥

【配方】牡蛎 200 克，小米 100 克，姜丝、熟猪油、酱油、盐、味精适量。

【制法】将小米淘净，煮粥。把牡蛎在盐水中泡 20 分钟，洗净，倒入粥锅，加熟猪油、酱油、姜丝、盐、味精，调匀，用小火将牡蛎煮熟。

【食法】每日 1 剂。

【功效】滋阴补肾、养心安神，对胃炎、消化性溃疡、糖尿病、前列腺炎、阳痿有疗效。

牡蛎猪肉粥

【配方】牡蛎 50 克，猪肉馅 25 克，虾皮、橄榄菜各 10 克，粳米 200 克，葱末 5 克，色拉油 15 毫升，料酒 6 毫升，酱油 6 毫升，盐 2 克，味精 1 克。

【制法】1. 粳米淘净，浸泡半小时，放入饭锅中，加入冷水 1000 毫升，上旺火煮沸后转小火，慢煮约 45 分钟至熟。2. 牡蛎洗净，沥干水分。3. 猪肉馅加色拉油、料酒、酱油煸炒至变色，和牡蛎一起倒入粥锅中，再加入虾皮、橄榄菜搅拌均匀，煮 10 分钟，转中火，以盐、味精调味，撒入葱末即可。

【功效】提高性功能，对前列腺炎、阳痿有疗效。

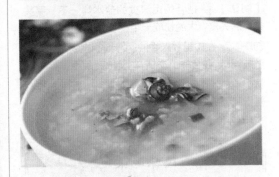

4 降低血压食疗方

胆固醇在人体的胆汁、神经组织和血液中含量较多。若胆固醇长期偏高，将在血管中形成固定的沉淀，导致血管硬化，甚而引发多种心血管疾病。牡蛎所含的牛磺酸可促进胆固醇分解，有助于预防血压升高，降低血脂水平。另外药理学试验研究表明，运用牡蛎增加体内的含锌量，可提高机体的锌镉比值，从而有利于减少人体吸收胆固醇，改善和防治高血压。

丝瓜牡蛎汤

【配方】牡蛎肉 200 克，丝瓜 100 克，味精、五香粉、湿淀粉、植物油、料酒、香油、清汤、葱花、姜末、盐各适量。

【制法】将丝瓜刮皮，洗净，切片；把牡蛎肉入沸水锅中焯 5 分钟，切成薄片。锅上火倒入植物油，烧到六成热，下牡蛎片煸炒，烹入料酒、清汤，中火煮开，下丝瓜片、葱花、姜末，煮沸，加精盐、味精、五香粉，用湿淀粉勾芡，浇香油，拌匀。

【功效】清热解毒、凉血和血、降压降糖，对高血压、糖尿病、前列腺炎、尿道炎有疗效。

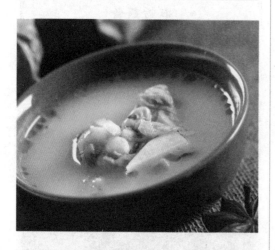

5 防癌抗癌食疗方

牡蛎含有 18 种氨基酸、肝糖原、B 族维生素、牛磺酸和钙、磷、铁、锌等营养成分，常吃可以提高机体免疫力，对抗癌和防止癌细胞扩散也有一定效果。除了微量元素硒之外，近年来有专家分析，牡蛎肉中含有一种名为鲍灵的水溶性多肽类，对一些瘤细胞株和动物肿瘤有抑制其生长的作用，是一种不错的抗癌海产品。

西红柿牡蛎汤

【配方】带壳牡蛎 1000 克，西红柿丁 120 克，蒜末、蒜片各 10 克，干辣椒末 10 克，料酒 30 毫升，西红柿酱 50 克，植物油适量，香油、香菜末各少许。

【制法】1. 植物油加热后，炒香蒜末，倒入西红柿酱，慢火煮约 10 分钟，倒出。2. 将蒜片放植物油中煎至金黄色，转猛火加入带壳牡蛎略炒，放入西红柿丁、干辣椒末、料酒和适量清水，加盖煮至所有牡蛎壳打开。3. 倒入西红柿酱，以慢火煮至汤浓，洒香油、撒香菜末即可。

【功效】防癌抗癌。

6 缓解大脑疲劳、益智健脑食疗方

人的大脑中也大量存在牛磺酸，当人长时间用脑时，细胞中的牛磺酸被大量消耗。当牛磺酸含量不足时，人就会感到疲倦，与之相应地就会出现类似走神、犯困等现象。及时补充牛磺酸可以对抗疲劳状态，这已是科学家的共识。牡蛎富含牛磺酸，有助缓解大脑疲劳。而且牡蛎所含的 DHA（二十二碳六烯酸）、EPA（二十碳五烯酸）是智力发育所必需的重要营养素。牡蛎所含的糖元是机体内能量的储备形式，食用后能提高人的体力和脑力的活动效率。

牡蛎粉煮鸽蛋汤

【配方】牡蛎粉 10 克，鸽蛋 6 个，冰糖 15 克。

【制法】1. 将 1500 毫升清水放进锅内，放入鸽蛋，烧沸，鸽蛋煮熟后，用漏勺捞起，冷却后剥皮。2. 将冰糖打碎成屑；在锅内加水 1500 毫升，投入牡蛎粉烧沸，加入冰糖、鸽蛋即成。

【功效】缓解大脑疲劳，益智健脑。

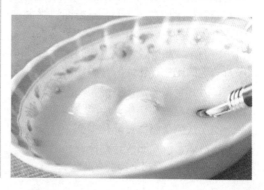

牡蛎年糕汤

【配方】牡蛎200克，白年糕200克，酱油30毫升，高汤1000毫升，豆腐100克，鸡蛋1个，紫菜10克，香油10毫升，葱花10克，蒜泥10克，芝麻20克。

【制法】1.牡蛎去壳洗净后，沥干；鸡蛋煎成饼，并切成丝；紫菜烤后揉碎；豆腐切成块。2.高汤加酱油，煮沸，放入切好的白年糕，年糕漂上来时放入豆腐块和牡蛎，煮至牡蛎熟透，盛在碗里，将鸡蛋丝、紫菜末及其他调料放在上面。

【功效】提高体力和脑细胞活动效率，缓解大脑疲劳。

牡蛎蒸饭

【配方】牡蛎500克，粳米150克，酱油20毫升，辣椒粉10克，葱末5克，蒜泥5克，香油、芝麻、胡椒粉各少量。

【制法】1.牡蛎去壳，用盐水洗净，加酱油、辣椒粉、葱末、蒜泥腌渍半小时。2.粳米饭焖熟；牡蛎蒸熟。3.把饭盛在碗里，放入牡蛎、香油、芝麻、胡椒粉、酱油，拌匀即可食用。

【功效】防癌抗癌。

7 嫩肤美颜、改善面部肤质食疗方

皮肤的老化主要是由于营养原因造成的。不合理的饮食结构会使皮肤产生不适，甚至过早衰老，出现皱纹。相反，合理的饮食营养结构会使人青春焕发。合理的饮食营养结构体现在两方面：一方面，饮食中必须含有多种矿物质，摄取营养要全面；另一方面，食品中各种营养素的含量必须保持一定的比例。牡蛎所含矿物质不但种类多，而且含量高，其中锌和硒这两种元素有抗脂质过氧化作用，能清除体内自由基，使皮肤免受脂质过氧化损伤，使皮肤柔软、滑润、消除皱纹；钙使皮肤滑润；铜使肤色好看，看起来特别有血色。

牡蛎黑豆粥

【配方】牡蛎100克，葱10克，黑豆、粳米各50克，盐5克，香油5毫升。

【制法】1.牡蛎洗净；葱洗净，切成末；黑豆洗净，泡水1夜；粳米淘洗干净，泡水30分钟。2.黑豆与粳米放入锅中，加入适量水煮成粥，再加入牡蛎及盐煮熟，最后撒上葱末、淋上香油即可。

【功效】滋润皮肤、抗衰老、帮助头发乌黑亮丽、排出体内多余的水分与油脂、丰胸、有助荷尔蒙分泌。

牡蛎蘸酱

【配方】牡蛎500克，萝卜100克，茼蒿100克，酱油20毫升，辣椒酱5克，醋10毫升，白糖5克，葱10克，蒜5克。

【制法】1.牡蛎用热水烫一下，捞出来冷却；茼蒿切成段；萝卜切成丝。2.在酱油碗里放入醋、白糖、辣椒酱、葱、蒜，做成糖醋酱。3.在盘里铺上萝卜丝，放上牡蛎，旁边放上茼蒿，蘸糖醋酱食用。

【功效】细肤美颜、改善面部肤质。

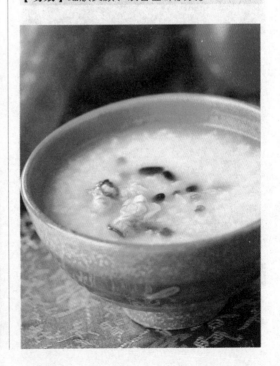

鳝鱼也叫黄鳝、长鱼、海蛇、地精等。鳝鱼味鲜肉美，并且刺少肉厚，又细又嫩，与其他淡水鱼相比，可谓别具一格。鳝鱼以小暑前后一个月的夏鳝鱼最为滋补味美，故有"小暑鳝鱼赛人参""肉中人参"之说。

传统中医认为，鳝鱼性温，味甘，入肝、脾、肾经，具有补虚损、除风湿、强筋骨的功效，可治痨伤、风寒湿痹、产后淋沥、下痢脓血、痔瘘、臁疮等。

鳝鱼属合鳃鱼目，合鳃鱼科，黄鳝属。亦称黄鳝、鳝鱼、罗鳝、蛇鱼、长鱼。合鳃鱼目约15种细长鳗形鱼类的统称。我国分布两种，一种为常见的黄鳝，还有一种为山黄鳝目前只在云南陇川县有分布，国内其他地区没有分布。

黄鳝营养价值高。根据美国试验研究资料，经常摄取卵磷脂，记忆力可以提高20%。因此食用鳝鱼肉有补脑健身的功效。它所含的特种物质"鳝鱼素"，有清热解毒、凉血止痛、润肠止血、健脾等功效，能降低血糖和调节血糖，对痔疮、糖尿病有较好的治疗作用，加之所含脂肪极少，因而是糖尿病患者的理想食品。鳝鱼含有的维生素A量高得惊人。维生素A可以增进视力，促进皮膜的新陈代谢。每1百克鳝鱼肉中蛋白质含量达17.2～18.8克，脂肪0.9～1.2克，钙质38毫克，磷150毫克，铁1.6毫克；此外还含有维生素B_1、维生素B_2、尼克酸、维生素C等多种维生素。黄鳝不仅被当作名菜用来款待客人，还能活运出口，畅销国外，更有冰冻鳝鱼远销美洲等地。

黄鳝一年四季均产，但以小暑前后者最佳，民间有"小暑黄鳝赛人参"的说法。

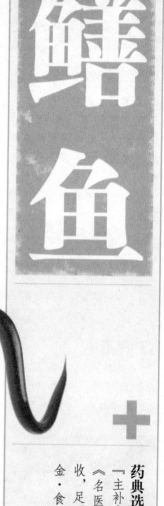

药典选录

「主补中益血，疗沉唇。」——《名医别录》「主治少气吸收，足不能立地。」——《千金·食治》

医生叮咛

①鳝鱼性温热，螃蟹性冷利，功效相反，故二者不宜同吃。

②鳝鱼不宜食用过量，否则不易消化，而且还可能引发旧症。

鳝鱼治病偏方 9例

1 治风湿偏方

新鲜鳝鱼净肉125克，姜25克，蒜25克，葱15克，盐适量。先用砂锅把鳝鱼炖煮成糊状，再入姜、蒜、葱煮30分钟，加盐即可食用，吃肉饮汤。主治风湿。（经验方）

2 治下腹溃烂偏方

鳝鱼1条。将其去骨，把带血鳝肉剁成泥糊状，湿敷患处，3小时更换1次。（经验方）

3 治水肿偏方

鳝鱼肉150克，蒜20克，黄酒30毫升。上物共煮服之。主治腹部水肿。（经验方）

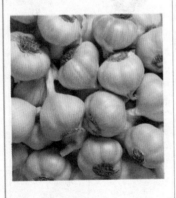

4 治痢疾偏方

鳝鱼1条，红糖、陈酒适量。鳝鱼去内脏杂物，洗净切段，放在瓦上焙干成炭，研为粉末，每次服9克，以红糖拌和，陈酒送服。本方治疗细菌性痢疾，一般数次即愈。注：服此剂，患者忌食生冷水酒、海蜇、海参等。（经验方）

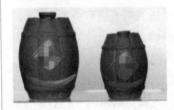

5 治贫血偏方

鳝鱼1条，红枣5颗，盐、料酒、植物油各适量。将鳝鱼去内脏，洗净，油锅烧热，下鳝鱼煎至两面微黄时，加水、红枣炖煮至熟，调以料酒、盐即可，食鱼肉饮汤。可治贫血。（经验方）

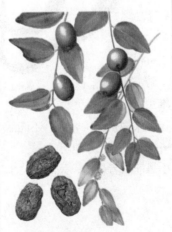

6 治痔疮偏方

鳝鱼肉适量。将鳝鱼的头骨、内脏去掉，洗净，切丝。先以油煸炒，加入酱油、醋、红糖少许，加水稍煮，调芡粉汁。待汤透明后即可任食之。主治湿热下注型痔疮出血。（经验方）

7 治小儿营养不良偏方

鳝鱼1条，鸡内金6克，调料适量。将鳝鱼去杂洗净，切短段；鸡内金洗净，同鳝鱼肉放入搪瓷碗内，加调料，上笼屉用武火蒸至鳝鱼熟透，空腹食用，每日1次。本方益气养血健脾，主治小儿气血双亏、营养不良。（经验方）

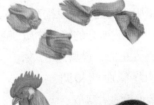

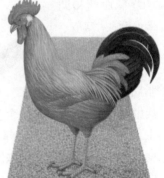

8 治乳腺炎偏方

鳝鱼头（或鳝鱼皮）、黄酒各适量。鳝鱼头（或鳝鱼皮）煅灰，每服3克，黄酒送服。主治乳腺炎、疮痈。（经验方）

9 治子宫脱垂偏方

鳝鱼2条，姜3片，盐少许。鳝鱼去内脏，洗净，切成段，加姜、盐、适量水煮汤，熟后饮汤食肉。每日一次，连服3～4周。本方温补脾胃，益气养血，对气虚所致之子宫脱垂有良效。（经验方）

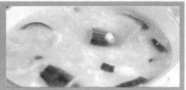

鳝鱼食疗方 4 种

1 健脑、提高记忆力食疗方

鳝鱼富含 DHA 和卵磷脂，它们是构成人体各器官组织细胞膜的主要成分，而且是脑细胞不可缺少的营养。根据美国试验研究资料，经常摄取卵磷脂，记忆力可以提高 20%。故食用鳝鱼肉有补脑健身的功效。

天麻归参鳝鱼羹

【配方】鳝鱼1条，天麻片20克，当归15克，党参15克，料酒10毫升，葱10克，姜5克，蒜5克，味精3克，盐3克，酱油10毫升。

【制法】1. 将鳝鱼剖背脊后，去骨、内脏、头、尾，切丝。2. 将天麻片、当归、党参装入纱布袋内扎口，鳝鱼置锅内，药袋放入，再放入料酒、葱、姜、蒜、酱油、盐，加水适量。3. 将锅置炉上，先用武火烧沸，撇去浮沫，再用文火煎熬1小时，捞出药袋，加入味精即成。

【食法】可分餐食用，吃鱼，喝汤。

【功效】本方适用于气血不足、久病体弱、记忆力减退等症。

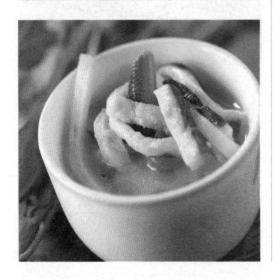

2 糖尿病食疗方

鳝鱼所含的特种物质"鳝鱼素"，能降低、调节血糖，对糖尿病有较好的治疗作用，加之所含脂肪极少，因而是糖尿病患者的理想食品。

鳝鱼栗子肉

【配方】鳝鱼500克，栗子肉200克，烧肉适量，面豉酱75克，盐、熟油各适量，蒜片、料酒各少许。

【制法】1. 鳝鱼洗好，用盐拌擦，切成3厘米长的段；栗子用热水烫一下，剥去外衣，放入砂锅内。2. 锅置火上，放油烧热，下蒜片爆香，放入烧肉、面豉酱，再放入鳝段爆香，放入适量清水、料酒、盐，一同放入盛有栗子肉的砂锅内，放清水炖烂，调好口味，淋入熟油即成。

【功效】有补中益血、疗虚损、补五脏、除风湿、强筋骨的功效，还能降低、调节血糖，适用于糖尿病、腰腿疼痛、酸软无力等症。

玉竹枸杞子烩鳝鱼丝

【配方】鳝鱼500克，枸杞子15克，玉竹30克，植物油100毫升，酱油10毫升，醋10毫升，淀粉15克。

【制法】1. 将鳝鱼用小刀剔去骨头，除去内脏、头尾，洗净，切成细丝，放入铁锅内煸炒；玉竹泡软切片；枸杞子洗净，去果柄、杂质。2. 将铁锅烧热，注入植物油烧开，然后将鳝鱼丝、玉竹片、枸杞子倒入锅中，用锅铲来回翻动，加酱油、醋，加水煮熟，再加淀粉汁即成。

【食法】每日1次，佐餐食用。

【功效】补虚、补血、消肿、降血糖，适合各型糖尿病患者食用。

3 保护视力食疗方

鳝鱼所含维生素A量很高，能增进视力，促进皮肤的新陈代谢。

枸杞子红枣蒸鳝鱼

【配方】鳝鱼1条（750克），枸杞子20克，红枣6颗，料酒15毫升，盐4克，味精3克，酱油10毫升，姜10克，葱15克。

【制法】1. 将枸杞子洗净，去果柄、杂质；红枣洗净，去核；鳝鱼去杂洗净；姜切片，葱切段。2. 鳝鱼放入盆内，加入盐、味精、料酒、酱油、姜、葱，腌渍1小时。3. 将鳝鱼头放中央，腹部向下，蜷盘在蒸盆内，枸杞子、红枣放在鳝鱼身上，加清汤50毫升，置武火上蒸13分钟即成。

【食法】每日2次，佐餐食用。

【功效】补虚赢、祛风湿、美容颜、明目，适用于近视、夜盲及气血虚弱之更年期综合征患者。

烩鳝鱼丝

【配方】鳝鱼500克，红糖、植物油、酱油、醋、淀粉各适量。

【制法】1. 将鳝鱼用小刀剔去骨头，除去内脏、头、尾，洗净，切成细丝，放入铁锅内煸炒。2. 将铁锅烧热，注入植物油烧开，然后将鳝鱼丝倒入锅中，用锅铲来回翻动，将酱油、醋、红糖倒入，加水煮熟，再加淀粉汁即成。

【功效】补虚、补血、消肿、明目，适用于近视、夜盲、营养不良性水肿等症。

4 增强性功能、提高性欲食疗方

鳝鱼中富含精氨酸，而精氨酸是精子形成的必要成分，常吃富含精氨酸的食物有助于促进雄性激素分泌，补肾益精，增强性欲和性功能。

牛膝鳝鱼煲

【配方】鳝鱼500克，牛膝10克，料酒5毫升，鸡精5克，味精5克，棒子骨汤2500毫升，姜5克，葱5克，盐5克。

【制法】1. 将牛膝洗净，切成3厘米长的节；鳝鱼剔去骨头，除去内脏、头及尾，洗净，切成4厘米长的段。2. 将鳝鱼、牛膝、调料同放煲内，加入棒子骨汤，置武火上烧沸，再用文火煲熟，上桌，既可烫其他菜食，又可直接佐餐。

【功效】补虚、补血、消肿、强筋骨，适用于气血虚弱、腰膝疼痛、肠风泻血、脾胃虚弱、性欲减退等症。

冬菇鳝片粥

【配方】鳝鱼肉100克，冬菇3只，白饭1碗，芹菜1棵，高汤400毫升，粟粉4克，鱼露2克，盐、胡椒粉各1克。

【制法】1. 白饭先用热水冲散，然后沥干水分；鳝鱼肉放入热水内浸片刻，取出刮去黏液，切厚片，下粟粉、胡椒粉拌匀。2. 冬菇浸透后切粗条；芹菜洗净切碎。3. 锅内注入高汤烧热，下冬菇和鳝片煮约5分钟，鳝片全熟后下白饭、鱼露和芹菜粒，待沸后下盐调味即可。

【功效】补血健胃、增强性功能，适用于病后虚损、贫血、消瘦、性欲减退等症。

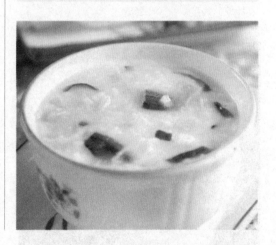

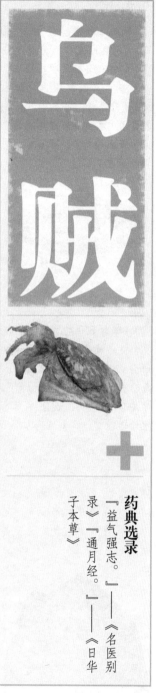

乌贼俗称墨鱼或墨斗鱼、乌鱼，因其没有脊椎骨，虽然被叫作鱼，其实它是生活在海洋里的软体动物，是一种营养全面、肉味鲜美的高级保健品，一向被视为病后康复和老幼体虚者的滋补珍品，畅销国内外市场。

乌贼不但味道鲜美，营养丰富，而且全身皆可入药。

乌贼的内壳，在中医学上称为海螵蛸、乌贼骨。乌贼墨的主要成分是乌贼墨黑色素，它是全身性止血药，可以用于消化道出血、功能性子宫出血和肺咳血的治疗。乌贼蛋可以开胃利水。

传统中医认为，乌贼性平、味咸，入肝、肾经，具有养血滋阴的功效，能治血虚经闭、崩漏、带下。

现代医学和营养学研究证明，乌贼中含有大量硒等元素，既可抗病毒，又能防治癌症。乌贼肉中含有的黏多糖类具有强烈的防腐作用，抗癌作用也十分理想。

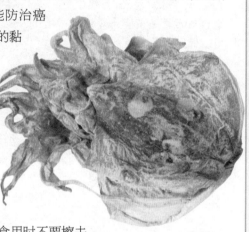

乌贼干表面的白色粉末是牛磺酸等游离氨基酸，其含量在海鲜类中名列前茅，食用时不要擦去，能促进胆汁酸的分泌，降低血液中的胆固醇，并可以抑制交感神经的作用，改善高血压症状；牛磺酸还能够抑制血糖值的上升，预防糖尿病。

药典选录

「益气强志。」——《名医别录》

「通月经。」——《日华子本草》

医生叮咛

乌贼鱼肉属动风发物，有病之人应酌情忌食。

乌贼治病偏方 9例

1 治贫血偏方

乌贼200克，生甘草30克，白糖30克。把生甘草洗净，切片；乌贼洗净，切块。把甘草、乌贼放锅内，加水300毫升煮食。每日1次，佐餐食用。本方具有清热解毒、滋阴养血等功效，可治贫血。（经验方）

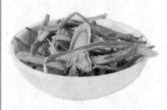

2 治哮喘偏方

乌贼骨500克，红糖1000克。将乌贼骨放砂锅内焙干，研为细末，加入红糖调匀。每次服20克，用温开水送下，早中晚各一次，连服半月。主治哮喘发作。（经验方）

3 治胃酸过多偏方

乌贼骨12克，陈皮6克，猪瘦肉50克，粳米50克。上述四味洗净共煮粥服食。适用于脾胃气虚、胃酸过多等症。（经验方）

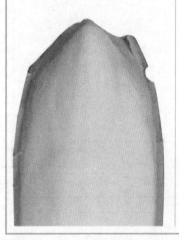

4 治胃及十二指肠溃疡偏方

乌贼骨15克，浙贝母12克。上述二味共研末，每日3次，每次服6克。（经验方）

5 治关节炎偏方

乌贼干（带骨）300克，陈酒250毫升。共炖熟，食鱼喝汤，每日2次，连食数日。主治风湿性关节炎，对心脏病、肝脏病及肾炎亦有一定疗效。（经验方）

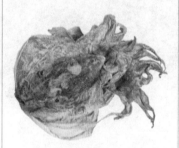

6 治黄褐斑偏方

乌贼200克，桃仁6克。将乌贼去骨皮洗净，与桃仁同煮，鱼熟后去汤，只食鱼肉。可作早餐食之。本方补益精气、通调月经、收敛止血、美肤乌发、除斑消皱，适用于黄褐斑及皱纹皮肤者。（经验方）

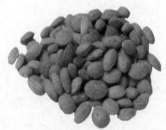

7 治湿疹偏方

乌贼骨100克。皮肤湿疹且下肢溃疡时，取乌贼骨研极细末，施于湿疹患处，见效很快。（经验方）

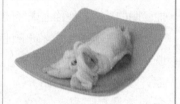

8 治带下偏方

乌贼骨100克，狗骨50克。将狗骨置火上烧炭存性，和乌贼骨共研细末。每日早晚各用米汤送服10克。10日为一疗程。治妇女湿热带下。（经验方）

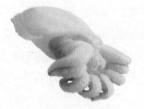

9 治月经不调偏方

乌贼骨30克，鸡肉90克。将鸡肉切成小块，乌贼骨打碎，放入碗内加开水适量，蒸熟后加盐吃。（经验方）

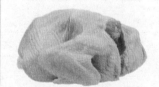

乌贼食疗方 4种

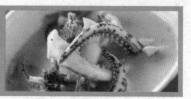

1 癌症食疗方

乌贼中含有大量硒等元素,既可抗病毒,又能防治癌症。乌贼肉中含有的黏多糖类具有强烈的防腐作用,抗癌作用也十分理想。

二杏炖墨鱼

【配方】墨鱼200克,杏仁12克,白果15克,料酒10毫升,姜5克,葱10克,盐3克,鸡汤600毫升。

【制法】1. 把杏仁去皮、去尖;白果去壳、去心;墨鱼洗净,切块;姜切片,葱切花。2. 把墨鱼放入炖锅内,加入杏仁、白果、姜、葱、料酒、盐、鸡汤。3. 把炖锅置武火上烧沸,用文火炖煮50分钟即成。

【食法】每日1次,每次吃墨鱼50克,随意喝汤。

【功效】润肺化痰、祛痰止咳、防癌抗癌,可治疗癌症,亦适于肺心病饮邪恋肺患者食用。

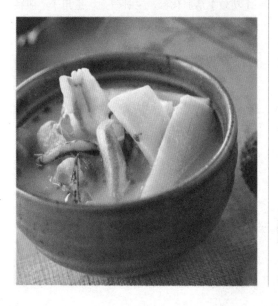

2 老年痴呆症食疗方

人体内存在着大量促进生长发育的游离氨基酸,它们有助于维持肌肉、肺部、大脑和骨髓等部位的功能,尤其对胎儿、婴幼儿有益智强身作用;还能显著抑制和治疗老年痴呆症,改善常人的脑功能和视网膜组织。

乌贼的鲜味就来自它本身所富有的牛磺酸和甘氨酸等游离氨基酸,食用时咀嚼越久,鲜味越浓,效果也越理想。乌贼干表面的白色粉末也是牛磺酸等游离氨基酸,食用时不要擦去。

核桃炖墨鱼

【配方】核桃仁30克,鲜墨鱼250克,料酒10毫升,姜5克,葱10克,盐3克,鸡精2克,鸡油25毫升。

【制法】1. 将核桃仁去杂质,洗净;墨鱼洗净,切块;姜拍松,葱切段。2. 将核桃仁、墨鱼、料酒、姜、葱、盐、鸡精、鸡油放入炖锅内,加水800毫升,置武火上烧沸,再用文火炖煮25分钟即成。

【功效】补气血、益智能、增脑力、润肠通便,适用于气血不足、智力低下、便秘、脑力衰退、老年痴呆等症。

3 糖尿病食疗方

乌贼的蛋白质属于良性蛋白质,很容易被人体消化吸收,对糖尿病患者有益。

乌贼肉中牛磺酸的含量在海鲜类中名列前茅。牛磺酸能够抑制血糖值上升,预防糖尿病。

山茱萸炒鲜墨鱼

【配方】鲜墨鱼 300 克，山茱萸 15 克，枸杞子 15 克，西芹 100 克，料酒 10 毫升，姜 5 克，葱 10 克，盐 3 克，鸡精 2 克，植物油 35 毫升。

【制法】1. 将山茱萸、枸杞子去杂质、果柄，洗净；鲜墨鱼切块；西芹洗净，切段；姜切片，葱切段。2. 将炒锅置武火上烧热，倒入植物油，烧至六成热时，下入姜、葱爆香，再下入墨鱼、料酒，炒变色，加入西芹、山茱萸、枸杞子，炒熟，再放入盐、鸡精即成。

【食法】每日 1 次，佐餐食用。

【功效】滋阴补肾、养血、降血糖，适用于下消型糖尿病患者。

4 降低胆固醇、强心降压食疗方

牛磺酸最初是在雄牛的胆汁中发现的，它是一种非蛋白质氨基酸，广泛存在于生物体中，可以增强心脏的功能；还能促进胆汁酸的分泌，降低血液中的胆固醇，并可以抑制交感神经的作用，改善高血压。

双耳炒墨鱼

【配方】鲜墨鱼 200 克，银耳 15 克，黑木耳 20 克，料酒 10 毫升，姜 5 克，葱 10 克，盐 3 克，西芹 50 克，植物油 50 毫升。

【制法】1. 墨鱼洗净，切块；银耳、黑木耳发透，去根蒂，撕成瓣；西芹洗净，切段；葱切段，姜切片。2. 把炒锅置武火上烧热，倒入植物油，烧至六成热时，下入姜、葱爆香，投入墨鱼，翻炒，再下入双耳、西芹、盐、料酒，炒熟即成。

【食法】每日 1 次，每次食墨鱼 50 克，随意吃双耳和西芹。佐餐食用。

【功效】滋补心肾、降脂降压，适用于心律失常、心悸属心肾阴虚兼高血压患者。

紫菜墨鱼苦瓜汤

【配方】鲜墨鱼 100 克，紫菜 50 克，苦瓜 100 克，姜 5 克，葱 10 克，盐 5 克，蒜 10 克，植物油 30 毫升。

【制法】1. 把紫菜用水发透，洗净；鲜墨鱼去紫色皮膜，令成白色，洗净，切片；苦瓜洗净，一切两半，挖去瓤，切片；姜切片，葱切花，蒜去皮切薄片。2. 把炒锅置武火上烧热，倒入植物油，烧至六成热时，下入蒜、姜、葱爆香，加入清水 600 毫升，烧沸，放入墨鱼片、苦瓜片、紫菜，烧沸，用文火煮 25 分钟，调入盐即成。

【食法】每日 1 次，随意吃菜喝汤。

【功效】补肾益心、降低血压、清热解毒，适用于高血压病肾阴亏损型患者。

墨鱼煲

【配方】墨鱼干 300 克，益母草 10 克，料酒 10 毫升，葱 10 克，姜 5 克，精盐 3 克，味精 2 克，香油少许。

【制法】1. 墨鱼发好去骨，洗净，切成 3 厘米见方的块。2. 益母草洗净，入纱布袋，扎紧袋口；姜切片，葱切段。3. 将益母草袋、墨鱼、姜片、葱段、料酒同放煲内，加水 1800 克，置旺火上烧沸，再用小火煲 45 分钟，加入精盐、味精、香油即成。

【食法】每日 1 次，每次吃墨鱼 50 克，随意食用。佐餐食用。

【功效】活血化瘀、滋补气血，适用于心肌梗死型冠心病患者。

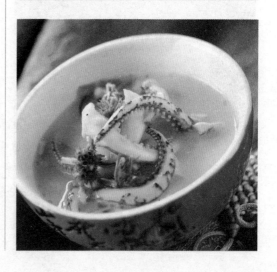

螃蟹

蟹又称蟹、横行将军、无肠公子等，是一种全身有甲壳的节肢动物。

螃蟹乃食中珍味，素有"一盘蟹，顶桌菜"的民谚。它不但味道鲜美，且营养丰富，是一种高蛋白的补品。

螃蟹是时令性很强的水产品，农历九十月食蟹最当时，此时的螃蟹膏满肉丰，其味鲜美至极，有"蟹肉上席百味淡"的说法。

传统中医认为，螃蟹性寒味咸，入肝、胃经，有清热解毒、补骨添髓、养筋活血、利肢节、滋肝阴、充胃液之功效，对于瘀血、黄疸、腰腿酸痛和风湿性关节炎等有一定的食疗效果。

现代医学和营养学研究证明，螃蟹肉中含有大量的钙，而且很容易被人体消化吸收，变成游离钙，因此对骨质疏松的预防有重要意义。

螃蟹卵和蟹黄中含有丰富的核酸，可以活化细胞，预防老化、防治糖尿病、癌症。蟹肉中含有丰富的维生素E，这是一种强有效的自由基清除剂，能够延缓衰老、防治各种疾病。螃蟹中含有能促进肝脏功能和预防动脉硬化的牛磺酸，它能通过其调节机体渗透压和抗氧化等基础作用，从而起到防治糖尿病及其并发症的作用。螃蟹中含有可促进大脑功能的锌。

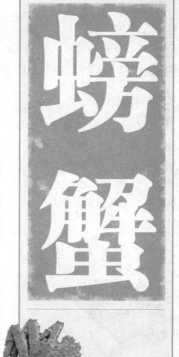

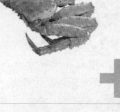

药典选录

"解结散血，愈漆疮，养筋益气。"——《名医别录》"补骨髓，滋肝阴，充胃液，养筋活血，治疽愈核。"——《随息居饮食谱》

医生叮咛

①孕妇忌食螃蟹。

②胃寒胃弱或有溃疡之人忌食螃蟹。

③高胆固醇血症患者禁食螃蟹。

螃蟹治病偏方 10例

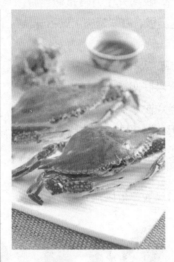

1 治黄疸偏方

螃蟹1只，黄酒适量。螃蟹烧存性研末，和酒糊丸如梧桐子大，每服50丸，用开水送下，每日2次。主治湿热黄疸。（经验方）

2 治肩头风偏方

螃蟹1只。将螃蟹去壳捣成肉泥，然后摊于一干净布片上，贴敷于肩胛骨最痛处。晚贴晨除，连贴2次可愈。（经验方）

3 治扭伤肿痛偏方

螃蟹1只，高粱酒、面粉、葱各30克，姜10克。将蟹肉（去壳）、葱、姜共捣烂，用高粱酒面粉拌和，敷于伤处，每日1次。可治扭伤、红肿。（经验方）

4 治碰伤肿痛偏方

螃蟹1只，米酒50~100毫升。取螃蟹剥去背壳，洗干净内脏污物，用小盆盛装，加入米酒，放锅内隔水蒸热。身体四肢或背部、胸部筋骨碰伤，肿胀无伤口者，将热

酒和螃蟹一起吃下，轻者一两次可痊愈，肿痛者可多吃几次，即可化瘀、消肿、止痛。（经验方）

5 治痈疽偏方

螃蟹数只，白酒适量。螃蟹洗净捣烂，加白酒浸1小时，然后加热内服。主治痈疽。（经验方）

6 治咽喉炎偏方

鲜蟹1只，生地50克。上二味加清水500毫升，煎成250毫升，去药渣，除蟹壳，饮汤，一次顿服，连用3日。本方疏风清热，主治急性咽喉炎。（经验方）

7 治漆过敏偏方

螃蟹1只。用螃蟹煎汤洗患处；或将其捣烂，涂敷患处。可治漆过敏或其他接触性皮炎。（经验方）

8 治骨折偏方

① 螃蟹2只，粳米适量。螃蟹取肉（带黄），待粳米粥煮熟时，入蟹肉，再配以适量姜、醋和酱油，即可食用。每日服1~2次，连服1~2周。本方益气养血、接骨续筋，对不耐药苦、脾胃功能较弱的小儿骨折患者尤为合适。（经验方）

② 螃蟹1只，甜瓜子100克，黄酒适量。将甜瓜子、螃蟹共研为末。每服9克，用黄酒或温水冲服，每日服2次。可促进骨折愈合。（经验方）

③ 全蟹（焙干）、黄酒各适量。上一味研末，用黄酒送服，每次9~12克。主治骨折。（经验方）

9 治恶露不绝偏方

螃蟹200克，黄酒100毫升。共放锅内蒸熟，喝汁食蟹，一次吃完，每日1剂。（经验方）

10 治痛经偏方

螃蟹2只（约250克），红藤30克，米酒适量。前二味洗净后用瓷罐文火炖熟，加米酒适量，再炖片刻，趁热吃螃蟹喝汤。主治气滞血瘀型痛经。（经验方）

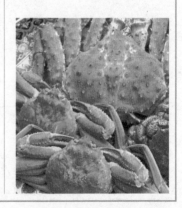

螃蟹食疗方 5种

1 骨质疏松食疗方

在成人的骨骼内，成骨细胞与破骨细胞同时活跃，钙的沉淀与溶解一直在不断进行。成人每日约有700毫克的钙在骨中进出，随着年龄的增长钙沉淀逐渐减慢，到了老年，钙的溶出占优势，因而骨质缓慢地减少，就可能有骨质疏松的现象出现。食物中的钙主要以化合物的形式存在，经过消化过程变成游离钙才能被小肠吸收。螃蟹肉中含有大量的钙，而且很容易被人体消化吸收，变成游离钙，因此对骨质疏松的预防有重要意义。

蟹肉苦瓜羹

【配方】螃蟹1只，苦瓜100克，盐3克，味精2克，香油2毫升，猪油15克，栗子粉10克，高汤300毫升，冷水适量。

【制法】1. 先将螃蟹放进蒸笼蒸熟，取出冷却以后，拆壳取肉。2. 把苦瓜洗净切开，挖出子，切成小块，放入沸水锅中，煮滚后捞出，用冷水漂洗，将苦瓜块放入搅拌器中搅烂成蓉。3. 坐锅点火，加入高汤、苦瓜蓉、盐煮滚，再加入味精，用冷水把栗子粉冲成稀粉水，徐徐倒入锅内，边倒边搅匀，然后加入猪油、香油拌匀，倒入汤碗，把蟹肉撒在一边即成。

【功效】防治骨质疏松。

2 延缓衰老食疗方

螃蟹卵和蟹黄中含有丰富的核酸，可以活化细胞，预防老化，防治糖尿病、癌症。蟹肉中含有丰富的维生素E，这是一种强有效的自由基清除剂，能保护机体细胞膜及生命大分子免遭自由基的攻击，从而起到延缓衰老、防治各种疾病的作用。

蟹黄菜心

【配方】净蟹黄30克，白菜心300克，葱姜油50毫升，清汤500毫升，盐5克，绿豆淀粉4克，味精1克。

【制法】1. 将白菜心切成大块，焯水后过凉，置于30℃左右的温汤中浸煨两小时。2. 锅中加葱姜油，用小火煸蟹黄，加盐（1克），待蟹黄出香味时，盛入碗中。3. 白菜心置锅中，加少许煨菜清汤，上火烧开，放盐（2克）调味后盛盘。4. 净锅上火加入蟹黄油，添适量清汤，加盐（2克）、味精、绿豆淀粉，搅成芡汁，将芡汁淋在白菜心上即成。

【功效】延缓衰老，提高免疫力。

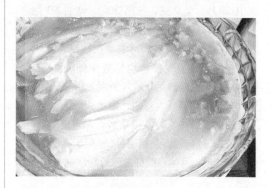

3 慢性肝炎食疗方

螃蟹中含有能促进肝脏功能和预防动脉硬化的牛磺酸，它能调节神经组织兴奋性，亦能调节体温，故有解热、镇静、镇痛、消炎、抗风湿、抗惊厥作用，可提高机体免疫力。

酱油巴戟蟹

【配方】螃蟹4只，巴戟10克，酱油20毫升，料酒10毫升，姜汁10毫升，葱花10克，盐5克。

【制法】1. 将巴戟去内梗，洗净，切段，加水煮 15 分钟，去药渣，留汁液；把酱油、料酒、姜汁、葱花拌匀，装在小碟内。❷ 将螃蟹放入锅内，加入巴戟水，再加清水少许、盐，用中火煮 30 分钟，捞起，揭开蟹盖，把每只蟹剁成 4 块，再将蟹盖盖上，连同酱油碟同时上桌即成。

【食法】每日 1 次，既可单食，又可佐餐。

【功效】滋补肝肾、壮阳益精、增强肝脏功能、防治慢性肝炎，也适用于阳痿、滑精等症。

4 糖尿病食疗方

牛磺酸可通过其调节机体渗透压和抗氧化等基础作用，从而起到防治糖尿病及其并发症的作用。

豌豆炒蟹肉

【配方】蟹肉 150 克，豌豆 50 克，鸡蛋 2 个，火腿末 5 克，姜末 3 克，料酒 10 毫升，花椒水 10 毫升，盐 2 克，味精 2 克，猪油 50 克。

【制法】❶ 将蟹肉大者切开；把鸡蛋打在碗内搅匀，加入鸡蛋清、料酒、花椒水、盐、味精、姜末、豌豆，搅拌均匀成蛋糊。❷ 将炒锅内放入猪油烧热后，放入蛋湖，用筷子划开，加入蟹肉，炒熟盛入盘内，撒上火腿末即成。

【食法】每日 1 次，既可单食，又可佐餐。

【功效】滋阴补血、益精明目，适用于高血压病、目昏、眩晕、耳鸣、腰膝酸软、糖尿病等症。

5 保护视力、提高智力食疗方

螃蟹中含有可促进大脑功能的锌，还含有可以促进营养代谢的 B 族维生素，能够提升大脑和全身机能。

核桃炒螃蟹

【配方】螃蟹 300 克，核桃仁 30 克，枸杞子 20 克，西芹 50 克，料酒 10 毫升，姜 5 克，葱 10 克，盐 3 克，鸡精 2 克，植物油 35 毫升。

【制法】❶ 将核桃仁用植物油炸香；枸杞子

去果柄、杂质，洗净；螃蟹揭开盖，除去肠杂，洗净；西芹切片；姜切片，葱切段。❷ 将炒锅置武火上烧热，倒入植物油，烧至六成热时，下姜、葱爆香，加入螃蟹、料酒、西芹、核桃仁、盐、鸡精，炒熟即成。

【功效】补肝肾、益智能、降血压、润肠通便，适用于肝肾虚损、视物不清、智力低下、便秘、反应迟钝等症。

蟹柳豆腐粥

【配方】蟹足棒（蟹柳）1 根，粳米 150 克，豆腐 1 块，盐 1 克，鸡粉 3 克，姜末 5 克，高汤 800 毫升。

【制法】❶ 粳米淘净，用冷水浸泡好，放入锅中，加入适量冷水，用旺火烧沸后，改用小火慢煮成稀粥。❷ 蟹足棒切段；豆腐切块。❸ 锅中加入高汤，上火烧沸，下姜末煮片刻，再下入稀粥、豆腐及盐、鸡粉，煮 20 分钟，下入蟹足棒段煮 5 分钟，搅拌均匀，即可盛起食用。

【功效】补血、明目、益智、通便，适用于气血两亏、便秘、视物不清、脑力衰退等症。

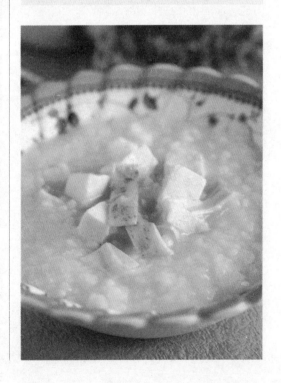

海带，又名纶布、昆布，为藻类海带科植物，是介于菌类和高等植物之间的低等藻类。海带含有较多的钙、钠、钾、镁等元素，并能在体内最终代谢产生碱性物质，素有"碱性食品之冠"的美称。

和紫菜相比，海带的口感似乎没那么好，但海带中的膳食纤维和微量元素碘等营养物质的含量却更多，其某些方面的食疗价值也就更大，尤其在预防中老年疾病方面效果突出。因此，海带也有"长寿菜"的美誉。

传统中医认为，海带性寒味咸，具有软坚化痰、利水泄热等功效，能治瘿瘤结核、疝瘕、水肿、脚气等症。

现代医学和营养学研究证明，海带中的岩藻多糖可促进肠道蠕动，使消化残渣迅速排出体外，减少肠癌和金属中毒的发生；岩藻多糖也可增强免疫力，预防血液凝固、脑血栓和心肌梗死。海带中除了含有具有利尿作用的钾以外，表面的白色粉末甘露醇具有良好的降压、利尿作用，可治疗肾功能衰竭、药物中毒、浮肿等。

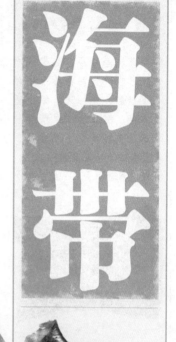

海带中的褐藻酸能使人体中过多的盐排出体外，不仅对高血压患者有好处，对肾病、肥胖也有独特的预防作用；褐藻酸与钾、钙结合，能预防高血压和其他心脑血管病；与铅结合，可促使其迅速排出体外，预防铅中毒，起到排铅保健作用。经常吃海带，碘供给足够，能够治疗甲状腺肿。

药典选录

「治水病，瘿瘤，功同海藻。」——《本草纲目》「清热软坚，化痰利水。」——《玉楸药解》

医生叮咛

①胃寒胃痛病人忌食海带。

②孕期或哺乳期妇女不宜多食海带。

海带治病偏方 9例

1 治高血压偏方

海带 50 克，鲜芹菜 30 克，香油、醋、盐、味精适量。鲜芹菜洗净切段，海带洗净切丝，然后分别在沸水中焯一下捞起，拌一起，倒上适量香油、醋、盐、味精拌和食用。平肝清热、降血压，常服能防治早期高血压。注：脾胃虚寒者慎食。（经验方）

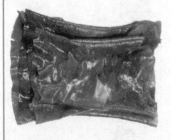

2 治高脂血症偏方

海带 150 克，绿豆 100 克，红糖 80 克。将海带发好后洗净，切成条状，绿豆洗净，共入锅内，加水炖煮，至豆烂为止。用红糖调服，每日 2 次，可连续服用一段时间。本方清热养血，主治高脂血症。（经验方）

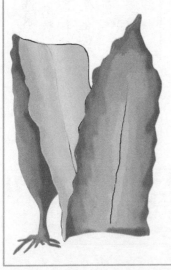

3 治便秘偏方

海带 60 克，葱姜末、盐、醋、酱油适量。海带用温水浸泡几分钟后，放入锅中，加水煮熟，取出凉凉，拌入少许葱姜末，加盐、醋、酱油，一次吃完，每日 1 次。主治便秘。（《浙江中医》）

4 治气管炎偏方

海带 100 克。将海带浸洗后，切寸段，再连续用开水泡 3 次，每次半分钟，倒去水，以白糖拌食。早晚各吃 1 次，连服 1 周，即有明显效果。（经验方）

5 治疔疮偏方

海带 15 克，荔枝干果 5 枚，黄酒适量。上三味加水适量煎服。清热利湿，主治疔疮、小腿丹毒。（经验方）

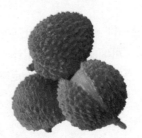

6 治皮炎偏方

海带 50～100 克。先洗去海带上的盐和杂质，用温开水泡 3 小时，捞出海带，加温水洗浴。主治神经性皮炎。（经验方）

7 治荨麻疹偏方

海带 30 克，绿豆、鱼腥草各 20 克，白糖适量。将海带、鱼腥草洗净，同绿豆煮熟。喝汤，吃海带与绿豆。每日 1 剂，连服 6～7 剂。（经验方）

8 治皮肤瘙痒偏方

海带、绿豆、白糖各适量。将海带洗净切碎，与绿豆、白糖一起煮汤服食。每日 1 剂，共用 6～10 剂。本方清热利湿，主治湿热下注型皮肤瘙痒症，此症多发生在女性阴部、阴囊、肛门等处，症见局部瘙痒不止、女子多带、口苦胸闷等。（经验方）

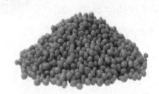

9 治咽喉炎偏方

水发海带 500 克，白糖 250 克。将海带洗净，切丝，放锅内加水煮熟，捞出，拌入白糖腌渍 1 日后食用。每日 2 次，每次服 50 克。软坚散结、利咽，主治慢性咽炎。（经验方）

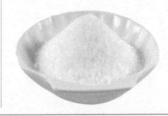

海带食疗方 7 种

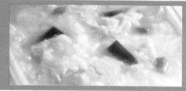

1 排铅、防止铅中毒食疗方

近年来，因工业生产中用铅量逐年增加，铅和铅的化合物在采矿、蓄电池、印刷、涂料、焊接、塑料、陶瓷、化工、农药等工业中被广泛使用和接触，铅污染严重。据估计，大中城市每天通过食物、饮水和空气进入人体的铅约达 0.5 毫克。铅积累多了就会对人体组织产生毒性作用，尤其对神经系统、造血系统和血管病变作用显著，且能造成儿童智力低下。

如何采取措施阻止铅进入人体内已是众所关心的问题，除防止环境污染外，还要寻找合适的排铅物质。经研究得知，铅很容易与褐藻酸结合，并可以由消化道内迅速排出体外。若平时多吃一些含大量褐藻酸的海带，无疑会起到排铅保健作用。

海带炒丝瓜

【配方】海带 300 克，丝瓜 200 克，料酒 10 毫升，姜 5 克，葱 10 克，盐 3 克，鸡精 2 克，鸡油 35 毫升。

【制法】1. 将海带漂洗干净，切丝；丝瓜去皮，切片；姜切片，葱切段。2. 将将海带、丝瓜、料酒、姜、葱同放炖锅内，加水 1200 毫升，置武火烧沸，再用文火煮 30 分钟，加入盐、鸡精、鸡油即成。

【食法】每日 1 次，佐餐食用。

【功效】消痰软坚、凉血解毒、调节血脂、排铅、防止铅中毒。

淡菜海带排骨汤

【配方】海带 200 克，猪排骨 500 克，淡菜 80 克，盐 5 克，味精 2 克，葱、姜各 10 克，料酒 5 毫升。

【制法】1. 淡菜用温水浸泡，洗去泥沙，再用热水泡软。2. 猪排骨洗净，剁成小块，放入沸水锅中煮 5 分钟，捞出洗净。3. 海带用清水浸透洗净，切成长条块；葱切段，姜切片。4. 锅内注入适量清水，置旺火上烧开，下入排骨再烧开，撇净浮沫，放葱段、姜片煮 2 小时，放入海带块和淡菜再煮 15 分钟，加料酒、盐、味精调味即成。

【功效】清热、解毒、消炎，可治面部痤疮、慢性铅中毒。

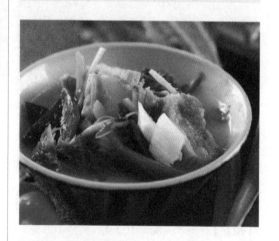

2 改善肠内环境、抑制癌症食疗方

吃一些海带，不仅可增加食物中碘的含量，还能预防乳腺癌。有人做过调查，在缺碘地区，居民患乳腺癌比例较高。

将海带泡在水中时所产生的黏汁是名为褐藻酸的膳食纤维，除了可以预防便秘，还可促进体内多余盐分的排泄。同时，褐藻酸还有抗溃疡作用，能够改善大肠的肠内环境，能够抑制肿瘤细胞的生长活动。

海带炒香菇

【配方】海带300克，香菇200克，料酒10毫升，姜5克，葱10克，盐3克，鸡精2克，植物油35毫升。

【制法】①. 将海带漂洗干净，切成丝；香菇洗净，切薄片；姜切片，葱切段。②. 将炒锅置武火上烧热，倒入植物油，烧至六成热时，下入姜、葱爆香，再下入海带、香菇、料酒，炒熟，加盐、鸡精即成。

【食法】每日1次，佐餐食用。

【功效】消痰软坚、理气开胃、调节血脂，主治甲状腺肿、麻疹、癌症，也适用于痈肿、泄泻、疝气下堕、小便不畅、高血压等症。

3 动脉硬化食疗方

吃海带不仅可增加碘，还能降低血液中的胆固醇含量。因人体的甲状腺素和肾上腺皮质激素、性激素共同维持人体生理功能的平衡，如果人体含碘不足，甲状腺功能减弱，就会使碳水化合物与脂肪氧化不充分，在体内积累胆固醇和脂肪，最后会导致人体发胖或动脉硬化。同时，岩藻多糖可增强免疫力，预防血液凝固、脑血栓和心肌梗死。

海带拌腐竹

【配方】熟的水发海带100克，腐竹100克，青辣椒25克，胡萝卜25克，白菜帮25克，黄瓜25克，香菜15克，蒜泥15克，芝麻酱30克，芥末5克，盐6克，醋5毫升，味精2克，植物油15毫升，香油10毫升。

【制法】①. 腐竹洗净，切段，放开水锅中焯透，捞出，沥干。②. 水发海带洗净，放开水锅中烫透，捞出，沥干切丝，放入腐竹盘中。③. 青辣椒、白菜帮、胡萝卜、黄瓜洗净，切成丝，放入腐竹盘中。④. 香菜洗净，切末，撒在腐竹盘中，再加入全部调料拌匀即可。

【食法】每日1次，佐餐食用。

【功效】降低胆固醇、防止动脉硬化。

海带拌胡萝卜

【配方】海带200克，胡萝卜100克，姜5克，葱10克，醋10毫升，酱油10毫升，盐2克，鸡精2克，香油30毫升。

【制法】①. 将海带漂洗干净，煮熟，切丝；胡萝卜去皮，洗净，切丝；姜切丝，葱切丝。②. 把海带丝、胡萝卜丝入沸水锅内焯一下，捞出，控干水分，放入碗内，加入盐、醋、酱油、姜、葱、香油、鸡精拌匀即成。

【食法】每日1次，佐餐食用。

【功效】消痰软坚、明目健脾、降低胆固醇、防止动脉硬化，也适用于消化不良、久痢、咳嗽、夜盲症等。

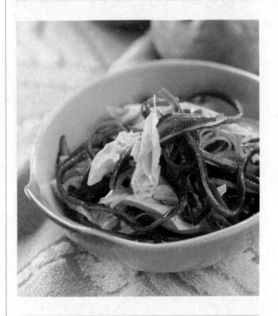

4 高血压食疗方

吃海带可以降低血压，我国和日本民间都有这种说法。不少人用吃海带来治高血压，还有用海带为原料制成降压食品食用。最近研究发现，海带能降血压是海带中含有的褐藻酸在起作用。

褐藻酸与钾、钙结合，在供给身体矿物质的同时，把产生高血压的元凶——钠挟带出体外，减少血液中的胆固醇，是预防高血压和心脑血管病的绝好食物。

海带瘦肉粥

【配方】海带 30 克，猪瘦肉 50 克，粳米 200 克，胡萝卜 1 根，盐 3 克，胡椒粉 1.5 克，淀粉 5 克，料酒 3 毫升，味精 2 克。

【制法】1. 海带放冷水中浸泡 2 小时，用自来水冲洗干净，切成小块。2. 粳米淘洗干净，用冷水浸泡半小时。3. 胡萝卜洗净，去皮切丁。4. 猪瘦肉洗净，切成片，加入淀粉、料酒、味精腌渍 15 分钟。5. 锅中加入约 2000 毫升冷水，放入粳米，先用旺火烧沸，下肉片、海带块、胡萝卜丁，再改用小火煮至粳米烂熟，加入盐和胡椒粉拌匀，即可盛起食用。

【功效】利水泄热、降压减肥、软坚化痰、利水泄热。

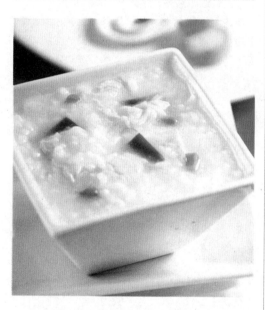

5 肾病食疗方

海带中除了含有具有利尿作用的钾以外，表面的白色粉末甘露醇在海带里含量高达 17%，具有良好的降压、利尿作用，可治疗肾功能衰竭、药物中毒、浮肿等。同时，海带中还含有一种叫褐藻酸的物质，这种物质能使人体中过多的盐排出体外，不仅对高血压患者有好处，对肾病也有独特的预防作用。

海带煮冬瓜

【配方】海带 300 克，冬瓜 300 克，料酒 10 毫升，姜 5 克，葱 10 克，盐 3 克，鸡精 2 克，鸡油 25 毫升。

【制法】1. 将海带漂洗干净，切成丝；冬瓜去皮，洗净，切块；姜切片，葱切段。2. 将海带、冬瓜、料酒、姜、葱同放炖锅内，加水 1200 毫升，置武火上烧沸，再用文火煮 30 分钟，加入盐、鸡精、鸡油即成。

【功效】消痰软坚、清热解毒，主治中暑、慢性肾炎、胃炎、甲状腺肿等症。

芦荟海带粥

【配方】海带 100 克，芦荟 15 克，粳米 150 克。

【制法】1. 将芦荟洗净，切块；粳米淘洗干净；海带发好，切块。2. 将芦荟、粳米、海带同放锅内，加水 500 毫升，置武火上烧沸，再用文火煮 35 分钟即成。

【功效】清热消炎、通便利水，适用于便秘、瘰疬、甲状腺肿、疝气下堕、痈肿、慢性肾炎等症。

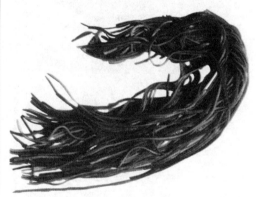

6 便秘食疗方

海带含有膳食纤维——岩藻多糖。这种物质进入人体后，可促进肠道蠕动，增进消化腺分泌，使消化残渣在肠中运行加快，迅速排出体外，从而减少有害物质的滞留和吸收，这样可减少肠癌和金属中毒的发生。

海带炒白菜

【配方】海带300克，白菜200克，料酒10毫升，姜5克，葱10克，盐3克，鸡精2克，植物油35毫升。

【制法】1. 将海带漂洗干净，切丝；白菜洗净，切丝；姜切丝，葱切段。2. 将炒锅置武火上烧热，倒入植物油，烧至六成热时，下入姜、葱爆香，再下入海带丝、白菜丝、料酒，炒熟，下入盐、鸡精即成。

【功效】消痰软坚、解热止渴，主治甲状腺肿、便秘、血脂异常等症。

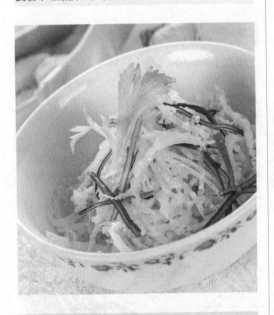

7 预防高脂血症、防治肥胖食疗方

海带所含的褐藻酸能够阻止胆固醇重被肠道吸收，并使其迅速随粪便排出体外，使血浆中胆固醇的含量不间断降低，最终达到预防高脂血症和皮下脂肪沉积的目的。在油腻过多的食物中掺些海带就可减少脂肪在体内积蓄、降低胆固醇含量，对肥胖症有较好的预防和辅助治疗作用。

海带炒白萝卜

【配方】海带300克，白萝卜200克，姜5克，葱10克，料酒10毫升，盐5克，鸡精3克，植物油35毫升。

【制法】1. 将海带漂洗干净，切成丝；白萝卜去皮后，切成丝；姜切丝，葱切段。2. 将炒锅置武火上烧热，倒入植物油，烧至六成热时，下入姜、葱爆香，随即加入海带丝、白萝卜丝、料酒，炒熟，下入盐、鸡精即成。

【食法】每日1次，佐餐食用。

【功效】健胃消食、消痰软坚、调节血脂，可用于治疗甲状腺肿、食积胀满、肺热吐血、小便不畅、高脂血症、肥胖等症。

海带苦瓜汤

【配方】海带300克，苦瓜200克，料酒10毫升，姜5克，葱10克，盐3克，鸡精2克，鸡油30毫升。

【制法】1. 将海带漂洗干净，切丝；苦瓜去瓤，切条；姜切丝，葱切段。2. 将海带、苦瓜、料酒、姜、葱同放炖锅内，加水1200毫升，置武火烧沸，再用文火煮30分钟，加入盐、鸡精、鸡油即成。

【食法】每日1次，佐餐食用。

【功效】消痰软坚、清心明目、降低血脂，主治甲状腺肿、血脂异常、肥胖，也适用于脾肾虚弱、燥热、视物不清等症。

第四章

喝对饮品不得病

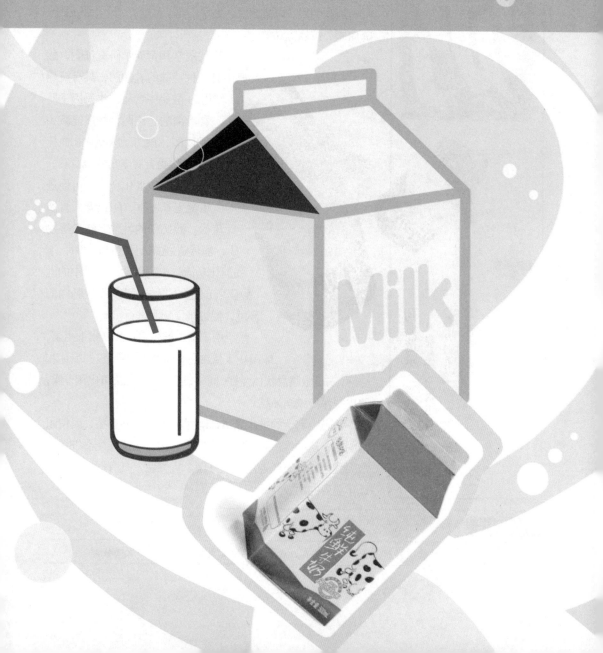

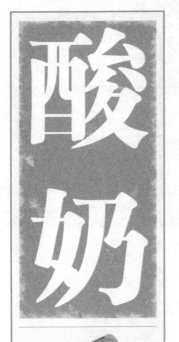

酸奶是指酸牛奶，是以新鲜牛奶为原料，加入一定比例的蔗糖，经过高温杀菌冷却后，再加入纯乳酸菌种培养而成。

酸奶是一种营养价值十分丰富的饮品，酸甜细滑，营养丰富，能调节机体内微生物的平衡。和新鲜牛奶相比，酸奶不但具有新鲜牛奶的全部营养成分，而且酸奶能使蛋白质结成细微的乳块，使乳酸和钙结合生成的乳酸钙，更容易被消化吸收。

传统中医认为，酸奶性凉，味酸、甘，入肝、心、肾经，具有润肤明目、固齿美发、生津止渴、补虚开胃、润肠通便、降血脂、抗癌等功效。

现代医学和营养学研究证明，酸奶中有一种特殊的乳酸菌，具有抗癌作用。酸奶中含有"牛奶因子"和乳清酸，这两种物质能减少胆固醇，预防动脉硬化和血栓生成。酸奶含有丰富的蛋白质、钙质以及碳水化合物，可促进儿童生长发育、防止老人骨质疏松。酸奶中的乳酸、醋酸等物质，能促进肠蠕动和机体代谢，增强消化功能，提高食欲。酸奶中的乳酸菌所创造的"酸"可以改变肠内的环境，促进排便顺利进行。

酸奶中丰富的维生素C和B族维生素，能阻止人体细胞内不饱和脂肪酸的氧化和分解，防止眼睛晶状体受损；同时，还能防止皮肤角化和干燥，使皮肤保持滋润细腻。

酸奶中富含的维生素A，对保护视力格外有益，可使眼睛明亮；这种维生素还能防止皮肤老化，使皮肤光滑细嫩。常喝酸奶能补充肠道内双歧杆菌、乳酸菌，具有抵抗衰老、延年益寿的功效。

药典选录

"补虚羸，止渴下气。"——《名医别录》"润皮肤，养心肺，解热毒。"——《日华子本草》

医生叮咛

胃酸过多、对牛奶过敏、胃肠道手术后的病人、腹泻或其他肠道疾病的患者不宜喝酸奶。

酸奶治病偏方

8例

1 治反胃偏方

酸奶100毫升，韭菜汁50克，姜汁25毫升。上述三味混匀，温服。治反胃。（《丹溪心法》）

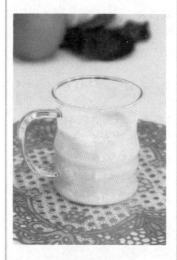

2 治饮酒过度偏方

酸奶200毫升，白梨1个。将梨去核，切块，放入榨汁机中榨汁，再与酸奶调匀。一次服完。可解酒。（经验方）

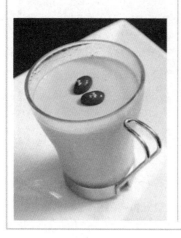

3 治胸部扁平偏方

酸奶150毫升，木瓜80克。木瓜去皮捣烂，加少量水煮开，凉凉后，倒入酸奶搅匀。经常服食有丰胸的效果。（经验方）

4 治受损发质偏方

1. 原味酸奶适量。用洗发精洗头发，冲净之后，用酸奶充当润发乳使用，用温水冲干净。能够护理烫发、染发后的受损发质。（经验方）

2. 原味酸奶适量，蛋黄1个，橄榄油少许。以上各物混合调成糊状，当做护发乳轻柔地按摩头皮，约30分钟后，用低于体温的温水仔细洗净，受损的头发会有新生的感觉。（经验方）

5 治轻度晒伤偏方

新鲜酸奶适量。将晒伤处用冷水洗净，把新鲜酸奶涂于晒伤处，伤愈即可。（经验方）

6 治雀斑偏方

酸奶100毫升，珍珠粉10克。将以上两料放在同一容器中搅匀，当作面膜，敷在脸上15分钟，用清水洗净面部。经常使用可减淡雀斑。（经验方）

7 治皮肤干燥偏方

酸奶50毫升，维生素E油丸2粒，蜂蜜10毫升，柠檬汁2滴。将维生素E油丸用消过毒的针扎破，然后与其他三料混合，拌匀，涂抹在脸上。15分钟后用清水洗净面部。经常使用不但可治疗面皮肤皮肤干燥，而且具有延缓皱纹出现的功效。（经验方）

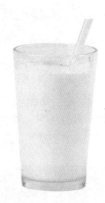

8 治小儿呕吐偏方

酸奶500毫升，姜汁500毫升。将以上两料调匀，加热至共剩500毫升。分为3次服下。可治小儿呕吐。（经验方）

酸奶食疗方 5种

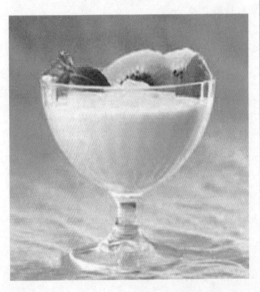

1 提高免疫力、防治癌症食疗方

乳酸菌是人体内必需的一类有益菌，它们会分泌出一种液体，帮助肠道消化及吸收。当坏菌侵入人体时，乳酸菌也会负起保护身体之责，抑制肠内坏菌的繁殖，提高免疫力，使人体免受病菌的感染。酸奶中有一种特殊的乳酸菌，具有抗癌作用，经常食用可以刺激人体产生免疫反应，使巨噬细胞和淋巴细胞增加，从而可以破坏肿瘤细胞的活动或吞噬掉肿瘤细胞，增强人体的抗癌免疫功能。

猕猴桃酸奶

【配方】酸奶 50 毫升，消毒牛奶 410 毫升，脱脂奶粉 7 克，白砂糖 17 克，鲜猕猴桃酱 7 克，蜂蜜 12.5 毫升。

【制法】1. 把牛奶倒入锅中，加入脱脂奶粉和白砂糖，搅拌均匀，放火上煮开，离火降温 2. 于 42℃保温至凝乳，再冷却至 20℃左右，加入蜂蜜和鲜猕猴桃酱，搅拌均匀，放入冰箱冷藏即成。

【功效】具有强力抗氧化功用，能够防癌抗癌。

苹果酸奶

【配方】酸奶 50 毫升，消毒牛奶 415 毫升，白砂糖 25 克，苹果浆 25 克，苹果汁 25 毫升。

【制法】1. 将消毒牛奶倒入锅中，加入白砂糖，搅拌均匀，于火上煮沸后再降温至 42℃左右，加入酸奶，搅拌均匀。2. 于 42℃保温至凝固，再降温至 20℃左右，加入苹果浆和苹果汁，搅拌均匀，放入冰箱冷藏即成。

【功效】健脾开胃、润肠排毒、防癌抗癌。

2 脑血栓食疗方

血液内胆固醇过多，会使血液变稠，多余的胆固醇沉积在血管壁上，日积月累会使血管失去弹性及收缩力，从而引发脑血栓、心绞痛及心肌梗死等严重症状。酸奶中含有胆碱和乳清酸，这两种物质既能抑制胆固醇沉积于动脉血管壁，又能抑制人体内胆固醇合成酶的活性，减少胆固醇产生。经常食用酸奶，可以防止胆固醇在血管壁的沉积，从而有效预防动脉硬化和血栓生成。

果仁酸奶

【配方】酸奶 50 毫升，消毒牛奶 430 毫升，脱脂奶粉 7 克，白砂糖 30 克，淀粉 7 克，花生米 25 克，芝麻 20 克，发酵剂 15 克，核桃仁 25 克，瓜子仁 10 克。

【制法】1. 将消毒牛奶、脱脂奶粉、白砂糖和淀粉倒入锅中，搅拌均匀，于火上煮沸，离火，降温至40℃左右，加入酸奶，搅拌均匀，加发酵剂，冷却。2. 将花生米、芝麻、核桃仁、瓜子仁放搅拌机中打碎成浆，过滤去渣，然后倒入已降温至20℃左右的发酵奶中，搅拌均匀，放入冰箱冷藏即成。

【功效】健脾、开胃，可降低人体的胆固醇，防治心脑血管疾病。

玉米酸奶

【配方】酸奶50毫升，消毒牛奶425毫升，玉米粉15克，白砂糖25克，蜂蜜15毫升，发酵剂15克。

【制法】1. 将牛奶、白砂糖、玉米粉倒入锅中，于火上煮沸后离火，降温至40℃左右，加入酸奶发酵剂搅拌均匀，于40℃保温培养至凝乳。2. 再降温至20℃，加入蜂蜜，搅拌均匀，放入冰箱冷藏，即可食用。

【功效】有助于人体脂肪和胆固醇代谢，防治动脉硬化。

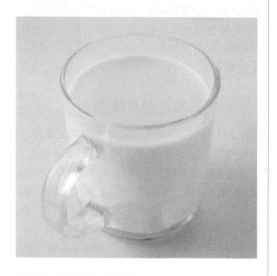

3 增进食欲食疗方

酸奶散发出来的淡淡的酸香味道能提高食欲，还能促进唾液分泌和肠蠕动，帮助其他食物在人体内的消化。同时，酸奶中的乳酸、醋酸等物质，能促进肠蠕动和机体代谢，增强消化功能，提高食欲。

橘汁酸奶

【配方】酸奶175毫升，消毒牛奶425毫升，白砂糖40克，浓缩橘汁15毫升，糊精25克。

【制法】1. 把消毒牛奶倒入锅中，再加入白砂糖和糊精搅匀。2. 加热烧开后，冷却至40℃左右，加入酸奶，在42℃条件下保温培养至凝乳。3. 继续降温至25℃左右，加入浓缩橘汁，搅拌均匀，放入冰箱中冷藏即成。

【功效】健脾开胃、促进消化、强身美容。

芒果酸奶

【配方】酸奶20毫升，消毒牛奶430毫升，白砂糖25克，芒果浆25克。

【制法】1. 把消毒牛奶倒入锅中，加入白砂糖煮开，离火冷却。2. 当冷却到40℃左右时加入酸奶，同样温度保温培养至凝乳。3. 再冷却至20℃左右加入芒果浆，用消毒过的汤勺搅匀，放入冰箱冷藏即成。

【功效】开胃、助消化，常食有延年益寿之妙。

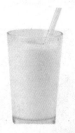
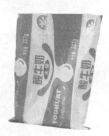

4 润肤美容食疗方

眼睛晶状体的中心受紫外线的影响而容易被氧化，尤其是从事电脑工作的人，对视力损伤很大。

酸奶中丰富的维生素C和B族维生素，能阻止人体细胞内不饱和脂肪酸的氧化和分解，防止眼睛晶状体受损；同时，这些维生素还能防止皮肤角化和干燥，使皮肤保持滋润细腻，富有弹性，充满光泽，还能减少色素斑的形成。另外，酸奶中富含的维生素A，对保护视力格外有益，可使眼睛明亮；还能防止皮肤老化，使皮肤光滑细嫩。

胡萝卜酸奶饮

【配方】酸奶 100 毫升，胡萝卜 100 克，香菜 20 克，黑胡椒粉、盐各少许。

【制法】1. 将胡萝卜洗净，切丝；香菜洗净、甩干，留 1 束做点缀用，其余的切细、剁碎。

2. 将胡萝卜丝和香菜末倒入搅拌器内，加入酸奶，用胡椒粉和盐调味，细细搅拌约 20 秒钟即可倒出食用。

【功效】防止皮肤角化和干燥。

美容酸奶

【配方】酸奶 50 毫升，全脂鲜奶 224 毫升，脱脂鲜奶 224 毫升，柠檬汁 12.5 毫升，蜂蜜 12.5 毫升，发酵剂 27.5 克。

【制法】1. 将全脂鲜奶和脱脂鲜奶调入锅中，于火上煮开。2. 离火，冷却至 40℃左右，加入酸奶、发酵剂搅匀，于同样温度保温培养至凝乳。3. 再冷却至 20℃左右，加入蜂蜜和柠檬汁，搅拌均匀，放入冰箱冷藏即成。

【功效】健美肌肤、养颜驻容。

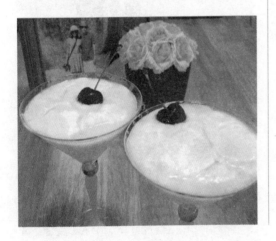

5 润肠通便食疗方

在便秘之中最常见的是习惯性便秘，也叫作弛缓性便秘，约占便秘患者的 2/3。这是因为肠内环境呈现碱性，使得肠的功能变得迟钝所致。

而酸奶中的乳酸菌所创造的"酸"可以改变肠内的环境，将碱性转变为酸性。这会刺激大肠，使大肠蠕动活泼，促进排便顺利进行。同时，酸奶因含乳酸菌，牛奶中的乳糖可被乳酸杆菌发酵转化成乳酸，乳糖不耐受者饮用酸奶也不会出现腹泻症状。

香蕉酸奶

【配方】酸奶 20 毫升，消毒牛奶 420 毫升，脱脂奶粉 10 克，白砂糖 25 克，鲜香蕉 25 克。

【制法】1. 将消毒牛奶倒入锅中，加入脱脂奶粉和白砂糖，搅拌均匀。2. 加热至煮沸，然后冷却降温至 42℃左右，加入酸奶发酵。

3. 于 42℃保温至凝乳，再降温至 20℃左右。

4. 将鲜香蕉用搅拌棒搅打成泥，加入已发酵好的酸奶，搅拌均匀，入冰箱冷藏，即可食用。

【功效】开胃润肠、防治便秘。

双歧杆菌酸奶

【配方】酸奶 30 毫升，消毒牛奶 435 毫升，白砂糖 40 克，双歧杆菌发酵剂 25 克。

【制法】1. 将牛奶倒入锅中，加入白砂糖搅匀。

2. 置火上煮沸，冷却至 40℃左右，加入酸奶、发酵剂混匀，在 40℃保温发酵至凝乳。3. 再降温至 6℃左右，经 12 小时成熟，即可食用。

【功效】调节肠道菌群平衡，对肠道疾病有疗效。

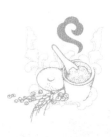